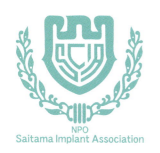

インプラントの長期的な成功を求めて

40th Anniversary Issue of the Saitama Implant Association

NPO法人
埼玉インプラント研究会（SIA）
40周年記念誌

NPO法人 埼玉インプラント研究会　編

編集委員　小澤重雄
　　　　　勝沼孝臣
　　　　　加藤義浩
　　　　　久野敏行
　　　　　関根智之
　　　　　高田尚美
　　　　　根岸邦雄
　　　　　安田治男
　　　　　渡沼敏夫

永末書店

1. 施設長あいさつ

　埼玉インプラント研究会（SIA）は創立40周年を迎え，記念誌発行に感激しております．渡沼敏夫会長，高田尚美編集長を始めとする編集委員の御尽力に敬意を称します．加えて，70号を超えたSIA会報の作成に長年努めていただいた須藤宗彦先生，誠にありがとうございます．40年程前はセラミックインプラントが主体でした．このインプラントシステムを販売していた京セラの協力で10数名程度で勉強会を開催しました．その後，尾澤文貞先生を中心に「埼玉セラミックインプラント研究会：SCIA」を発足し，ときわ会館や料亭千代田にて定期的な研修を行いました．数年後，ITIやブローネマルク等の骨統合型のインプラントが開発され，われわれはスウェーデン，アメリカ，シンガポールで行われた研修会に参加し，研究会名を「埼玉セラミックインプラント研究会」から現在の「埼玉インプラント研究会」に変更しました．当時は歯科医療界，社会的にもインプラントは全く認知されず，かなり苦難な道を歩みました．しかし，私を含め当時の会は生き生きしておりました．しばらく新しい治療方法がなかった歯科医療界には画期的な出来事だったからです．日本口腔インプラント学会への参加も発足当時は5名程度でしたが，1987年の第17回学術大会より参加者も増え，1990年の第20回学術大会では，本会の会員から数演題を発表するに至りました．1997年の学術大会は本研究会が主催し，支部総会，学術大会後に急速に学会本部との繋がりもできました．これも全国の研究施設の先生方のお力添えがあったからこそ実現できたと感謝しております．現在，当研究会は年6回の定例会を行い，毎年，10月には埼玉県歯科医師会の先生を招待し，講演会を行っているほか，インプラント治療における臨床討論会を開催し，インプラント治療に携わる歯科医療関係者の質の向上に精力的な活動を継続しております．また，近年，世間に広く報道されたインプラント治療の問題に対して，真摯に対応できる，良質な歯科医師の育成のため，日本口腔インプラント学会認定講習会も開催し，専修医，専門医を取得するための指導を行っています．

　さて，本邦は今後，10年以内に戦後以来の厳しい時代を迎えるのではないかと思われます．2025年には団塊の世代が後期高齢者となり，現在の倍以上に高齢者が増えることが確実です．加えて少子化により経済成長は激減することは必須と考えられます．この困難な時代を乗り越えるためには，一人一人が，より一層切磋琢磨し，過去を振り返り，積極的に邁進する必要があると考えます．

　歯科医師も歯科医療が高度化する時代の波に乗り遅れないように最新の歯科医療技術を習得し，それを患者に対して，還元しなければならないと考えます．当研究会は今まで歩んできた道以上に研鑽が必要です．40周年の節目を迎え，現在まで当研究会の発展に寄与していただきました諸先輩，日本口腔インプラント学会を筆頭とする全国の研究会の皆様方に対して今後ともご指導ご鞭撻の程，宜しくお願い申し上げます．

NPO法人 埼玉インプラント研究会　施設長　根岸邦雄

2. 理事長あいさつ

スタディーグループ結成から40年の歴史と伝統があり，公益社団法人 日本口腔インプラント学会認定研修施設としての役割を担っている当研究会も，近年インプラント治療がわが国においてもますます認知され，歯科医療の分野において重要な選択肢となってきたとき，さらなる発展とその重責を担うため法人化を検討しました．平成21年に諸先輩，理事方々のご指導をいただき行政の事前審査を経て，翌年1月13日に設立認証申請書を提出することができました．

平成22年3月23日に特定非営利活動法人 埼玉インプラント研究会として認証され今日に至っています．

この法人の目的，活動方針として，「歯科治療が全身の健康と密接な関連をもつことを十分に認識し，失われた歯の最高治療法ともいえるインプラントの普及，臨床研究，知識および技術の向上を図る，もって，住民の健康増進に寄与する」とあります．

この目的を達成するため，特定非営利活動として積極的に学会活動，勉強会，講習会などを行いインプラント治療医の育成と最新の歯科治療に関する情報の収集と公開を行っています．具体的には，公益社団法人 日本口腔インプラント学会学術大会の主幹，定期的な研究発表会であるSIAインプラントコロキウム開催，認定講習会，学会発表，論文の投稿，市民公開講座など広範囲わたる活動を行っています．

今回，記念誌の発刊という長年の思いが実現できたことは，会員一同何よりの励みとなり，当会会員としての誇りと自覚がさらに高まったと思います．日本の歯科医療発展に微力ながらNPO法人 埼玉インプラント研究会が貢献できるなら幸いです．

最後に編集委員の先生方，高田尚美編集委員長に感謝の言葉を贈ります．

NPO法人 埼玉インプラント研究会　理事長　安田治男

3. 会長あいさつ

発刊によせて

埼玉インプラント研究会（SIA）は昭和54（1979年）年に京都セラミック社のバイオセラムの発売を契機に尾澤文貞初代会長のもと創立されました．それ以前はインプラント治療の社会的認知度は低く，インプラント治療を行う歯科医師は信頼性の低い危険な医療行為者という誹謗中傷のような批判の中で，インプラント治療の可能性を信じてパイオニア精神で治療に取り組んできたと聞いています．私がSIAに入会したのは昭和57年で，会員数も30名程度だったと記憶しています．

いまだオッセオインテグレーションという概念も知らなかった時代で，当時のバイオセラムインプラントは臼歯部では隣接した天然歯と連結した上部構造を作成し，経年的な沈下の防止や，ボタン義歯（義歯床の内面にセラミックのボタンインプラントを取り付け粘膜内に押し込む）の緩み防止のためのボタンの配置を会員同士で検討したり，ベテランの先生方は粘膜骨膜下インプラントの素材の検討等をしたりしていました．ただ，その当時の会員のインプラントに対する情熱は40年たった現在よりもはるかに熱く，各個人でアメリカやヨーロッパのインプラント先進諸国での研修に競って参加していました．

2019年SIAは創立40周年を迎えることになり，そのような草創期の記録から現在の会員の臨床報告までをまとめた記念誌を発刊することになりました．発刊の構想は根岸施設長の発案で，初期の会員がリタイアし始めている状況から，会の記憶が分からなくなる前に記録になる記念誌を作ろうということになり，当時の安田会長のもと，会員の臨床例を中心にすることで作業は始まったのですが，その後，日本口腔インプラント学会関東甲信越支部学術大会の主幹が決まり，大会の内容を入れることとなり，さらに2018年のSIAインプラントコロキウムまでも含むこととなり，内容が当初の構想から大きく膨らんでしまい発刊が延び延びになってしまいました．

ただそのような困難な状況の中で，自分の仕事を犠牲にしながら編集に携わってくれた先生方にはこの場をお借りして感謝を申し上げます．会員の原稿をまとめてくれた加藤事務局長，その原稿を丹念に査読していただいた小澤副会長，久野副会長，関根副会長，勝沼専務，そしてSIAインプラントコロキウムの大会長の大役と並行して編集製本作業の指揮を一人でこなしてくれた高田尚美先生には感謝の言葉もありません．

また貴重な臨床例を呈示していただいた会員諸先生方にも御礼を申し上げます．

おかげさまで会の歴史から，活動，臨床例と充実した記念誌を発刊することが出来ました．

会員の先生方の医院の書架にふさわしい一冊となることを祈念しています．

NPO法人 埼玉インプラント研究会　会長　渡沼敏夫

認定講習会カリキュラム

認定講習会について

　公益社団法人 日本口腔インプラント学会では，学会に所属する認定臨床研修施設に対して，毎年，認定講習会の開催を義務づけています．この認定講習会の目的は，すでにインプラントを臨床で行っている歯科医師，もしくは，これからインプラントを始める歯科医師を対象に，インプラントに関して，基本的な正しい知識と，基本的な技術を身につけてもらうことです．

　埼玉インプラント研究会でも，この認定講習会を毎年開催しています．4月から始まり翌年3月まで，計17日間，主に日曜日に行います．内容は，インプラントに必要な，基礎の解剖学，理工学から，臨床では，口腔外科，補綴，放射線，全身管理，各種実習等，ほとんどを網羅するカリキュラムになっています．講師陣は外来講師として，全国の歯科大学のそれぞれ専門分野の教授，インプラントにおいて著名な臨床医，そして，当会会員の指導医，専門医で構成されています．平成29年度の外来講師は下記のとおりでした．

又賀　　泉	先生	（日本歯科大学生命歯学部 教授）	「インプラント治療における適応拡大」
宮崎　　隆	先生	（昭和大学歯学部 教授）	「インプラントの理工学，材質，表面性状」
井出吉信	先生	（東京歯科大学 教授）	「インプラントと解剖学」
高森　　等	先生	（前日本歯科大学生命歯学部 教授）	「インプラント治療の総合的判断と，治療計画」
代居　　敬	先生	（日本歯科大学生命歯学部 教授）	「インプラント治療に関する，放射線学」
井汲憲治	先生	（日本口腔インプラント学会 指導医）	「コンピューター手術支援とインプラント治療設計」
矢島安朝	先生	（東京歯科大学 教授）	「インプラント治療，その問題点」
永山正人	先生	（日本口腔インプラント学会 指導医）	「医療管理と，インプラント治療」
簗瀬武史	先生	（日本口腔インプラント学会 指導医）	「インプラント治療において，守るべきところ」
覚本嘉美	先生	（日本口腔インプラント学会 指導医）	「京セラインプラント，講義と実習」
渡辺文彦	先生	（日本歯科大学新潟生命歯学部 教授）	「補綴的立場から見たインプラント」
春日井昇平	先生	（東京医科歯科大学 教授）	「骨の再生」
細川隆司	先生	（九州歯科大学 教授）	「インプラント治療のリスクマネージメント」
藤井俊治	先生	（日本口腔インプラント学会 指導医）	「専修医，専門医の取得，その注意点」
加藤仁夫	先生	（日本大学松戸歯学部 教授）	「インプラントトラブルとその対処法」
加藤純二	先生	（東京医科歯科大学 講師）	「論文，申請書の書き方」

　何年か前，インプラントトラブルが社会的問題になったことがあります．この原因の1つに，メーカー主催の講習を受講するだけで，安易にインプラントを始められるという現状があります．認定講習会を受講することで，インプラントに対する正しい知識と技術を身につけて，このような事態を回避することができると思います．

　埼玉インプラント研究会の認定講習会を受講修了した先生の半分以上は，当会に入会し，さらに研鑽を積んで，公社）日本口腔インプラント学会の専修医，そして専門医の資格取得を目指しています．

NPO法人 埼玉インプラント研究会　認定講習会担当

関根智之，栗原和博

contents

まえがき

1.	施設長あいさつ	根岸邦雄　根岸歯科クリニック	ii
2.	理事長あいさつ	安田治男　安田歯科医院	iii
3.	会長あいさつ	渡沼敏夫　渡沼歯科医院	iv

認定講習会カリキュラム

認定講習会について	関根智之　関根歯科医院 栗原和博　かずデンタルクリニック	v

I　症例集

01　欠損状況による分類

欠損補綴に対するインプラント応用	安田治男　安田歯科医院	2

1）臼歯

①単独

下顎第一大臼歯中間欠損に対しインプラント治療を行った1症例	阿久津 功　かめあり歯科クリニック	8
下顎左側中間歯欠損に対してインプラント治療を行った1症例	浅香淳一　あさか歯科医院	10
下顎左側第二小臼歯部にインプラント治療を行った1症例	海野幸利　海野歯科クリニック	12
両側上顎第二小臼歯にインプラント治療を行った1症例	大森裕斗　川角歯科医院	14
下顎左側第一大臼歯相当部にインプラント治療を行なった1例	小山知子　門前仲町おやま歯科	16
下顎小臼歯先天欠如部に対しインプラント治療を行った1症例	笠井雄太　笠井歯科医院	18
下顎小臼歯中間欠損にインプラント治療を行った1症例	清澤 仁　清沢歯科クリニック	20

下顎両側小臼歯先天欠如に対しインプラント治療を行った1症例	熊田昌幸	熊田歯科医院	22
下顎臼歯部遊離端欠損に対しインプラント治療にて咬合機能回復を行った1症例	栗原和博	かずデンタルクリニック	24
下顎小臼歯先天欠如にインプラント治療を行った1症例	濱川知也	濱川歯科医院	26
下顎臼歯部1歯欠損症例にインプラント治療を施行した1症例	村山大悟	だいご歯科クリニック	28

②複数

臼歯部にインプラント治療を行った1症例	青沼　直	青沼歯科	30
上部構造装着10年後に審美的な理由で上部構造を作り直した1症例	浅香淳一	あさか歯科医院	32
下顎両側遊離端欠損症例に対しインプラント補綴治療を行った1症例	浅野聖子	盛島歯科医院	34
下顎臼歯部中間欠損にインプラント治療を施した症例	岡　延綱	浦和駅前トマト歯科医院	36
インプラント治療により，QOLの向上が得られた1症例	関根大介	関根歯科医院	38
下顎臼歯部中間欠損に対してインプラント治療を行った1症例	関屋　亘	関屋デンタルクリニック駒沢	40
上下顎臼歯部欠損にインプラント治療を行った1症例	俵木　勉	いづみや歯科	42
下顎両側遊離端欠損に対し，インプラント補綴治療を行った1症例	常見隆明	八潮歯科医院	44
下顎臼歯部中間欠損にインプラント治療を行った1症例	馬場恵利子	めぐみ歯科	46
下顎臼歯部中間欠損にインプラント治療を行った1症例	宮﨑さゆり	森山歯科医院	48
下顎両側遊離端欠損に対するインプラント治療	百瀬　保	百瀬歯科医院	50
咬合崩壊した高齢者に対するインプラント応用—Eichnerの分類B3，B4症例に対する咬合再構成—	安田治男	安田歯科医院	52
下顎両側遊離端欠損に対してインプラント治療を行った1症例	吉田　誠	吉田歯科医院	54
咬合高径低下症例に対しインプラントを利用して口腔機能の改善を図った症例	渡沼敏夫	渡沼歯科医院	56

2）前歯

①単独

上顎右側中切歯部にインプラント治療により機能回復を行った1症例	金子昌豊	金子歯科医院	**58**
上顎中切歯欠損部にインプラント治療を行った1症例	福井直人	東京日本橋歯科	**60**

②複数

ボーンスプレッダーを使用してインプラント体を埋入した1症例	大滝祐吉	大滝歯科医院	**62**
審美領域複数歯欠損にプラットホームスイッチングインプラントを用いた症例	中島和敏	中島歯科医院	**64**

3）多数歯欠損

①固定性

暫間義歯を使わずに上下顎ともイミディエートプロビジョナルレストレーションを装着した1症例	入江修充	入江歯科医院	**66**
上顎多数歯欠損を All-on-4 Concept により治療した1症例	木村智憲	木村歯科医院	**68**
下顎左側大臼歯遊離端欠損，上顎左側第一小臼歯中間欠損に対しインプラント補綴を行った1症例	澤　恵二郎	KEI 三共歯科	**70**
30歳代女性の全歯欠損患者に対してインプラントによる追加埋入を考慮した症例	須藤宗彦 須藤史成	須藤歯科医院	**72**
無歯顎多数歯欠損患者へのティッシュレベルインプラントを使用した即時荷重治療症例	玉木　仁	医）一仁会	**74**
上下無歯顎欠損に対してインプラントにより咬合再構成を行った1症例	盛島美智子	盛島歯科医院	**76**

②可撤性（インプラントオーバーデンチャー）

上顎ロケーター保持型オーバーデンチャーの1症例	勝沼　稔	勝沼歯科医院	**78**
インプラントを応用した上下顎義歯の1症例	加藤義浩	加藤歯科医院	**80**
バーアタッチメントの長期症例	増田紀男	増田歯科医院	**82**

02　骨量不足への対応（適応症の拡大）

インプラント治療における骨造成について	小澤重雄	小沢歯科クリニック	**84**

1）GBR

①マイナー GBR

高齢者にソケットプリザベーションを行った症例	久野貴史	久野歯科医院	88

②大掛かりな GBR，自家骨移植

上顎前歯単独欠損部位にベニアグラフトを適用した1症例	小澤重雄	小沢歯科クリニック	90
交通外傷により失った硬軟組織の再構築	望月浩幸	望月歯科医院	92

2）サイナスリフト／ソケットリフト

上顎洞底挙上術に超音波骨切削器具を使用して後上歯槽動脈損傷を回避した1症例	須永　亨	すなが歯科クリニック	94
左右上顎洞にサイナスリフトを行い機能回復した1症例	関根智之	関根歯科医院	96
上顎臼歯部のサイナスリフトおよび下顎前歯部舌側の動脈を避けてインプラントを埋入した1例	高田将生	高田歯科医院	98
サイナスリフト	根岸邦雄	根岸歯科クリニック	100
ソケットリフト	根岸邦雄	根岸歯科クリニック	102
上顎洞底下の骨量不足に対してインプラント埋入を行った1症例	萩原寛司	三井歯科医院	104
内視鏡下副鼻腔手術（ESS: Endoscopic Sinus Surgery）後に側方アプローチで上顎洞底挙上術を施行しインプラント補綴を行った1症例	原　一史	原歯科医院	106

03　ソフトティッシュマネージメント

ソフトティッシュマネージメント	栗原一雄	デンタルオフィス武蔵浦和	109
前歯部抜歯即日インプラント埋入即時負荷10年経過症例	栗原一雄	デンタルオフィス武蔵浦和	110
Angle class Ⅱ，咬合崩壊患者を審美，機能を考慮して咬合再構成した症例	坂本貞樹	さだきデンタルクリニック	112

04 インプラントと矯正

インプラントと矯正	久野敏行	久野歯科医院	115
下顎第一大臼歯欠損部に MTM と矯正用アンカースクリューを併用しインプラント治療を行った症例	久野貴史	久野歯科医院	116
垂直的骨量の不足した上顎第一大臼歯欠損部に MTM を応用し骨造成を行った 1 症例	久野敏行	久野歯科医院	118
歯周疾患の既往をもつ患者にインプラントおよび矯正を行った包括症例	高田尚美	小金井歯科	120
MI の考えに基づき，インプラントおよび MTM を用い咬合再構成を行った 1 症例	丹野 努	丹野歯科医院	122
上顎小臼歯の残根に矯正的挺出を用いたインプラント治療の 1 症例	百目鬼智香子	久野歯科医院	124

05 メインテナンス

インプラント周囲炎に対する予防と治療 Prevention and treatment for peri-implantitis	入江修充	入江歯科医院	127
過大な埋入トルク値によりインプラント体が変形した 1 症例	井上雄二	氷川参道デンタルクリニック	128
インプラントと連結した天然歯が長期経過後保存不能となったときに患者負担の軽減を考え対応した 1 症例	勝沼孝臣	勝沼歯科クリニック	130
ビスフォスフォネート製剤使用により骨が増量したと思われる症例	木村憲一	木村歯科医院	132
多数歯欠損によるインプラント治療の長期症例	久野敏行	久野歯科医院	134
各種インプラントを用いた長期症例 ―昭和から平成，令和への軌跡―	小谷田 宏	こやた歯科医院	136
ガルバニー電流により上部構造を変更した 1 症例	佐々木秀人	入江歯科医院	138
下顎両側臼歯部欠損部に ITI H タイプインプラントを埋入し，上下コーヌスクラウンフルブリッジを装着，26 年以上経過した症例	鈴木正臣	鈴木歯科医院	140
歯の欠損部にはインプラント，問題歯は生活習慣の改善と根管治療により保存した 1 症例	中川哲夫	中川歯科医院	142
11 年を経過した 1 症例	宮坂 伸	アポロ歯科医院	144

06 デジタルソリューション

デジタルソリューション	栗原一雄	デンタルオフィス武蔵浦和	**147**
上顎洞を避けてインプラント埋入を行った1症例	北爪昭彦	のざわ歯科医院	**148**
下顎片側遊離端部にインプラント治療を行い咀嚼機能の回復を確認した症例	東　高士	東歯科医院	**150**

07 訴訟対策・同意書

安心安全なインプラント治療を行うために	渡沼敏夫	渡沼歯科医院	**153**

Ⅱ　特別寄稿

インプラント治療における咬合と顎口腔機能診断 （第14回SIAインプラントコロキウム事後抄録）	小出　馨	日本歯科大学新潟生命歯学部 歯科補綴学第1講座 主任教授	**158**

Ⅲ　症例報告資料

1. エックス線写真	渡沼敏夫	渡沼歯科医院	**172**
2. 口腔内規格撮影の注意点	丹野　努	丹野歯科医院	**173**

Ⅳ　NPO法人 埼玉インプラント研究会のあゆみ

1. 年表編	**176**
2. アルバム編	**195**

編集委員会			**202**
編集後記	高田尚美	小金井歯科	**203**

I 症例集

01 欠損状況による分類
　1）臼歯
　　　①単独
　　　②複数
　2）前歯
　　　①単独
　　　②複数
　3）多数歯欠損
　　　①固定性
　　　②可撤性（インプラントオーバーデンチャー）

02 骨量不足への対応（適応症の拡大）
　1）GBR
　　　①マイナーGBR
　　　②大掛かりなGBR，自家骨移植
　2）サイナスリフト／ソケットリフト

03 ソフトティッシュマネージメント

04 インプラントと矯正

05 メインテナンス

06 デジタルソリューション

07 訴訟対策・同意書

01 欠損状況による分類

欠損補綴に対するインプラント応用

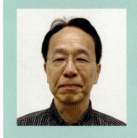

安田歯科医院　安田治男

近年，諸外国における欠損補綴の対応としては，インプラント応用が第一選択肢となった．従来の補綴法と比較して1歯欠損から全部欠損までインプラント補綴は，長期的安定性と生活満足度において優位である．また，従来の補綴法では対応が難しい症例や長期的咬合の安定が望めない欠損状況に対してもインプラント応用は，有効である．

歯列を考察する際，基本となるものにKennedy（ケネディ）の分類とEichner（アイヒナー）の分類があるが，欠損補綴を考えるときに立体的な視点に立ったアイヒナーの分類が病態とその対応を考える際に有効との報告がある．さらに臼歯部の4支持域の有無を基本としたアイヒナーの分類に対して，前歯部も加えた6ブロックに分け，その有無の組み合わせで欠損歯列を64パターンに分類したCummer（カマー）の分類も追加された．Eichnerの分類にはない喪失方向が加わり，長期経過を考察するうえでその意味は大きいと考える．その他の評価すべき要素としては，咬合支持数と受圧状態も加える必要がある．

今回，欠損状況を1歯欠損〜部分欠損〜多数歯，全部欠損に分け，それらの長期経過を考察する．

1）臼歯

①臼歯部単独歯欠損

わが国において臼歯部中間歯欠損には，固定性ブリッジが安易に行われているが，将来の多数歯欠損への第一歩がまさにここからスタートしている可能性がある．インプラントの長期的安定性を考えたとき，臼歯部単独歯欠損に対するインプラント応用は，欠損補綴の第一選択である．

第二大臼歯単独欠損に対して補綴処置を患者が希望したとき，インプラント以外の方法は考えられない．長期症例からも，過大な咬合力に対してインプラント応用のみが，安定した予後を期待することができる．

症例1：1999年10月8日　初診　59歳　女性

6| 部，|6 部の欠損部に補綴処置を希望（図1）．

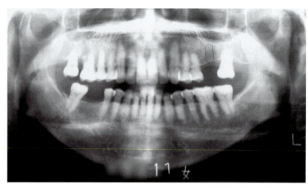

図1．初診時のパノラマエックス線写真．

術後20年79歳経過良好（図2，3）．

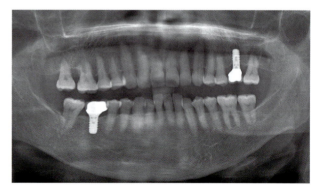

図2　術後20年　79歳．

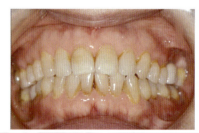

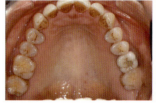 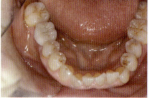

図3　口腔内写真．

②臼歯部複数歯欠損

　片側第一，第二大臼歯欠損に対して，従来の補綴法では対応が難しいと考える．多くは「何もしない」が将来を考えたとき，一つの選択肢となる．俗に言う「マイナスのない治療法」である．

　患者が欠損補綴を希望したとき，自信をもってインプラント治療を提案できる時代が到来した．過去においての難症例が，現在ではシンプルな治療となった．多くの臼歯が失われ咬合の安定が失われた患者にも，インプラントにより快適でしっかりとした食生活を提供することが可能となった．

症例2：2016年12月1日　初診　68歳　女性

　義歯が苦痛（旅行とグルメが一番の楽しみ）．

口腔内の状況

　Eichnerの分類B2咬合支持数9であるが，臼歯部咬合支持数が3ヶ所のため将来の歯の喪失リスクは高くなり（2～2.5倍），B2→B3，B4と進行すると推測される．インプラントを埋入することにより咬合支持数は13と改善されたため，10年間の咬合支持数別の平均喪失歯は1歯欠損以下となり，良好な予後が期待できる（図4）．

　術後2年，経過良好（図5，6）．

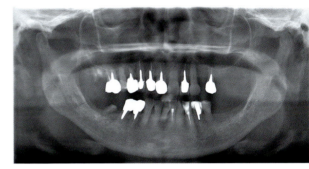

図4　初診時のパノラマエックス線写真．

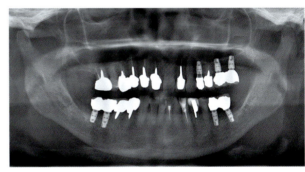

図5　術後2年のパノラマエックス線写真．

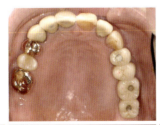
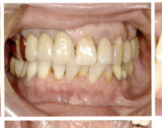
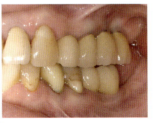
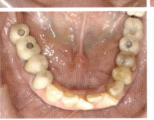

図6　口腔内写真．

2）前歯

①前歯部単独歯欠損

前歯部欠損に対するインプラント応用は，臼歯部と比べ咬合プラス審美を考慮する必要がある．

近年，審美的回復を図るための手術法，バイオマテリアルの開発，インプラント本体の改良など審美修復のための環境は，大きな進歩があったと思う．これからはそれらを組み合わせて，低侵襲でいかに審美的回復を図るかが重要と考える．

症例3：1999年5月13日　初診　44歳　女性（図7）

Eichnerの分類B1前歯の審美的回復を希望．

左側上顎側切歯が口蓋側転位しており矯正ではなく，抜歯後のインプラントによる治療を患者は選択した（図8）．

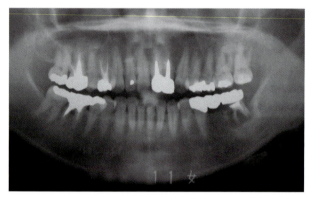

図7　初診時のパノラマエックス線写真．

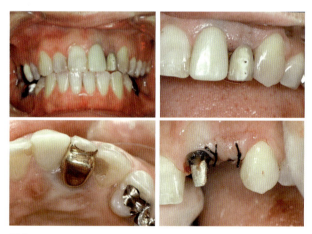

図8

臼歯部の欠損部位もインプラントにより補綴処置を行い，Eichnerの分類B1がA，咬合支持数14となった（図9）．

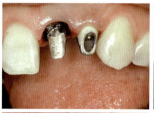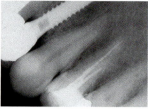
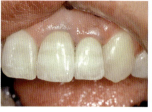

図9

20年経過での喪失歯数は（0）である．

経過良好（図10）．

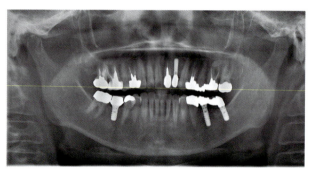

図10　術後20年　64歳　Eichnerの分類A　咬合支持数14．

②前歯部複数歯欠損

症例4：2007年6月23日　初診　66歳　女性（図11）

主訴：義歯ではない方法で治したい．

Eichnerの分類A3であるが，義歯でもブリッジでも対応が難しいと思われる症例．

咬合支持数8，受圧条件も良好（中間欠損）ではあるが，歯列内分布に問題があった（図12）．

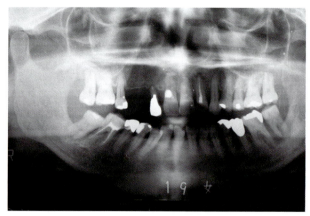

図11　初診時のパノラマエックス線写真．

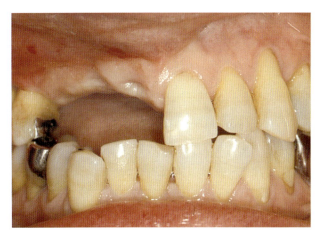

図12 初診時の口腔内写真 1|〜4|部位の4歯欠損.

　3本のインプラントにより審美的，機能的にも安定した口腔内に回復することができた．
　咬合支持数8→11，経過良好（図13）．

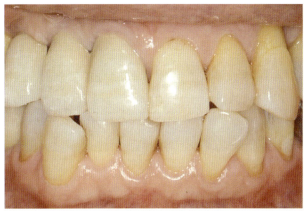

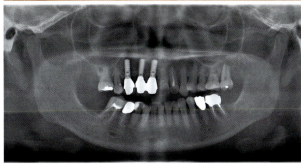

図13　12年後の口腔内写真とパノラマエックス線写真．

3）多数歯欠損

　多数歯欠損症例の多くは難症例である．多くの研究者が欠損の進行を防ぐことが困難な症例を提示しているが，それらに対する従来の補綴法での問題解決については限界があり，長期的安定は難しいことを認めている．
　Eichner，Cummerの分類の咬合支持域，咬合支持数，歯列内分布，受圧条件等で補綴的難症例は説明できるが，実際には，予後不明歯の存在，重度の歯周炎，異常咬合等，その他多くの要素から問題を解決する必要がある．多数歯欠損の明確な定義はないが，金子一芳の分類から（残存歯数22〜18）以下が相当すると考える．

①固定性

症例5：2010年6月　初診　55歳　女性（図14，15，16）

　歯が揺れて咬めないことが主訴．
　全顎的に重度の歯周炎で，将来を考えると全抜歯がシンプルで経済的と思うが，1本でも自分の歯を残したいと患者の強い希望．
　現存歯数12本，Eichnerの分類B4，咬合支持数2，受圧条件も悪い．
　徹底的な歯周治療の後，インプラントを埋入し咬合状態の改善と小矯正を行い，経過観察の後に最終補綴物を装着した．
　Eichnerの分類B4→A，咬合支持数2→11となり咬合の安定も確保された．術後8年，経過良好（図17，18）．

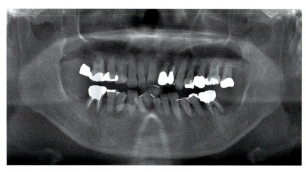

図14　初診時のパノラマエックス線写真．

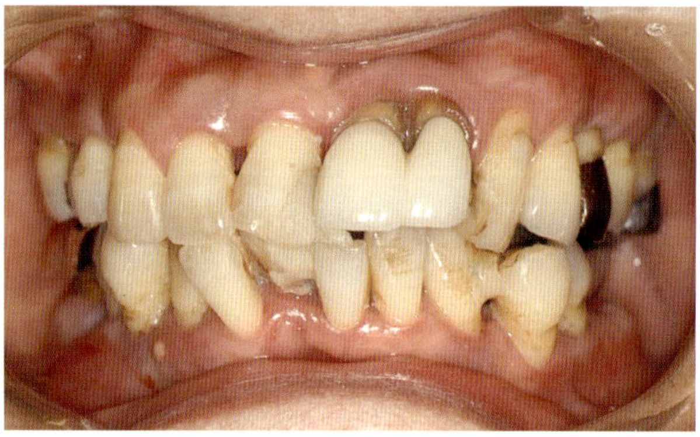

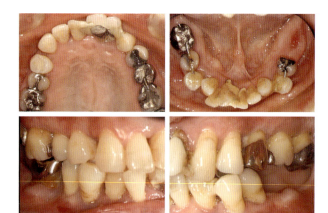

図15 初診時の口腔内写真.

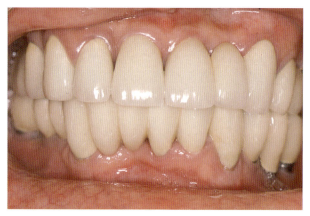

図16

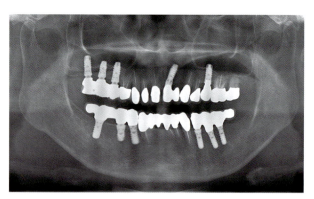

図17 術後の口腔内写真.

②可徹性（インプラントオーバーデンチャー）

症例6：2007年11月20日　初診　60歳　女性（図19, 20）

主訴は，噛めないため新しい義歯を作って欲しい．可能ならば固定式を希望．

他院で全身疾患があるため，抜歯はできないといわれ人生に絶望していた．

現病歴としては，高血圧，リウマチ，慢性副鼻腔炎を罹患しているため，降圧剤，免疫抑制剤，骨吸収抑制剤を服用していた．

アレルギー科に対診を行い，一時休薬の後に抜歯，インプラント手術を行った（図21）．

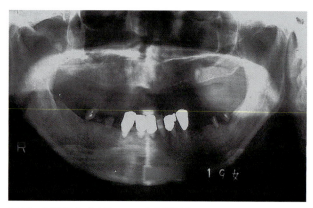

図19 初診時のパノラマエックス線写真.

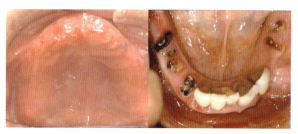

図20 下顎には8本のインプラントによるコーヌスタイプのボーンアンカードブリッジ，上顎には4本のインプラントによるマグネットデンチャーを計画した.

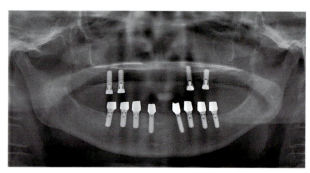

図18 初診時から9年のパノラマエックス線写真.

図21 術後のパノラマエックス線写真.

下顎はボーンアンカードブリッジタイプ，
上顎は4本支台のマグネットデンチャーとした．
術後11年経過良好（図22，23）．

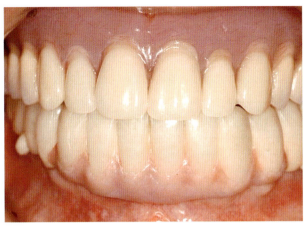

図22　口腔内写真．

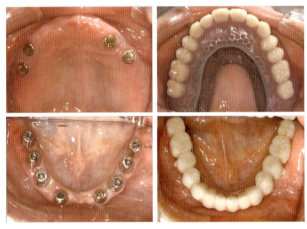

図23

考察

　今後ますます，欠損補綴にインプラントが果たす役割は大きくなり，歯科医療を語るうえでなくてはならない存在になっていくと考える．インプラントを勉強していくとき，外科的な研鑽も重要であるが，補綴的な高い知識なしに成功はないことを忘れてはならないと思う．欠損補綴を勉強していくうえでの参考書として，宮地建夫先生の書かれた『欠損歯列の臨床評価と処置方針』を薦める．

参考文献

鷹岡竜一・倉嶋敏明・松田光正・宮地建夫　編著，欠損歯列の臨床評価と処置方針；歯界展望別冊 10 歯前後欠損症例の「読み」と「打つ手」．医歯薬出版．2013．

01 欠損状況による分類 ▶ 1）臼歯 ▶ ①単独

下顎第一大臼歯中間欠損に対しインプラント治療を行った1症例

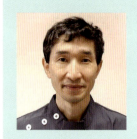

かめあり歯科クリニック　阿久津 功

I．緒言

下顎第一大臼歯中間欠損に対してインプラント治療を行い，良好な結果が得られたので報告する．

II．症例の概要

患者：64歳，女性．
初診：2012年9月．
主訴：6｜欠損による咀嚼障害．
既往歴：特記事項なし．
現病歴：約2カ月前に他院にて6｜近心根を抜去．インプラント治療を希望し当院に来院した．
全身所見：特記事項なし．
口腔内所見：6｜欠損．5｜に二次カリエスを認めた．また下顎舌側の骨隆起と前歯から小臼歯の咬耗を認めた．さらに，｜5の舌側転位，同部の部分的な反対咬合と他の前歯の切端咬合を認めたものの，咬合位はほぼ安定していた．口腔清掃状態も良好であった（図1）．
エックス線所見：6｜部近心に透過像を認めた．顎関節に異常所見は認めなかった（図2，3）．
診断：6｜欠損，5｜二次齲蝕．

III．治療内容

欠損部の治療方法に関して，利点と欠点を十分に説明した後，患者はインプラントを希望した．6｜欠損部の近遠心的距離は13mmであり，1本埋入することを検討した．この計画に基づき，期間，費用，危険性等について説明を行い，患者の同意を得た．その後5｜のインレー修復を行った．2013年1月，6｜欠損部近心は抜歯後6カ月待機したにもかかわらず，骨が粗疎であったため，遠心寄りにφ4.3 mm×10.0 mmのインプラント体（ケンテック社製）を埋入した．同年11月に患者の審美的要求により，陶材焼付鋳造冠を仮着セメントにて装着した（図4）．その後，ナイトガードを作製し夜間時の装着を指示した．

IV．経過と考察

約4カ月ごとのメインテナンスではプラークコントロール，咬合，コンタクト，動揺度を診査し，インプラント周囲組織および歯周組織に関しては，炎症の有無を診査している．上部構造装着後3年3カ月経過したが，周囲粘膜の炎症所見，上部構造の破損等は認めず良好に経過している（図5，6）．

本症例では骨隆起の存在，咬耗の程度から，過度の力が存在することが示唆されたが，インプラント補綴を用いて，隣在歯の過重負担と切削を回避できた．今後，天然歯も含めて長期的に良好な予後を維持するために，咬合管理を含めた定期的なメインテナンスが重要であると考えている．

V．結論

下顎第一大臼歯中間欠損症例において，インプラント治療は，咀嚼機能の回復，残存歯の保護，審美性の改善，欠損部骨形態の保全等において有効な治療法であることが示唆された．

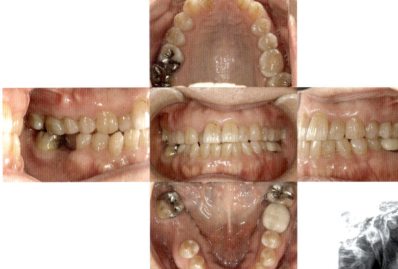

図1 術前口腔内写真〈2012年9月〉.

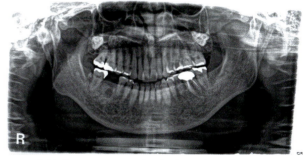

図2 術前パノラマエックス線写真〈2012年9月〉.

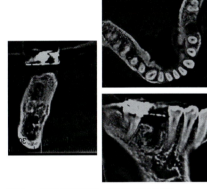

図3 術前CT写真〈2012年10月〉.

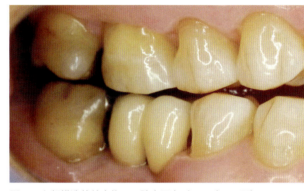

図4 上部構造装着直後の口腔内写真〈2013年11月〉.

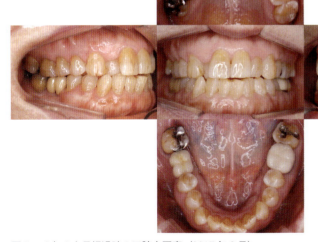

図5 3年3カ月経過時の口腔内写真〈2017年2月〉.

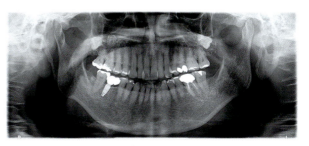

図6 3年3カ月経過時のパノラマエックス線写真〈2017年2月〉.

01 欠損状況による分類 ▶ 1) 臼歯 ▶ ①単独

下顎左側中間歯欠損に対してインプラント治療を行った1症例

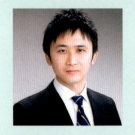

あさか歯科医院　　浅香淳一

日本口腔インプラント学会誌
第31巻第1号　電子版より転載

Ⅰ．緒言

中間歯欠損に対するインプラント治療は，部分床義歯やブリッジと比較して残存歯への負担を軽減するのに有効な手段であると考えられる．今回，下顎左側小臼歯部中間歯欠損部に対しインプラント治療を行い良好な結果が得られたので報告する．

Ⅱ．症例の概要

患者：31歳，男性．
初診：2011年9月．
主訴：E｜ 晩期残存による咀嚼障害．
既往歴：特記事項なし．
現病歴：E｜ の動揺と咬合痛を主訴として来院した．
現症：口腔内所見は E｜ が晩期残存し，動揺度はⅢ度であった．口腔内の清掃状態は良好でプロービング値ではすべて3 mm以下であった（図1）．エックス線所見では E｜ の歯根はほとんどが吸収し，5｜ の先天欠如が認められた．顎関節や顎骨内には特に異常は認められなかった（図2）．5｜ 部は頬舌幅11 mm以上，近遠心幅13 mm以上，歯槽頂から下顎管までの骨高径は20 mm以上であった．
診断：E｜ 晩期残存，5｜ 先天欠如，軽度慢性辺縁性歯周炎．

Ⅲ．治療内容

E｜ 抜歯後の欠損部の治療方法について部分床義歯・ブリッジ・インプラントそれぞれの利点と欠点を説明したところ，患者はインプラント治療を希望した．骨量も十分であり，抜歯即時埋入手術を計画した．

インプラント治療に先駆けて歯周基本治療を行い，2011年10月，浸潤麻酔下にて E｜ を抜歯し，歯槽頂切開を加えて粘膜骨膜弁を剥離した．抜歯窩を十分に搔爬し，新鮮な骨面を露出させた．通法に従いφ5.0 mm×10.0 mmのインプラント体（Nobel Biocare社製リプレイスセレクトテーパード）を一回法で埋入した．初期固定値は30 Ncmと良好であった．一次手術後約3カ月間の免荷期間を経て精密印象を行い，プロビジョナルレストレーションを装着した．咬合・形態・清掃性を確認した後，2012年2月，ハイブリッドレジン前装鋳造冠をスクリュー固定により装着した（図3）．

Ⅳ．経過と考察

上部構造装着1カ月，3カ月後に咬合・清掃性の確認を行い，6カ月ごとのメインテナンスへ移行した．現在，上部構造装着後3年以上経過したが患者のプラークコントロールは良好であり，インプラント周囲組織に異常は見られない（図4，5）．

小谷野らは抜歯即時インプラントの適応症に，抜歯窩底から根尖側3〜5mmに初期固定を求める既存骨が存在し，後継永久歯が欠如し歯根吸収を起こした乳歯を挙げている．また禁忌症として，初期固定が得られない場合や急性炎症を呈した根尖病巣が存在する場合などを挙げている．本症例においては急性炎症がなく，十分な既存骨の存在と初期固定が得られると考えられたため，抜歯即時埋入インプラント治療を選択した．

1回の外科処置で抜歯とインプラントができ，患者の肉体的・精神的な満足を得ることができたと考える．

Ⅴ．結論

先天欠如による中間歯欠損症例に対するインプラント治療は，形態的・機能的に咬合を回復するとともに，隣在歯の保護にも有用であることが示唆された．

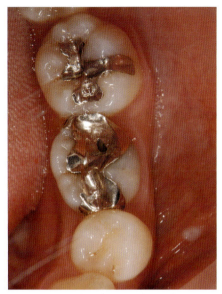
図1 術前口腔内写真〈2011年9月〉.

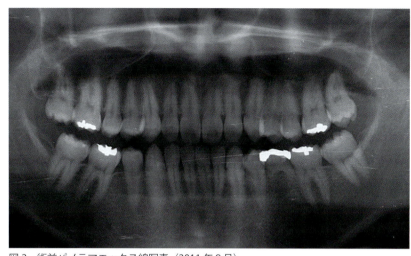
図2 術前パノラマエックス線写真〈2011年9月〉.

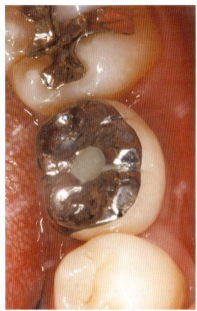
図3 上部構造装着後の口腔内写真〈2012年2月〉.

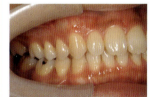
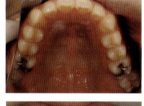
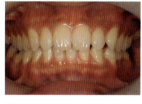
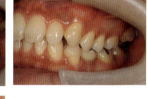
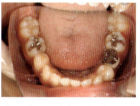
図4 上部構造装着後3年1カ月経過時の口腔内写真〈2015年3月〉.

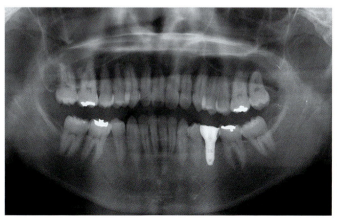
図5 上部構造装着後3年1カ月経過時のパノラマエックス線写真〈2015年3月〉.

01 欠損状況による分類 ▶ 1）臼歯 ▶ ①単独

下顎左側第二小臼歯部にインプラント治療を行った1症例

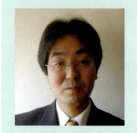

海野歯科クリニック　海野幸利

I．緒言

中間歯欠損に対する補綴治療としては，ブリッジ，可撤性義歯による修復に比べてインプラント治療は両隣在歯に負荷をかけることがより少ない治療法である．本症例では，「5 相当部に晩期残存していた「E 抜歯後，隣在歯への負担軽減を考慮し，インプラントを用いた補綴治療を行い良好な経過が得られたので報告する．

II．症例の概要

患者：29歳，男性．
初診：2004年11月（図1，2）．
主訴：「E の咬合痛．
既往歴：特記事項なし．
現病歴：「E が晩期残存しており，2週間前からの同部の咬合痛により，当院を受診した．
全身所見：特記事項なし．
口腔内所見：「E に2度の動揺があった．臼歯部咬合面に修復処置が施されていた．「8 に咬頭干渉が認められた．プロービングデプスは全顎的に2〜3mmで，口腔清掃状態は良好であった．
エックス線所見：パノラマエックス線写真より，「E は歯根の吸収が認められた．「5 は下顎下縁付近に完全水平埋伏の状態であるが，将来的に影響をおよぼす可能性は少ないと考えられた．
診断：「E 晩期残存．

III．治療内容

「E は保存不可能と診断した．抜歯後，治療方針としてブリッジ，可撤性義歯，インプラント治療の3種類の治療法を提示し，それぞれの長所，短所を説明した．結果，患者はインプラント治療を希望した．
「8，舌側転位していた「5 を咬合の安定のため抜歯，歯周初期治療を行った．パノラマエックス線写真，スタ

ディモデル，触診，視診などにより解剖学的検討を行い，フィクスチャーを埋入するに十分であると診断した．
「5 は下顎下縁に位置するため保存することとし，φ4.1 mm×10.0 mmのインプラント体（Straumann社製SLAスタンダード）を選択した．2005年3月，インプラントを一回法にて埋入した．埋入トルクは35 Ncm で，良好な初期固定が得られた．3カ月のヒーリング期間を経て同年6月，メタルボンドクラウンを上部構造として，テンポラリーセメントにて装着した．

IV．経過と考察

最終補綴物装着後，咬合状態，両隣在歯との隣接面の接触関係，インプラント周囲組織の状態を確認し，メインテナンスを行っている．7年経過後のパノラマエックス線写真においては骨吸収はみられず，周囲組織についても良好に経過している（図3〜5）．
インプラント治療によって両隣在歯の調和のとれた歯冠形態，良好な咬合状態を変化させることなく保つことができたことも順調な経過を得ることができた大きな要因であると推測された．加えて，良好な長期経過を得るためには定期的なメインテナンスが欠かせず，現在の状態を維持するため，今後も継続してメインテナンスしていくことが重要と考えられる．

V．結論

本症例にインプラントを用いることにより隣在歯の切削を回避することができ，可撤性義歯による治療に比べて異物感の少ない補綴物を装着することができた．また，8年4カ月の経過観察を行っているが，患者の十分な満足を得ることができた．

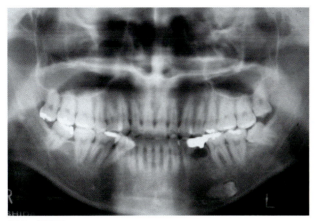
図1　初診時.

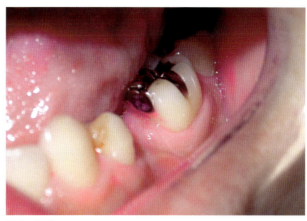
図2　術前.

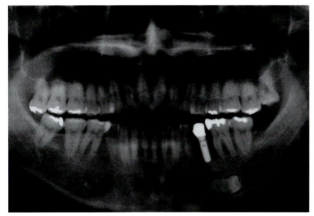
図3　上部構造装着後7年10カ月.

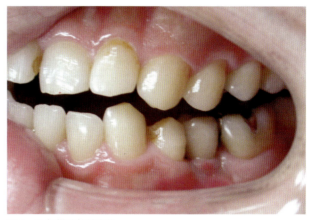
図4　上部構造装着直後.

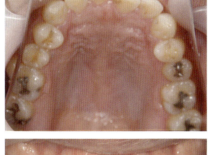
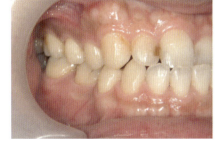
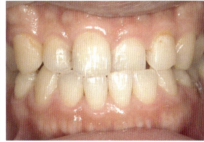
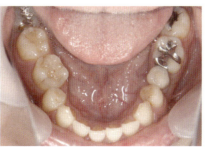
図5　上部構造装着後7年10カ月.

01 欠損状況による分類 ▶ 1）臼歯 ▶ ①単独

両側上顎第二小臼歯にインプラント治療を行った1症例

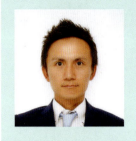

川角歯科医院　　大森裕斗

Ⅰ．緒言

上顎小臼歯欠損において，可撤性の部分床義歯や固定性のブリッジやインプラントによる補綴治療が行われている．部分床義歯やブリッジによる両隣在歯の削合や咬合負担，違和感や発音障害，クラスプによる審美障害を考慮すると，インプラント治療による補綴治療を選択する場合がある．今回両側第二小臼歯欠損においてインプラント治療を行い，良好な経過を得ているので報告する．

Ⅱ．症例の概要

患者：73歳，女性．
初診：2015年3月．
主訴：歯が折れた．
既往歴：特記事項なし．
現症：上顎両側第二小臼歯部残根状態（図1）．
エックス線所見：|7 欠損，他部位における骨病変は認められない（図2）．
診断：両側上顎第二小臼歯：歯根破折．

Ⅲ．治療内容

両側第二小臼歯は歯冠部がほぼ無くなっており，残根の頬側歯質には垂直破折を疑う破折線が認められたことから抜歯と判断した（図3，4）．過去にもインプラント治療を受けている経験もありインプラントでの補綴治療を希望された．2015年4月両側上顎第二小臼歯を丁寧に抜歯した．同年5月に2回に分けてインプラント埋入手術を行った（インプラテックス社製 Legacy 1，φ4.2mm×10.0mm）．埋入の際，周囲の骨をボーンスクレイパーを用いて採取しフィクスチャーと骨の隙間に自家骨を移植し縫合した（図5，6）．

同年11月に2次手術を歯肉弁根尖側移動術を併用して行った．2016年2月プロビジョナルクラウンを装着し同年7月に陶材焼付鋳造冠を仮着用セメントで固定した．

Ⅳ．経過と考察

3カ月ごとにメンテナスのため来院．全顎的に楔状欠損をコンポジットレジンで修復している状態や両側第二小臼歯が歯冠破折を起こした状態から推察すると患者は咬合力が強く，力によるリスクコントロールが必要と考えた．そこで夜間はナイトガードを着用して力のコントロールを行っている．今回抜歯窩の根尖側には初期固定を得るための十分な骨があると判断し早期埋入を行っている．早期埋入を行ったことで治療期間を短縮でき患者への負担が軽減できたと思われる．ただ，早期埋入を行ったことで抜歯窩とフィクスチャーとの間には隙間があり自家骨を併用してデットスペースを埋めた．このことは血餅の安定や軟組織の陥没を防ぐ意味でも有効であったと考える．

現在プラークコントロールは良好であり，上部構造装着後1年3カ月経過しているが，インプラント体周囲に骨吸収や歯肉の炎症は認められない（図7，8）．

Ⅴ．結論

上顎小臼歯欠損に対し早期埋入および自家骨を併用したインプラント治療は有効な方法であると示唆された．

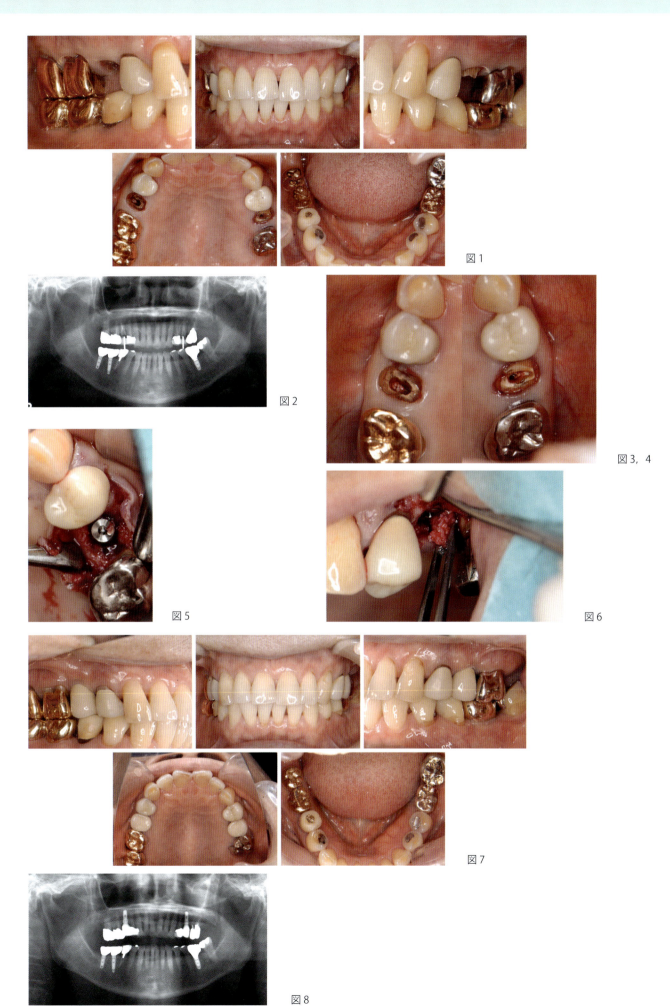

図1
図2
図3, 4
図5
図6
図7
図8

01 　欠損状況による分類 ▶ 1）臼歯 ▶ ①単独

下顎左側第一大臼歯相当部にインプラント治療を行った1例

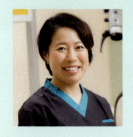

門前仲町おやま歯科　　小山知子

Ⅰ．緒言

抜歯後の欠損部に対しての治療方法としては義歯・ブリッジ・インプラント等のいくつかの治療がある．インプラント治療は両隣在歯の切削を回避できるため，切削障害によって引き起こされる歯髄，歯周組織のトラブルが回避でき，確実な咬合支持が得られるなどの利点がある．一方で外科的手術を伴う，費用が高額になるなどの欠点がある．

今回，6̄ 抜歯後にインプラント治療を行った一例を経験したので報告する．

Ⅱ．症例の概要

患者：39歳男性
初診：2017年8月．
主訴：左下の奥歯がなくなってしまった．
既往歴：特記事項なし．
現病症：2年間海外出張で歯科治療ができず多数のカリエスができた．
口腔内所見：6̄ は歯冠崩壊し，頬側歯肉にフィステルがあった．5̄|，|7̄ も歯冠崩壊していた．4̄|，|4̄，|4̄，4̄| は欠損していた．
咬合関係はアングルⅠ級．
上顎前歯部には歯間離開があるものの，突き上げはない．
右側は 3̄| でガイドし臼歯の離開はできている．左側は |2̄，|3̄，|5̄ ガイドで側方運動時残存大臼歯は離開している．

Ⅲ．治療経過および結果

2017年8月歯周基本治療．
2017年9月に 5̄|，|6̄ 抜歯．
2017年10月 7̄|，|7̄ の根管治療および |7̄，7̄| プロビジョナルクラウン装着．

2018年1月27日 |6̄ 部にインプラント埋入　埋入時のトルク35N．
使用インプラント　Straumann® TL SP φ4.1mm RN Roxolid® SLActive® 10.0mm．
2018年4月 |6̄ インプラント埋入部位にプロビジョナルクラウン装着．
2018年6月9日　インプラント上部構造（カスタムアバットメント，フルジルコニアクラウンセメントリテイン）装着．

Ⅳ．考察

|6̄ にインプラント治療を選択したことで，インプラント部の両隣在歯のバーティカルストップを失うことなく最終補綴物を装着できた．ブリッジを選択する場合，左側の咬合が失われる時期が生じ，治療が難しくなってしまうケースがあるが，今回は咬合の回復に苦慮することはなかった．

インプラント植立部位の骨の吸収があったため，上部構造作成時にエマージェンスプロファイルの形態を考慮してプロビジョナルを使用し，形態に問題がないことを確認してから装着したことで，最終補綴物装着後はトラブルなく経過している．

Ⅴ．結論

左側第一大臼歯相当部にインプラント治療を行ったことにより咬合関係を維持しながら欠損補綴を行うことができた．
インプラント周囲組織も安定し，長期的に良好な予後が期待できると考える．

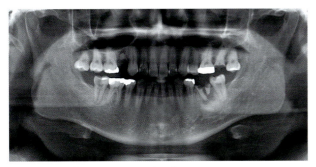

図1 初診時パノラマエックス線写真.

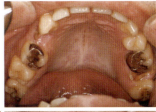
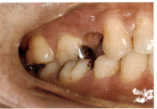
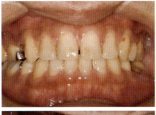
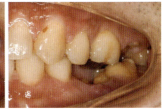
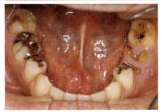

図2 初診時の口腔内写真.

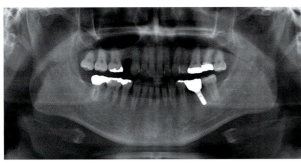

図3 術後パノラマエックス線写真.

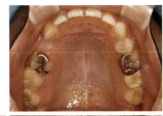
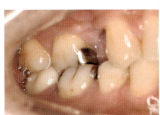
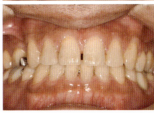
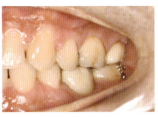
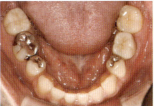

図4 術後の口腔内写真.

01 欠損状況による分類 ▶ 1）臼歯 ▶ ①単独

下顎小臼歯先天欠如部に対しインプラント治療を行った1症例

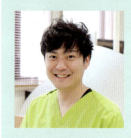

笠井歯科医院　　笠井雄太

I．緒言

少数歯欠損に対する補綴処置として，義歯あるいはブリッジによる補綴，インプラントによる補綴が選択されるが，隣在歯への影響や審美性，長期的予後の観点からインプラント治療が有効であると考えられる．今回，5| 先天欠如部に対しインプラント治療を行い，良好な結果が得られたので報告する．

II．症例の概要

患者：29歳，男性．
初診：2013年3月．
主訴：E| の動揺および咬合痛．
既往歴：特記事項なし．
現病歴：2008年より当院にて E| の保存的治療を行っていた．2013年3月，咬合痛ならびに動揺をきたし抜歯を行うこととなった．
全身所見：特記事項特になし．
口腔内所見：プロービングデプスは最も深い部位で3mmと安定しており，齲蝕も認めない．下顎骨隆起が認められ強い咬合力が考えられる（図1）
検査結果：パノラマエックス線写真により 5|5 の先天欠如が認められる（図2）
診断：5| 先天欠如．

III．治療内容

E| は保存不可能と診断し，抜歯後の治療方法を提案し，2013年3月患者の同意を得て抜歯を行った．治療方法については可撤性義歯，ブリッジ，インプラントによる補綴を提案し，それぞれの治療の利点・欠点・治療期間・費用・リスク等について十分説明を行い，その結果インプラントによる治療を行うこととした．インプラント治療に先立ちCT撮影を行い埋入部位の骨の形態を把握，下歯槽神経までの距離は18.61mm，骨幅は7.88mmであった（図3）．2013年6月，インプラント体（Straumann SLAスタンダードRN φ 4.1mm × 10.0mm，Switzerland）を埋入した．埋入トルクは35Ncmで初期固定は良好であった．埋入から3カ月免荷期後，2013年10月オープントレー法にてシリコーン印象材による印象採得および咬合採得を行った．上部構造はチタンカスタムアバットメントを使用した陶材焼付金属冠を，スクリュー固定にて35Ncmで装着した（図4）．

IV．経過と考察

上部構造装着1週間後に咬合の確認，スクリューの緩みがないかなどを確認し1カ月後に再確認．問題がないのでアクセスホールをCRにて封鎖した．4カ月ごとにメインテナンスを行い，視診，触診，プロービング，動揺度の測定，咬合の確認，ブラッシング指導，機械的歯面清掃を行い，エックス線診査は上部構造装着後1年に一度確認している．2017年4月で3年6カ月経過しているが，インプラント周囲に骨吸収，歯肉の炎症などは認めない（図5，6）

骨隆起が認められることより，強い咬合力が疑われるので夜間ナイトガードの装着を指導している．今後も継続して確認をしていく必要があると考えられる．

V．結論

インプラント補綴により口腔機能の回復を行い，3年5カ月メインテナンスを行っているが，インプラント周囲組織に異常変化なし．先天欠如に対して隣在歯を削ることなく補綴が行えるインプラント治療は有効であると示唆された．

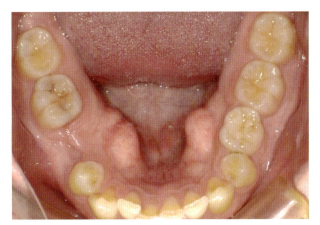

図1 術前口腔内写真〈2013年6月〉.

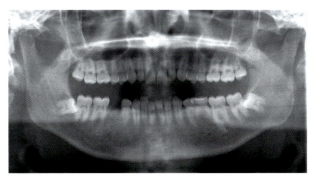

図2 術前パノラマエックス線写真〈2013年6月〉.

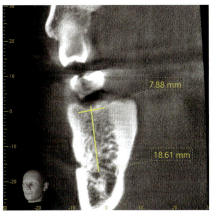

図3 術前CT〈2013年3月〉.

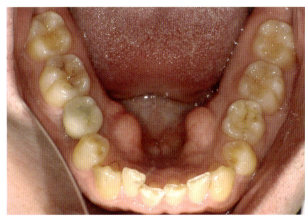

図4 上部構造装着後の口腔内写真〈2013年10月〉.

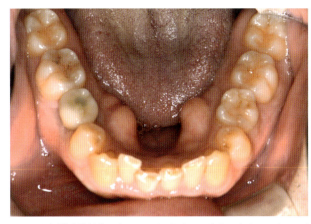

図5 上部構造装着後3年6カ月経過時の口腔内写真〈2017年4月〉.

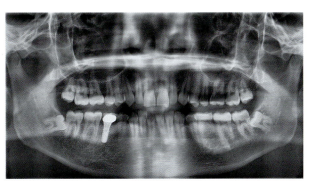

図6 上部構造装着後3年6カ月経過時のパノラマエックス線写真〈2017年4月〉.

01 欠損状況による分類 ▶ 1）臼歯 ▶ ①単独

下顎小臼歯中間欠損にインプラント治療を行った1症例

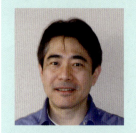

清沢歯科クリニック　清澤　仁

I．緒言

中間欠損の場合，従来ブリッジにするために両隣在歯の健全歯質を削合するが，この補綴方法は支台歯にかかる負担の増加や二次齲蝕などにより長期に経過した場合，支台歯の喪失につながることがある．

今回，インプラント治療を行うことにより良好な結果が得られた1症例を報告する．

II．症例の概要

患者：23歳，女性．
初診：2011年10月（図1）．
主訴：5|欠損による咀嚼障害．
既往歴：特記事項なし．
現病歴：晩期残存していたE|が自然脱落し，その部の補綴治療を希望して当院を受診した．
現症：全身所見は特記事項なし．
口腔内所見：脱落したE|部の創面は良好．口腔内清掃状態は良好でプロービングデプスは全顎的に2 mm以下であった（図1a～c）．
エックス線所見：パノラマエックス線写真にて5|は先天欠如していた．同部の歯槽骨の垂直的骨吸収はほとんど認められず，骨頂から下顎管までの距離も十分あった．その他，全顎的に歯槽骨の水平的および垂直的骨吸収は認められなかった（図1d）．
診断：5|の先天欠如．

III．治療内容

5|部の補綴方法は，ブリッジ・有床義歯・インプラントの3方法があり，それぞれの利点と欠点を説明し，患者はインプラント治療を希望した．

CBCT撮影後，画像にてインプラント埋入方法，補綴方法，リスク，メインテナンスの必要性を説明し，同意を得た．

2011年12月，5|にScrew-Vent implant（Zimmer Dental φ3.7 mm×10.0 mm）を二回法にて埋入し十分な初期固定が得られた．

2012年3月にエックス線写真を撮影，異常がないことを確認し，4月に二次手術を行った．

粘膜が安定したことを確認後，印象採得および咬合採得を行い，ハイブリッド冠を仮着用セメントで装着した．

IV．経過と考察

上部構造装着後，インプラント埋入部のセルフケアの指導を行った．1カ月後にメインテナンスを行い，咬合状態および清掃状態は良好であった．

その後，半年ごとのメインテナンスに移行し，2013年9月現在，インプラント周囲の骨吸収，歯肉に異常は認められず，経過良好で患者の十分な満足が得られている（図2）．

V．結論

今回のような若年者の中間欠損においては，ブリッジにするために健全な両隣在歯を削合することは，患者も術者も抵抗を感じるところである．

しかし，インプラント治療では残存歯を保全し，また患者満足度が高く，有用であることが示された．

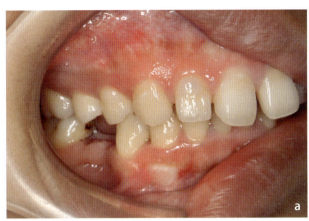
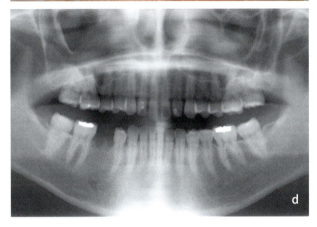
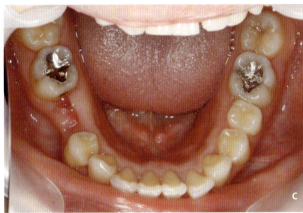

図1 初診時の口腔内写真とパノラマエックス線写真.
a:E|自然脱落後. b:正面観. c:乳歯のため抜歯窩は浅く, 先天欠如のためE|の後継永久歯はない. オトガイ孔までの垂直的距離は十分にあり, 両隣在歯は生活歯のため, まさにインプラント適用症例と思われる. d:E|自然脱落直後のため, 抜歯窩は完全に治癒していない.

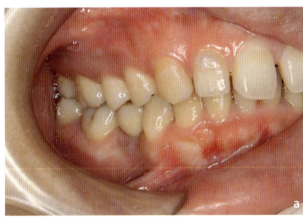
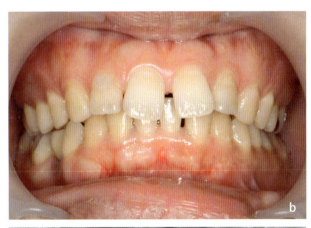
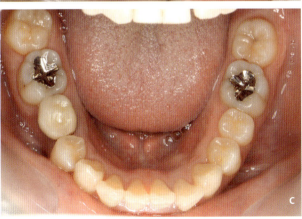
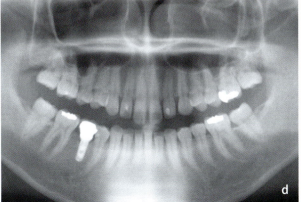

図2 術後1年10カ月の口腔内写真とパノラマエックス線写真.
a:マージン直下にブラッシングによる擦過傷がみられるが, インプラント周囲には問題はみられない. b:正面観. c:上部構造の破折などもなく, 経過良好である. d:インプラント体周囲および天然歯の骨吸収もなく, 経過良好である.

01 欠損状況による分類 ▶ 1）臼歯 ▶ ①単独

下顎両側小臼歯先天欠如に対しインプラント治療を行った1症例

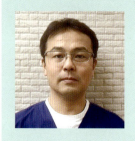

熊田歯科医院　熊田昌幸

I．緒言

小臼歯先天欠如に対する補綴処置として，従来，可撤性義歯やブリッジが行われてきたが，義歯では異物感や咀嚼機能の低下，ブリッジでは支台歯への負担や切削の問題がある．

今回，下顎小臼歯先天欠如に対してインプラント治療を行い，良好な経過が得られた症例を報告する．

II．症例の概要

患者：35歳，女性．
初診：2010年9月．
主訴：咀嚼障害．
既往歴：特記事項なし．
現病歴：5|5 先天欠如のため，食片圧入の改善を希望し，2010年9月，当院を受診した．
現症：全身的所見には特記事項なし．
口腔内所見として 5|5 先天欠如，歯周組織検査は全顎的に2～3mmで，プロービング時の出血は認められなかった（図1）．
検査結果：パノラマエックス線写真では，歯槽骨，顎関節に異常所見は認められなかった（図2）．
CT所見では，5|5 骨幅10mm，下顎管までの距離が17mm．|5 骨幅10mm，下顎管までの距離が18mm．骨質はLekholm & Zarbの分類でタイプⅢと推測された．
診断：下顎両側第二小臼歯先天欠如．

III．治療内容

治療方針：5|5 欠損をインプラント補綴により審美，咬合機能を回復する．
治療計画：口腔衛生指導および歯周基本治療終了後，|4 齲蝕処置を行い，5|5 欠損部のインプラント埋入を計画した．
処置内容：2010年11月，一次手術を行った．局所麻酔下にて歯槽頂切開と両隣在歯の歯肉溝切開をし，粘膜骨膜弁を剥離し，5|5 にφ3.75mm×10.0mm（Zimmer Dental Spline TwistM P−1，Carlsbad，USA）のインプラントを30Ncmで埋入し，十分な初期固定が得られた．約4カ月の免荷期間後，2011年3月に二次手術を行った．1カ月後アバットメントを30Ncmで装着し印象採得を行った．プロビショナルレストレーションにより，歯冠形態，咬合接触状態，周囲組織の状態，清掃性を確認した．上部構造は陶材焼付鋳造冠を，ハイボンドテンポラリーセメント（松風社製）にて装着した（図3）．

IV．経過と考察

上部構造装着後1週間，1カ月，その後は3カ月に1度，インプラントの周囲組織の状態や咬合関係の評価，メインテナンスを行っている．プラークコントロールも良好であり，上部構造装着後4年経過の現在も，口腔内所見でインプラント周囲組織に炎症所見は認められず，エックス線所見も良好な経過をたどっている（図4，5）．

先天欠如のなかでも下顎第二小臼歯の欠損は特に多く，Santosは患者にインプラントを勧める上で年齢，臼歯の萌出状態，経済性を考慮する必要があると記している．本症例では，欠損の原因が先天性な要因であるため，患者の全身状態の把握と口腔衛生および定期的なメインテナンスの実施により，インプラント治療は高い予知性と患者のQOLの向上に寄与すると考えられる．

今後も長期にわたる良好な口腔内状況を継続するために定期的なメインテナンスで経過を追っていく．

V．結論

下顎小臼歯先天欠如におけるインプラント治療は，従来の治療方法と比べ両隣在歯の侵襲を回避し，機能的，審美的回復に有用な方法であることが示唆された．

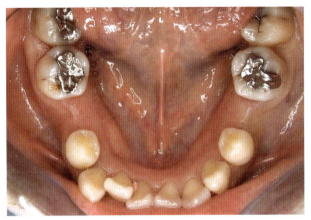

図1 術前口腔内写真〈2010年9月〉.

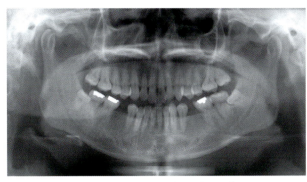

図2 術前パノラマエックス線写真〈2010年9月〉.

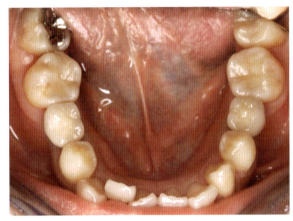

図3 上部構造装着後の口腔内写真〈2011年4月〉.

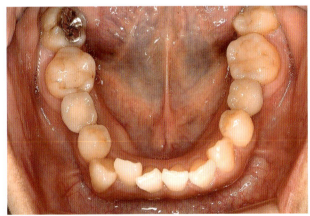

図4 上部構造装着後4年経過時の口腔内写真〈2015年4月〉.

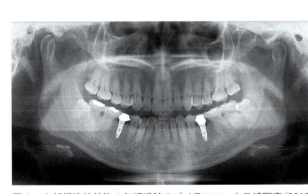

図5 上部構造装着後4年経過時のパノラマエックス線写真〈2015年4月〉.

01　欠損状況による分類 ▶ 1）臼歯 ▶ ①単独

下顎臼歯部遊離端欠損に対しインプラント治療にて咬合機能回復を行った1症例

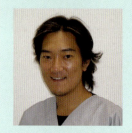

かずデンタルクリニック　　栗原和博

I．緒言

インプラント治療は，下顎臼歯部遊離端欠損補綴において有効な手段である．本症例では，下顎片側遊離端欠損症例に対してインプラント補綴を行い，良好な結果が得られたので報告する．

II．症例の概要

患者：60歳，男性
初診：2003年4月
主訴：食事時の咬合痛．（6｜，｜6）
既往歴：特記事項なし
現病歴：他院にて7｜，｜7，｜7 を抜歯し，その後放置，右側左側ともに食事時に痛みを覚え違和感が強くなり，当院に来院した．
口腔内所見：7 2｜7／7　｜7 欠損，6｜，｜6 はプロービングデプスが深く，排膿，動揺（2～3度）があり，重度の慢性辺縁性歯周炎であった．6｜は近心根の慢性化膿性根尖性歯周炎を併発していた．6｜，｜6 を除く全顎のプロービングデプスは3～5mmであり，軽度の歯肉の発赤・腫脹が認められた．また顎関節に異常所見は認められなかった．
エックス線所見：全体的に中程度の歯槽骨吸収像，｜6 は近心根の根尖部まで骨吸収を生じ，6｜は近心根周囲の骨の透過像が認められた（図1）．
診断：6｜欠損．

III．治療内容

医療面接にて，歯周治療の必要性，｜6，6｜抜歯後の補綴の必要性を説明した結果，患者は可撤性義歯を選択した．2003年4月に抜歯し，歯周治療へと移行し，その後，｜6 7 部，6｜部に可撤性義歯を装着した．しかしながら，下顎部分床義歯の違和感，不快感が強く，義歯調整を行ったが軽減せず，インプラント治療へ移行することになった．

患者の経済的な理由により，6｜部に1本のインプラント治療を希望した．6｜相当部は十分な角化　粘膜で覆われていた（図2）．また，Leckholm & Zarbらの分類によると，骨量はType A，骨質はType IIIと診断した．

歯周治療後，同年9月にアストラテック社製インプラント φ4.5mm×11.0mmを 6｜相当部に1本埋入した．初期固定は良好であった．4ヵ月の免荷期間を経て，2次手術を行い，1週間後に抜糸した．周囲粘膜の治癒を2週間待ち，印象採得を行い，暫間上部構造を装着した．1週間後の経過観察時，近心にプラークの付着を認め，歯間ブラシが入るようカンチレバーとした．その後，近心にポンティックをいれた金合金鋳造冠を製作し，仮着した（図3）．

IV．経過と考察

最終補綴物装着後1週間，1カ月，3カ月，その後は6カ月ごとのメインテナンスを行っている．その際には，咬合やプラークコントロール，歯周組織の状態に異常所見は認められず，経過は良好である（図4）．3年経過時のエックス線写真ではインプラント周囲骨の吸収は認めなかった（図5）．

インプラントは天然歯と違い歯根膜のような緩衝機構をもたないため，荷重に対する被圧変位量がきわめて小さい．本症例では患者の経済的な理由により1本のインプラント埋入による処置を行なった．今後，咬合の負担がインプラントや周囲組織，顎位に与える影響を長期的に注意深く経過観察を行う必要がある．

V．結論

本症例では，下顎片側遊離端欠損に対し，可撤性義歯に比べ，インプラントによる欠損補綴が，より患者満足度が高かった．固定式インプラント補綴は有効な治療方法であることが示唆された．

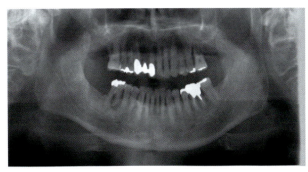

図1 初診時パノラマエックス線写真〈2003年4月撮影〉.

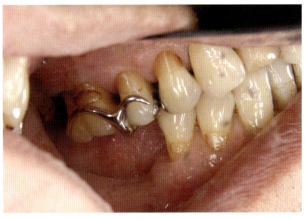

図2 術前口腔内写真〈2003年9月撮影〉.

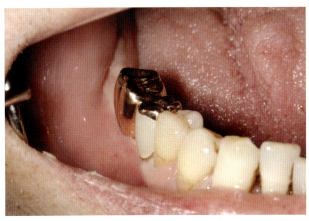

図3 上部構造（体）装着後の口腔内写真〈2004年2月撮影〉.

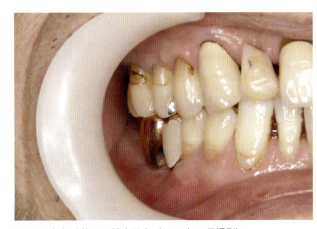

図4 3年経過後の口腔内写真〈2007年2月撮影〉.

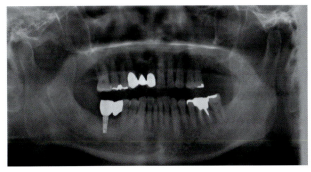

図5 3年経過時パノラマエックス線写真〈2007年2月撮影〉.

01 欠損状況による分類 ▶ 1) 臼歯 ▶ ①単独

下顎小臼歯先天欠如にインプラント治療を行った1症例

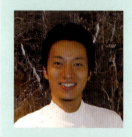

濱川歯科医院　濱川知也

I. 緒言

先天欠如部位に対する補綴治療は，従来ブリッジによる治療が主流になっていた．しかし近年はインプラントを用いた治療も行われ，隣在歯に対しての侵襲を少なくすることが可能となり，良好な臨床結果が報告されている．今回先天欠如部位に対しインプラント治療を行い，良好な経過を得たので報告する．

II. 症例の概要

患者：28歳，女性．
初診：2006年8月．
主訴：下顎左側臼歯部の咬合痛．
既往歴：特記事項なし．
現症：全身所見に特記事項はなく，口腔内所見は清掃状態良好で，歯周組織の異常や咬合の異常も認められなかった．E|と|Eにはカリエスを認め，また|Eは動揺度3であった．
検査結果：パノラマエックス線検査より，|Eは保存不可能な歯根吸収をきたしており，加えて|5の先天欠如を認めた．CT撮影によりインプラント埋入予定部位には垂直的かつ頬舌的に十分な骨量を認め，骨質はMischの分類[1]でD3と認められた．
診断：|E 晩期残存，および|5 先天欠如．

III. 治療内容

治療方針：|E を抜歯し歯周組織安定後，インプラント埋入を計画した．
インフォームドコンセント：|E 抜歯後の欠損補綴に際し，患者にブリッジ，可撤性義歯，インプラントそれぞれの利点欠点，治療期間や費用について説明したところ，患者はインプラント治療を希望し，また術後の定期的メインテナンスの重要性についても十分な説明を行い同意を得た．さらにパノラマエックス線，CT撮影，診断用模型から得られた検査結果を説明し，術中，術後のリスクを説明し十分な理解を得た．

処置内容：2006年8月|E を抜歯し，歯周組織安定までの期間に，口腔全体の必要と思われる処置と口腔内清掃を行い，口腔内清掃の重要性についての理解を得た．抜歯部位の治癒を待ち，2006年10月にインプラント埋入手術を行った．浸潤麻酔下において通法通りの手順にてφ3.5mm×11.0mmのフィクスチャー（アンキロスインプラント〈デンツプライ社〉）を埋入した．初期固定は良好であった．埋入後の歯周組織は臨床的には良好な状態であった．11週後，二次手術を行い，ヒーリングキャップを装着し，周辺組織安定後2007年1月，上部構造を装着した．上部構造は陶材焼付鋳造冠をセメント合着した．

IV. 経過と考察経過観察

4カ月ごとにメインテナンスを行い，口腔内の清掃状態を確認し，残存歯，歯周組織検査，インプラント周囲の視診，触診を行い経過観察している．上部構造装着後3年以上経過したが，エックス線診査にてインプラント周囲の骨吸収もなく，インプラント周囲炎も認められず良好に経過を得ている．また，インプラント治療により健全な両隣在歯への侵襲を回避し，残存歯への咬合負担を軽減することが可能になり，本症例は機能的にも審美的にも，治療結果において患者の高い満足が得られた．今後はメインテナンスを続けることによって，経年的に起こる咬合の変化等に素早く対応し，周囲組織との調和を維持していくことが必要であると思われる．

V. 結論

今回の症例にインプラント治療を選択したことにより，先天欠如の審美的，機能的回復に非常に有効であることが示唆された．

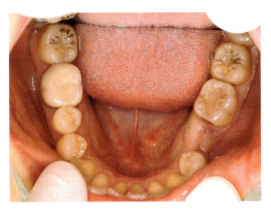

図1 術前口腔内写真〈2006年10月〉.

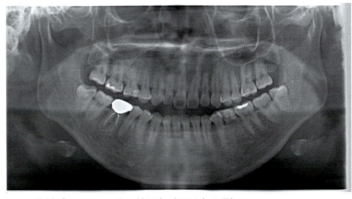

図2 術前パノラマエックス線写真〈2006年8月〉.

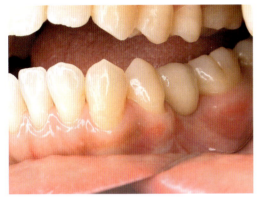

図3 上部構造装着後の口腔内写真〈2007年1月〉.

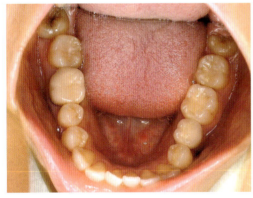

図4 上部構造装着後4年2カ月経過時の口腔内写真〈2011年3月〉.

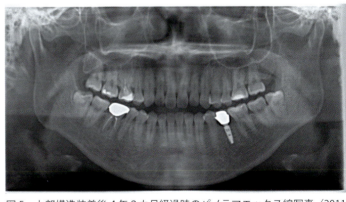

図5 上部構造装着後4年2カ月経過時のパノラマエックス線写真〈2011年3月〉.

01 欠損状況による分類 ▶ 1）臼歯 ▶ ①単独

下顎臼歯部1歯欠損症例にインプラント治療を施行した1症例

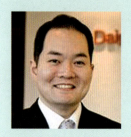

だいご歯科クリニック　　村山大悟

I．緒言

近年インプラント治療は予知性の高い治療法として認識されつつある．今回，下顎臼歯部1歯欠損症例に対しインプラント治療を行い，良好な経過を得られたのでその概要を報告する．

II．症例の概要

患者：74歳，男性．
初診：2004年9月．
主訴：「5部の歯冠補綴装置の脱離．
既往歴：特記事項なし．
現病歴：2004年9月に「5の歯冠補綴装置が脱離．他医院にて応急処置後当院を受診した．
全身所見：特記事項なし．
口腔内所見：「5の歯冠補綴装置は脱離しており，仮封がなされていた．「6は欠損しており（図1a），全顎にわたる歯肉炎が認められた．咬合様式はグループファンクションであった．
エックス線所見：パノラマエックス線写真では，「6抜歯窩の治癒が観察された（図1b）．CTでは歯槽頂部から下顎管までの距離は約15 mmで，頬舌間歯槽骨幅径は約12 mmであった（図2）．血液検査結果に特記すべき異常は認められなかった．

III．治療内容

診察，検査および診断の結果を踏まえ，十分に話し合った結果，患者はインプラント治療を希望した．軽度歯周炎に対してはTBI，スケーリングを行い，口腔衛生に対するモチベーションを高めた．

2004年10月，局所麻酔下にて「6部にNobel Biocareインプラントシステム，リプレイスセレクトテーパード，φ5.0 mm×10.0 mmのインプラント体を埋入した（図3）．骨質はLekholm & Zarbの分類でClass II，あるいはClass IIIと考えられた．

術後3カ月間の治癒期間を経て，2005年1月に，印象採得と咬合採得を行い，プロビジョナルレストレーションを装着後，上部構造を装着した（図4）．

IV．経過と考察

上部構造装着後，プラークコントロールは良好であったため，メインテナンスに移行した．現在，上部構造を装着してから9年1カ月が経過したが，インプラント周囲組織に異常はなく，上部構造も良好である．

咀嚼時の感覚にも患者は満足しており，経過良好である（図5）．今後も咬合の管理などの十分な経過観察が必要と考えられる．

V．結論

今回，下顎臼歯部1歯欠損症例にインプラントを用いることによって，咀嚼機能を回復することができた．インプラント治療が，中間欠損症例に対して有用性の高い治療であることが示唆された．

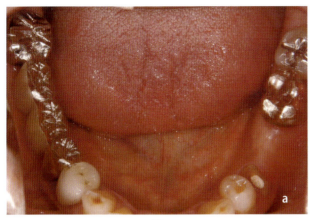
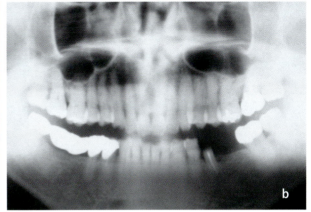

図1 術前〈2004年9月〉. a:6̲ は欠損していた. b:全顎的な骨吸収は軽度で,顎関節に特記すべき異常は認められなかった.

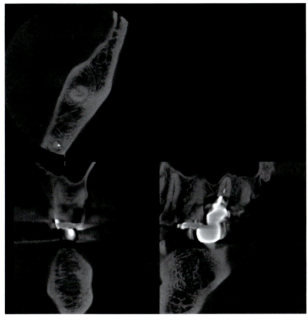

図2 術前CT〈2004年9月〉. 6̲ 相当部で,歯槽頂から下顎管までの距離は15 mmで,頬舌間歯槽骨幅経は約12 mmであった. 抜歯窩は治癒していた.

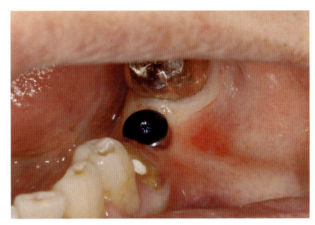

図3 術中〈2004年10月〉. フィクスチャーを1回法にて埋入.

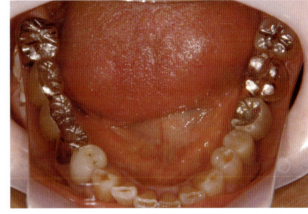

図4 上部構造装着後〈2005年1月〉. 咬合関係,形態,清掃性などを確認後,術者可撤式の上部構造, 5̲ 部の補綴物を装着した.

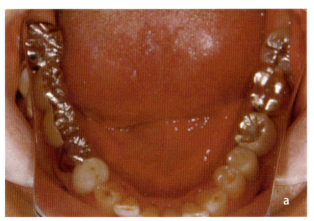
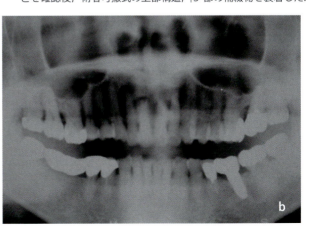

図5 上部構造装着9年1カ月後〈2014年1月〉. a:上部構造の過度な摩耗,早期接触,スクリューの緩み,炎症はない. b:骨吸収などの異常もなく,経過良好である.

01 欠損状況による分類 ▶ 1）臼歯 ▶ ②複数

臼歯部にインプラント治療を行った1症例

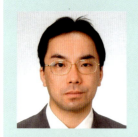

青沼歯科　青沼　直

Ⅰ．緒言

臼歯欠損部に補綴処置としてインプラント治療を行い，良好な経過が得られた症例を報告する．

Ⅱ．症例の概要

患者：51歳，男性．
初診：2007年5月．
主訴：咀嚼障害．
既往歴：特記事項なし．
現病歴：他院で「ブリッジと義歯の治療になる」といわれた近医から紹介され，同部のインプラント治療を希望して当院に来院した．
全身所見：特記事項なし．
口腔内所見とエックス線所見（図1～3）：
$\underline{2}$，$\underline{5}$ 歯冠破折，$\frac{7\,6\,5\,|\,4\,6}{6\,\;|\,6}$ 欠損，$\overline{|7\,8}$ 挺出，$\overline{|7\,8}$ 近心傾斜．
2007年7月2日の歯周基本検査は，PCR＝43.7%，BI＝100%であった．

Ⅲ．治療内容

診断用ステント装着パノラマ，CTを用い解剖学的な検討を行った（図4，5）．

	歯槽骨頂2mm下方での骨幅	歯槽頂から鼻腔底あるいは上顎洞底・下顎管までの距離
$\underline{5}$	6 mm	7 mm
$\underline{6}$	11 mm	11 mm
$\underline{7}$	13 mm	10 mm
$\overline{|6}$	11 mm	15 mm
$\overline{|6}$	9 mm	12 mm

骨形態および骨質はLekholmらによる分類ではBおよびCLASS Ⅱと考えられ，十分な埋入スペースが確認された．通法に従い，局麻下にて歯肉骨膜弁を剥離し，サージカルステントを用い所定の位置にインプラント床を形成しインプラント体を埋入した（POISystem FINAFIX 2 Piece Fixture〈日本メディカルマテリアル〉）．術後3カ月，6カ月で二次手術を施行し，プロビジョナルクラウンを装着し，周囲組織の安定および咬合状態の確認後，術者可徹式による上部構造を装着した．

初期固定は良好で，術後問題なく経過した．約4～6カ月後，埋入部位における歯周組織の安定した結果が得られたので，インプレッションポストSTDおよびアナログ2Pを用いて印象採得を行い，アナログ2P模型を作製し，プロビジョナルクラウンを作製装着を行った．最終補綴物は術者可徹式を用いた．

インプラント埋入後のパノラマエックス線写真（図6）．上部構造装着後のパノラマエックス線写真と，口腔内写真（図7）．

Ⅳ．経過と考察

上部構造装着後，4カ月ごとに定期検診を行っている．咬合状態も安定しており，口腔衛生状態も良好で，周囲組織に炎症性の兆候もなく良好に経過している．

固定性ブリッジでは支台歯切削という残存歯への負担が考えられる．また義歯においては，クラスプにおける残存歯牙への負担が多い．

インプラント治療により，健全歯の切削を避けることができ，小臼歯部における垂直的顎位の維持，両隣接歯の歯牙の移動挺出を防ぐことができた．

Ⅴ．結論

インプラントによる補綴治療は，従来の補綴方法と比較して残存歯の負担を軽減でき，欠損の拡大予防，顎位の維持に対し有効な治療法と考える．

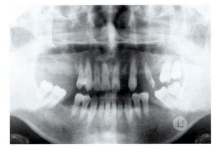
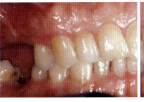
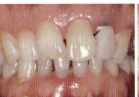
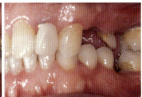

図1 初診時．パノラマエックス線写真，口腔内写真〈2007年5月25日〉．

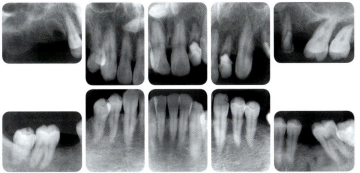
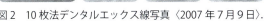

図2 10枚法デンタルエックス線写真〈2007年7月9日〉．

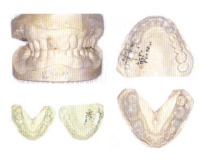

図3 診断用模型，診断用ワックスアップ，診断用ステント．

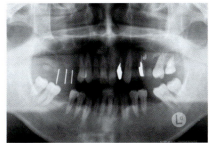
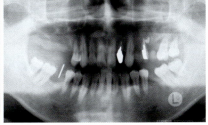

図4 診断用ステント装着 パノラマエックス線写真〈2007年9月4日，9日〉．

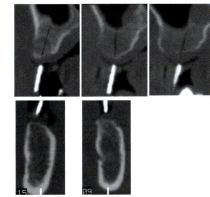

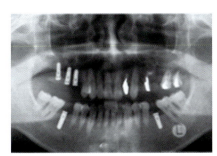

図6 インプラント埋入後パノラマエックス線写真．

図5 診断用ステント装着CT．

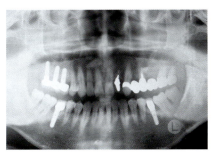
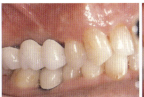
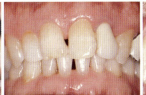
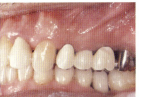

図7 上部構造装着後パノラマ エックス線写真と口腔内写真〈2008年6月16日〉．

01 欠損状況による分類

骨量不足への対応

ソフトティッシュマネージメント

インプラントと矯正

メインテナンス

デジタルソリューション

訴訟対策・同意書

31

01　欠損状況による分類 ▶ 1）臼歯 ▶ ②複数

上部構造装着10年後に審美的な理由で上部構造を作り直した1症例

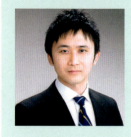

あさか歯科医院　　浅香淳一

I．緒言

　インプラントによる欠損補綴は隣在歯へのダメージがなく，長期的な予後が予測しやすい有益な治療法である．永久歯の先天欠如に対する欠損補綴は審美性や隣在歯への侵襲などの点からインプラントによる治療が適応となるケースが多くみられる．しかしながら比較的年齢の若い時に治療することが多いため，その後の長い人生を見据えた治療が必要である．今回，永久歯の先天欠如をインプラントにより欠損補綴し，10年後に審美的理由により上部構造を作り直して良好な結果を得ることができたため報告する．

II．症例の概要

患者：20歳，女性．
初診：2003年7月．
主訴：歯を入れたい．
既往歴・家族歴：特記事項なし．
現病歴：永久歯の先天欠如により矯正科を受診し，インプラント治療を勧められて来院．
口腔内所見：5|，3|，|3，|5, 5| の先天欠如が認められる．すでに矯正を始めており，3|，|3 部に欠損補綴をする空隙が確保され，上下顎小臼歯の空隙は矯正治療により閉鎖された．口腔清掃状態は良好であり，歯周組織の状態も安定した状態であった（図1）．
診断：$\frac{5}{5} \frac{3|3}{|5}$ 先天欠如．

III．治療内容

　2004年1月，3|，|3 相当部にアストラテック社製のφ3.5 mm×10.0 mmのインプラント体を埋入した．その後の経過は良好で同年5月に二次手術を行い，プロビジョナルレストレーションを経てスクリュー固定式のメタルボンドの上部構造を装着した（図2, 3）．その後メインテナンスに移行し，インプラント体・上部構造・歯周組織ともに安定していた．2014年4月，上部構造の色調改善を主訴に来院．2|，1|，|1，|2 の天然歯を他院で補綴したことにより上部構造との色調が合わなくなったとのことであった．上部構造をプロビジョナルレストレーションに戻し，メタルボンドの金属フレームはそのままで，セラミックスを焼き直して対応した（図4）．また，|3 相当部は以前は2本の歯の形態であったが，患者と相談して1本の歯の形態に変更して合着した（図5）．

IV．経過と考察

　現在の色調・形態ともに患者は満足している．清掃性・機能性も以前と変わらず良好である（図6）．メタルボンドのフレームを再び使うことで，費用も日数も抑えて患者の要求を満たすことができたと考える．

V．結論

　若年者に対してインプラント治療をする場合は，特にその後の変化に対して対応がとりやすい治療法が望ましい．清掃性や審美性，機能性などのすべてを満たすことは難しいが，スクリュー固定式の上部構造は変化に対して対応がとりやすい大変有効な治療法の1つであることが示唆された．

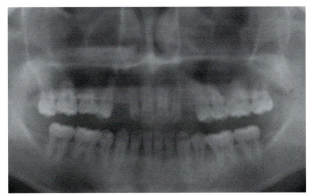
図1 初診時のパノラマエックス線写真.

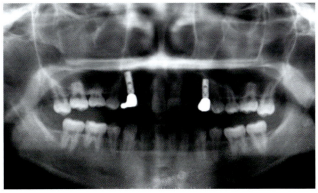
図3 インプラント埋入・上部構造装着後のパノラマエックス線写真.

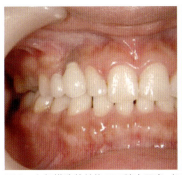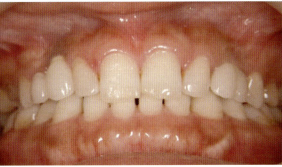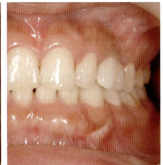
図2 上部構造装着後の口腔内写真〈2004年5月〉.

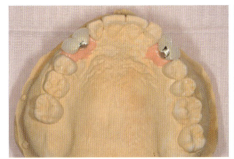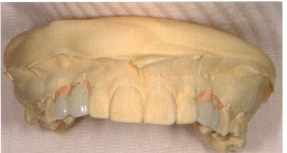
図4 修理前の上部構造. 3|, |3 相当部上部構造は2歯の形態.

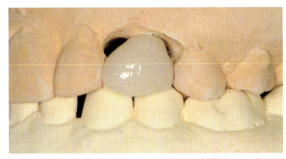
図5 修理後の上部構造. |3 相当部の上部構造を1歯形態に変更.

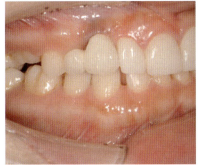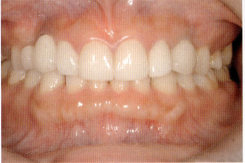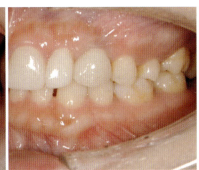
図6 修理した上部構造装着後の口腔内写真〈2014年5月〉.

01 欠損状況による分類 ▶ 1）臼歯 ▶ ②複数

下顎両側遊離端欠損症例に対し インプラント補綴治療を行った1症例

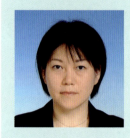

盛島歯科医院　　浅野聖子

I．緒言

下顎遊離端欠損症例の補綴処置として一般的に可撤式部分床義歯が用いられるが，義歯は鉤歯への負担過重，顎堤の吸収を促すなどの問題がある．

今回下顎両側遊離端欠損の症例において，インプラント治療を行い良好な結果を得たので報告する．

II．症例の概要

患者：59歳，男性．
初診：2008年8月．
主訴：6̄ 歯肉の腫脹，疼痛．
既往歴：特記事項なし．
現病歴：6̄ の抜歯を希望し，2008年8月来院．
現症：義歯は使用しておらず，6̄ の動揺度は3であった．パノラマエックス線所見では 6̄ 部の骨吸収と 6̄ の歯根破折を認めた（図1）．
診断：6̄ 重度歯周炎，6̄ 歯根破折，7̄5̄4̄|5̄7̄，|7̄ 欠損．

III．治療内容

6̄|6̄ は抜歯方針とした．その結果，咬合支持域は Eichnerの分類で B-3 となった．欠損部補綴に関して部分床義歯とインプラント補綴の利点欠点などについて説明を行ったところ，患者は固定性の補綴を希望されたためインプラント治療を行うこととなった．

まず 6̄ を抜歯し，インプラント治療開始前に歯周基本治療を行った．7̄ 6̄ 5̄ 2̄|4̄ は動揺を認めたが保存方針とした（図2）．抜歯窩の治癒を待ち，7̄5̄4̄ 部にインプラントを埋入した．埋入2カ月後にソリッドアバットメントを35Ncmで締めつけ，プロビジョナルレストレーションを装着し，右側での咬合を確立した後，左側の治療に移った．左側は |6̄ を抜歯後，|5̄7̄ 部にインプラントを埋入した．使用インプラントはすべて SLA スタンダード（Straumann）を用い，一回法とした（図3）．

初期固定はすべて良好であり，左側も埋入2カ月後にソリッドアバットメント，プロビジョナルレストレーションを装着した．咬合状態や清掃状態に問題がないことを確認し，印象システムを用い印象を取り，2009年4月に ⑦6̄⑤④ ブリッジと ⑤6̄⑦ ブリッジを仮着した．上部構造は陶材焼付冠および最後方臼歯部のみ経年的な咬合変化を考慮し，金属冠とした．

IV．経過と考察

術後半年ごとに咬合のチェックやプラークコントロールなどのメインテナンスを行った．術後7年経過のエックス線写真では骨吸収も認めず（図4），清掃状態，咬合状態ともに良好に保たれている（図5）．

臼歯部の咬合支持が消失した場合，前歯への負担が増加し咬合崩壊は進行するといわれている．また部分床義歯の使用は鉤歯の負担が高くなり，鉤歯の喪失を招くおそれがある．

本症例では初診時に動揺を認める歯が数歯あったが，インプラント治療を行い，臼歯部の咬合支持域を B-3 から A-2 に変化させることにより，良好な咬合機能の回復を得ることができた．その結果，7年経過後も動揺していた残存歯を失うことなく保たれている．

V．結論

下顎両側遊離端欠損の症例において，インプラント治療を行うことは，良好な咬合機能の回復に有効であると思われた．

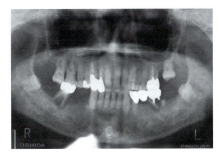

図1 初診時のパノラマエックス線写真．6⏋は根尖まで骨吸収を認め，⏌6の歯根破折を認めた．7 5 4⏌⏋5 7，⏌7は欠損していた〈2008年8月2日〉．

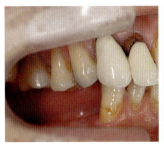 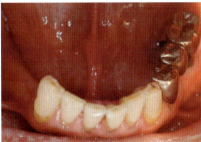 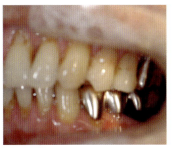

図2 右側インプラント埋入直前．6⏋抜歯後約2カ月半経過しており，抜歯窩の治癒状態は良好であった〈2008年10月26日〉．

	⑦	6	⑤	④	⑤	6	⑦
直径（mm）	φ4.1	φ4.1	φ4.1		φ4.1		φ4.1
長さ（mm）	8	10	10		10		8

図3 埋入したインプラントの直径と長さ．インプラントはすべてSLAスタンダード（Straumann）を用いた．

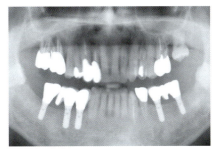

図4 上部構造装着7年経過時のパノラマエックス線写真．インプラント周囲の骨吸収は認めず経過良好である〈2016年12月12日〉．

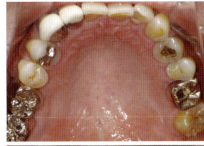

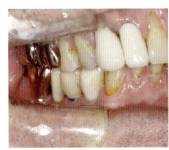 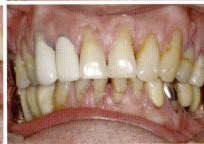 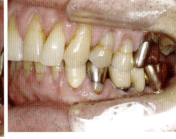

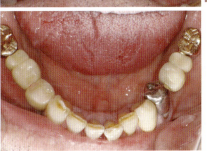

図5 上部構造装着7年経過時の口腔内写真．口腔清掃状態，咬合状態ともに良好に保たれている〈2016年12月12日〉．

01 欠損状況による分類 ▶ 1）臼歯 ▶ ②複数

下顎臼歯部中間欠損にインプラント治療を施した症例

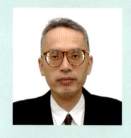

浦和駅前トマト歯科医院　　岡　延綱

I．緒言

下顎臼歯部2歯中間欠損に対するブリッジまたは可撤性義歯による補綴法では，両隣在歯に対する侵襲や負担過重により，長期的には硬，軟組織の喪失の拡大を招くことも少なくない．今回，下顎臼歯部2歯中間欠損に対してインプラント治療を行い，良好な結果が得られた症例を報告する．

II．症例の概要

患者：38歳，女性．
初診：2002年2月．
主訴：咀嚼障害．
既往歴：特記事項なし．
現病歴：14年前に他院にて保存不可能のため，6̄ 5̄ を抜歯し，放置していた．今回，同部のインプラント治療を希望して当院に来院した．
口腔内所見：6̄ 5̄ 部が欠損しているため，左側片側咀嚼が認められた．④⑤6̄ 7̄ ⑧ にはポンティックの咬合面の面積が縮小化されているブリッジが装着されていた．咬合様式はグループファンクションであった（図1）．
エックス線所見：術前のパノラマおよびデンタルエックス線写真では，5̄ 相当部の骨頂から下歯槽管までの距離は13mm，6̄ 相当部では14mmであった．

III．治療内容

まず歯周初期治療を行い，その後 6̄ 5̄ の診査をエックス線写真と模型分析により行った．手術は2002年6月に埋入用ステントを用いて，6̄ にφ4.1 mm×10.0 mm，5̄ にφ3.3 mm×10.0 mmのStraumann社製ITIインプラントを2本埋入した．骨質はLekholm & Zarbの骨質分類のタイプIIIであると思われた（図2）．術後約4.5カ月経過した2002年11月にネジ止めによる上部構造を装着した（図3）．

IV．経過と考察

リコール時には，エックス線診査および口腔清掃を行っている．術後3年3カ月経過した現在，エックス線写真上でもインプラント周囲骨の吸収は認められず，良好に経過している（図4）．

V．結論

下顎臼歯部2歯中間欠損部に対してインプラント治療を行い，以下のことを知りえた．
1．咀嚼効率の向上が得られた．
2．咬合が安定化することにより，残存歯の負担が軽減された．
3．両隣在歯を切削することなく欠損部の修復が可能であった．

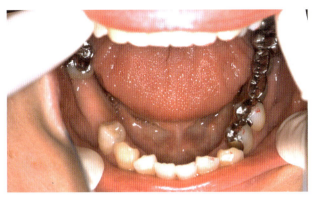

図1　術前の口腔内写真〈2002年2月〉.

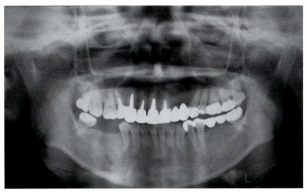

図2　術前のパノラマエックス線写真〈2002年2月〉.

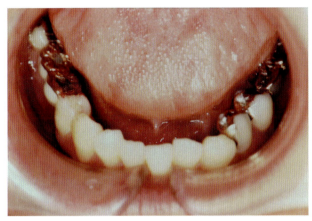

図3　上部構造装着時の口腔内写真〈2002年11月〉.

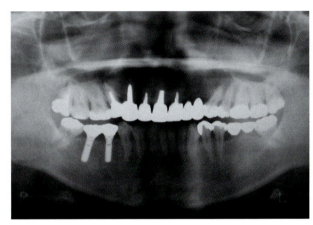

図4　3年3カ月経過後のパノラマエックス線写真〈2006年2月〉.

01 欠損状況による分類 ▶ 1) 臼歯 ▶ ②複数

インプラント治療により，QOLの向上が得られた1症例

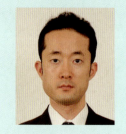

関根歯科医院　　関根大介

I. 緒言

歯を失った後の補綴治療には，ブリッジ，義歯，インプラントなどがある．患者ごとに最適な治療方法を選択すれば，ある程度満足のいく結果が得られるだろう．しかし，時には他の補綴方法を選択しなければ，生じた問題を解決することが難しい場合もある．今回，部分床義歯で生じた問題に対し，インプラントを行うことで患者のQOLの向上が得られた1症例を経験したので報告する．

II. 症例の概要

患者：79歳，女性．
初診：2015年1月．
主訴：右で噛みにくい．
既往歴：骨粗鬆症（2年前までリカルボン錠内服，その後アルファロールカプセルを現在まで内服）．
現病歴：2年前，当院にて 7 6| 欠損部に部分床義歯を作製し使用していたが，食物が迷入し痛いとのことで来院．
現症：下顎前歯舌側に歯石の沈着が認められた．|5 には6mmのプロービングデプス，BOPを認めた（図1 a, b, c，図2）．
診断：7 6| 部義歯不適．

III. 治療内容

歯周基本治療終了後，7 6| 欠損部の補綴治療について部分床義歯，ブリッジ，インプラントの説明を行ったところ，部分床義歯を希望された．インプラントは外科治療に対する抵抗から望まなかった．旧義歯は紛失していたため，8 5| を鉤歯にした部分床義歯を作製した．その後患者より，硬いごまなどの食物が内面に入ると痛いとの訴えがあった．義歯に問題点は認められなかったが，食物の義歯内面への迷入は完全になくす事ができ

ず，再度他の補綴治療を提案したところ，インプラントを希望された．リカルボンの体内残存期間は471日とされており，治療は問題ないと判断した．インプラント体はStraumann社製の2回法インプラント，7| は φ 4.1 mm × 8.0 mm，6| は φ 4.1 mm × 10.0 mmのレギュラーサイズを選択した（図3 a, b）．埋入後の経過は順調であり，一次手術から3カ月後に連結冠のスクリュー固定式上部構造を，35Nでインプラント体に装着した．（図4，5 a, b）そして上部構造装着の半年後，|5 が歯根破折のため抜歯となった．（図6）今度は患者みずからインプラントを希望されたので，|5 抜歯の3カ月後，一次手術を施行した（図7）．現在経過観察中であるが，特に問題は認めていない．

IV. 経過と考察

7 6| 部に上部構造を装着後，患者からよく噛めるようになり満足しているとの声をいただいた．部分床義歯からインプラントに治療を変更したことが，問題点の解決につながったと思われた．

V. 結論

インプラントは，患者のQOLの向上に寄与することが考えられた．

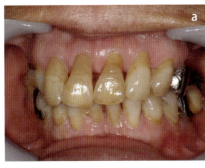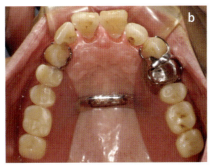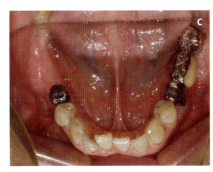

図1
a〈初診時，正面観〉全顎的な歯肉退縮が認められるがプラークコントロールは良好であり，プロービングデプスは 5| を除いて3mm以下である．1|1 は唇側傾斜している．
b〈上顎咬合面観〉上顎欠損部には部分床義歯が装着されており，こちらは特に不快症状なく使用している．
c〈下顎咬合面観〉7 6| 部は抜歯後数年が経過しており，歯槽堤幅，高さの減少が認められる．左側には，|5 7 を支台歯としたブリッジが装着されている．

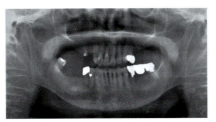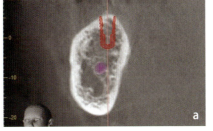

図2 初診時パノラマエックス線写真．
全顎的に歯槽骨の水平性吸収を認める．|5 遠心には，歯槽骨の垂直性吸収を認める．

図3 7 6| CBCT（前頭断像）．
7 6| 部に埋入予定のインプラント体を配置し，下顎管をピンク色で示した．埋入に必要な顎骨の幅，高さは確保されている．下顎管とインプラント体の距離も，ともに3mmを確保できることが確認できた．※a：7|，b：6|

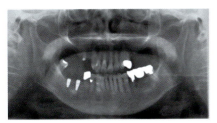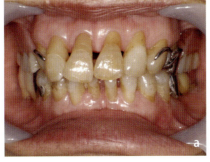

図4 7 6| インプラント体埋入後．
隣接歯とインプラント体は2mm以上，インプラント体とインプラント体は3mm以上離して埋入を行なった．

図5 7 6| 上部構造装着後．
a 付着歯肉の減少によりプラークコントロールが不良となることも考えられたが，現在のところ状態は良好に保たれている．
b 上部構造はコバルトクロム合金に陶材を築成し作製した．陶材破折防止のため，上部構造舌側から遠心をフレームで覆う形態とした．|8 は，この後抜歯を行った．

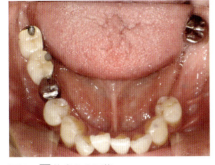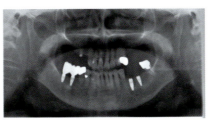

図6 |5 抜歯3カ月後．
|5 抜歯後の骨吸収に伴い，歯槽堤幅，高さの減少が認められた．また付着歯肉の減少により，初診時と比べ口腔前庭が浅くなっている．

図7 7 6| 上部構造装着後，|5 6 インプラント体埋入後．
7 6| 上部構造装着後9カ月である．また，|5 はφ4.1 mm×12.0 mm，|6 はφ4.1mm×10.0mmのレギュラーサイズを埋入した（ともにStraumann社製，2回法インプラント）．

01 欠損状況による分類 ▶ 1）臼歯 ▶ ②複数

下顎臼歯部中間欠損に対してインプラント治療を行った1症例

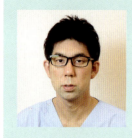

関屋デンタルクリニック駒沢　　関屋　亘

Ⅰ．緒言

6⏌5⏌中間欠損に対する処置として，インプラント治療を選択した．良好に経過している症例を経験したので報告する．

Ⅱ．症例の概要

患者：71歳，男性．
初診：2012年11月．
主訴：全顎的な咀嚼障害および審美障害．
既往歴：特記事項なし．
現病歴：他医院で治療を行っていたが，途中で放置．
全身所見：特記事項なし．
口腔内およびエックス線所見：口腔清掃状態が悪く，根尖病変，歯周病罹患歯などが多数存在している．特に下顎右側臼歯部では7⏌5⏌が残根状態にあり，6⏌欠損にて咀嚼障害が認められる（図1a，b）．

Ⅲ．治療内容

前処置として，咀嚼機能の回復とプラークコントロールが良好に行えるような，プロビジョナルレストレーションに置き換えながら，抜歯および顕微鏡下での根管治療，歯周治療を行った（図2）．

患者の顎位が安定し，深いプロービングデプスを除去でき，プラークコントロールが良好になってきたところで，根管充填し，CTおよびエックス線写真上で骨の治癒経過に問題ないこと，顎関節に異常がないことを確認後，インプラント治療を開始した（図3a）．

インプラント1次手術は，抜歯後3カ月で行った．5⏌相当部にφ3.8 mm×11.0 mm，6⏌相当部にφ4.5 mm×11.0 mmのインプラント体（XiVE〈DENTSPLY〉）を埋入した（図3b）．その後，失活歯の支台には歯根破折を防止する目的で，i-TFCシステム（Sun Medical）を使用した．

一次手術の4カ月後に二次手術を行い（図4），2週間後に印象採得，1カ月後にF2エステティックベースとプロビジョナルレストレーションを装着，最終補綴物には，連結のオールセラミッククラウンを清掃性を考慮した形態とし，セメント固定して装着した（図5）．

Ⅳ．経過と考察

メインテナンスは3～6カ月ごとに行い，経過は良好である．

今後も定期的に，注意深い経過観察とメインテナンスが必須であると考える．上部構造体は，過去数回に及ぶ陶材焼付鋳造冠のチッピングの問題から，強度が400 Mpのe.max（Ivoclar Vivadent）を選択した．院内ラボで作製しているため，迅速な対応が可能であった．

Ⅴ．結論

以上から，中間欠損症例に対する歯科インプラント治療は有効な治療法であることが示唆された．

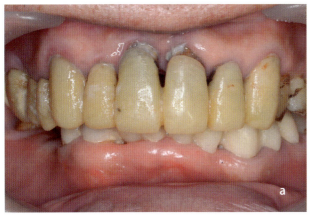
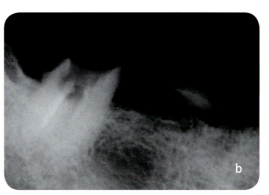

図1 初診時〈2012年11月〉．a：口腔内初見，b：右下臼歯部のデンタルエックス線写真．

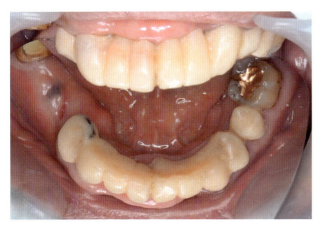

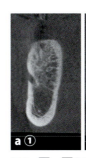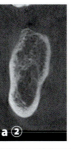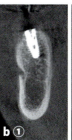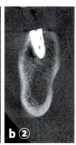

図3 5|，6|相当部の冠状断面CBCT．
a：抜歯から3カ月後〈2013年2月〉．
b：一次手術直後〈2013年3月〉．
a，bいずれも①：5|，②：6|相当部．

図2 5|抜歯から1週間後〈2012年12月〉．

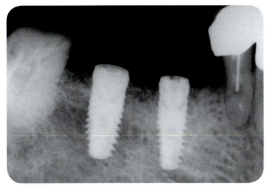
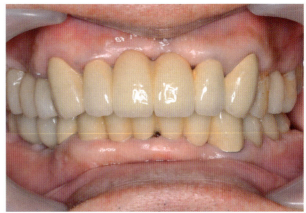

図4 一次手術から4カ月後〈2013年7月〉．

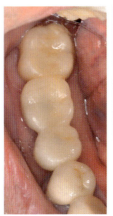
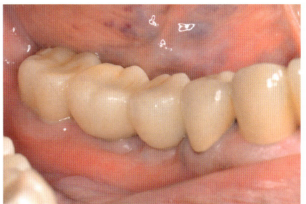

図5 上部構造装着後〈2013年9月〉．

01 欠損状況による分類 ▶ 1) 臼歯 ▶ ②複数

上下顎臼歯部欠損にインプラント治療を行った1症例

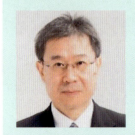

いづみや歯科　俵木　勉

日本口腔インプラント学会誌
第27巻第4号　電子版より転載

Ⅰ．緒言

遊離端欠損に対する補綴治療は可撤性義歯が一般的であるが，異物感，発音，咀嚼機能などにおいて，患者が不満を訴えることが少なくない．

今回，上下顎臼歯部欠損にインプラント治療を行い，良好な咬合機能回復と患者満足度が得られたので報告する．

Ⅱ．症例の概要

患者：53歳，女性．
初診：2002年9月．
主訴：咀嚼障害，義歯の違和感．
既往歴：特記事項なし．
現病歴：他院にて可撤性義歯の治療を受けたが，満足が得られない．
全身所見：特記事項なし．
口腔内所見：7 6 5|5 6 7，6̄|6̄ 7̄ の欠損があり，Eichner の分類では B2 で，残存歯に軽度の歯周炎が認められる（図1）．
エックス線所見：歯槽骨頂から上顎洞までの距離，ならびに下歯槽管までの距離は十分であり，骨量骨質は，Lekholm & Zarb の分類から上顎は B3，下顎は A2 と考えられインプラント埋入は可能であると診断した（図2）．
診断：7 6 5|5 6 7，6̄|6̄ 7̄ 欠損．

Ⅲ．治療内容

診査診断により治療計画を立案，インプラント治療の利点，欠点を説明し患者の同意を得た．

2003年1月，5| に φ4.0 mm×11.5 mm，6| に φ5.0 mm×5.0 mm，|5 に φ4.0 mm×11.5 mm，|6 に φ5.0 mm×8.5mm のオステオタイトインプラント（BIOMET 3i）を埋入．

2003年2月，6̄|6̄ 7̄ に φ3.75 mm×11.5mm オステオタイトインプラント（同）を埋入した．

術後の経過は良好であり，2003年6月，二次手術を行い軟組織治癒後，プロビジョナルレストレーションによる咬合機能の回復を図った．

咬合様式はグループファンクションとした．咬合機能の安定後，2003年9月，上部構造として，陶材焼付鋳造冠をセメント合着した．

Ⅳ．経過と考察

メインテナンスとして，毎月の刷掃指導とクリーニング，6カ月ごとの歯周組織と咬合のチェックを行っている（図3）．上部構造装着後約8年経過しているが，インプラント周囲組織は健全であり，上部構造の破折，アバットメントのトラブルも認められない（図4）．

エックス線診査においてもインプラント周囲の骨吸収は認められず，良好な状態と思われる（図5）．

Ⅴ．結論

臼歯部欠損治療にインプラントを用いることにより，咬合機能回復と患者満足が得られた．可撤性義歯による臼歯部欠損の補綴治療は，異物感，発音，咀嚼機能などにおいて，患者の満足度が低い場合が多い．一方，インプラントは違和感が少なく，天然歯に近い発音，咀嚼機能が得られ満足度も高い．

また，本症例においてはインプラントによる臼歯部の咬合支持が回復し，Eichner の分類では B2 が A2 に改善した．インプラント治療は残存歯の保護に有効な治療法であることが示唆された．

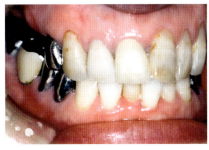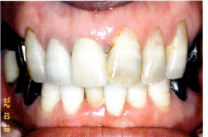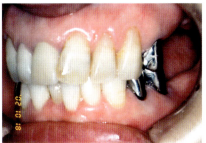

図1　口腔内写真〈2002年10月〉.

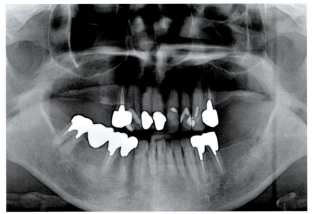

図2　術前のパノラマエックス線写真〈2002年9月〉.

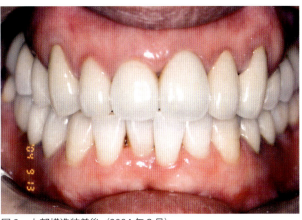

図3　上部構造装着後〈2004年9月〉.

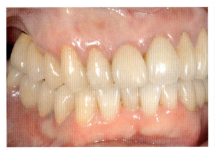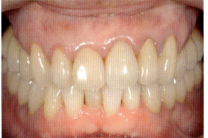

図4　7年8カ月の口腔内写真〈2011年5月〉.

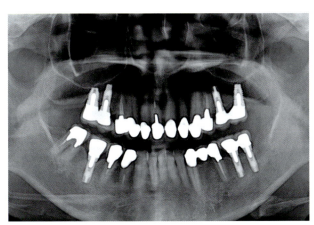

図5　術後パノラマエックス線写真.

01 欠損状況による分類 ▶ 1）臼歯 ▶ ②複数

下顎両側遊離端欠損に対し，インプラント補綴治療を行った1症例

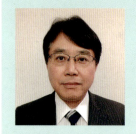

八潮歯科医院　　常見隆明

I．緒言

下顎両側遊離端欠損症例において，片側二歯以上の欠損の場合，その治療法は従来では，可撤性部分床義歯となるが，鉤歯の動揺を招くことや，異物感が大きいため義歯を作っても使用されないケースも多く見受けられる．

今回，下顎両側遊離端欠損に対しインプラント治療を行い，良好な結果を得たので報告する．

II．症例の概要

患者：63歳，女性．
初診：2004年10月．
主訴：4⏌の動揺による疼痛および咀嚼障害．
既往歴：特記事項なし．
現病歴：ここ数日，4⏌が動揺して疼痛があり，また下顎義歯を他院にて装着したが，異物感が強く咀嚼障害をおぼえ来院．
全身所見：特記事項なし．
口腔内所見：4⏌が動揺度3度で挺出し，⏉7 6⏉6 7 欠損には片側処理の義歯が装着されていた．歯周組織は中程度の歯周炎を認め，4⏌には大きな側方力がかかっていた．
エックス線所見：4⏌の根周囲に根尖に至る著しいエックス線透過像と，全顎的に中程度の水平的骨吸収像が認められた．また，⏉7 6⏉6 7 の骨梁は良好であり，欠損部の顎堤頂から下顎管までには13～15 mmと十分な距離があった．

III．治療内容

4⏌は，動揺が顕著で保存不可能なため，抜歯適応と診断した．⏉7 6⏉6 7 は十分な骨量が認められたため，ブリッジ，部分床義歯およびインプラントでの治療を提案したところ，4⏌は ⑤4③ のブリッジ，⏉7 6⏉6 7 はインプラントによる治療を希望した（図1）．

2004年11月に 4⏌を抜歯した後，歯周基本治療を行いつつ，同年12月にブリッジを装着した（図2，3）．

下顎は，2005年1月に ⏉7 6にスプラインシリンダーMP-1インプラント（Zimmer Dental），φ4.0 mm×13.0 mmを2本埋入した．同年2月には，⏉6 にφ4.0 mm×13.0 mm，⏉7 にφ4.0 mm×10.0 mmを2本埋入した（図4）．約3カ月の免荷期間後の同年5月に二次手術を行い，粘膜の治癒を待って暫間補綴物を装着した．

最終上部構造は陶材焼付鋳造冠とし，同年7月にセメント合着した．

IV．経過と考察

上部構造装着後，1～3カ月後，その後は6カ月ごとにリコールし，咬合ならびにインプラント周囲組織のメインテナンスを行っている．8年7カ月後の2014年2月のリコール時には，インプラント周囲の炎症所見も認められず良好に経過している（図5）．

患者は，義歯による異物感の解消および咀嚼機能の回復に大変満足している．

V．結論

下顎両側遊離端欠損に対し，インプラント治療で咀嚼機能を回復させることは，患者のQOLを向上させることに大きく貢献するものである．

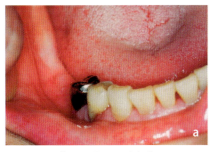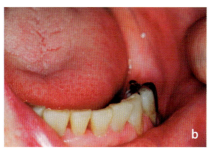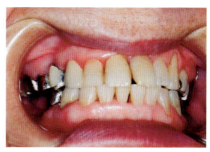

図1 インプラント埋入予定部位.
a：下顎右側顎堤粘膜の状態は正常で頬舌的幅径は埋入に十分であり，付着歯肉も十分存在している．前歯部には咬耗が認められ，３|は特に顕著である．
b：下顎左側．右側同様，顎堤粘膜に異常は認められず，頬舌的幅径は埋入に関して十分である．ただ付着歯肉の幅は，右側に比較して若干少ない．

図2 インプラント埋入前．
|４は抜歯後，患者の希望により⑤４③のブリッジが装着されている．上顎はほかに欠損なく，下顎は７６|６７のみ欠損で，臼歯の咬合支持域は2カ所となりEichnerの分類ではB2となる．

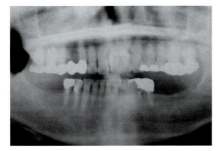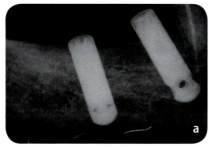

図3 インプラント埋入前．
左右下顎大臼歯部インプラント埋入相当部の骨には異常は認められず，下顎管の走行にも問題はない．ただ上顎は|６７が挺出している．

図4 インプラント体埋入後．
a：下顎右側．骨質はLekholm & Zarbの分類でタイプⅢと良好であり，下顎管までに十分な距離があるため，φ4.0 mm×13.0 mmを2本ほぼ平行に埋入した．
b：下顎左側．骨質は右側同様良好であり，φ4.0 mm，|６相当部は長さ13.0 mm，|７相当部は長さ10.0 mmのインプラント体を埋入した．

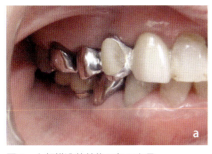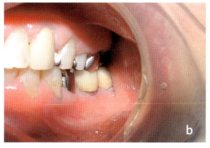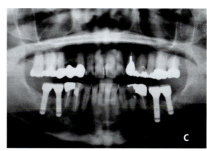

図5 上部構造装着後8年7カ月．
a：７６|インプラント部の周囲歯肉に発赤．腫脹等炎症像は認められず，良好に経過している．
b：右側同様インプラント周囲組織の状態は良好である．ただ，|７のインプラント体が幾分頬側寄りに埋入したため，上部構造の被蓋が浅くなって，装着当初は頬粘膜をかむことがあった
c：大臼歯群に咬合支持が得られたため，咬合支持域が4カ所となりEichnerの分類Aに回復した．インプラント補綴により今まで一歯も失うことなく，欠損の拡大を防止している．

01 欠損状況による分類 ▶ 1）臼歯 ▶ ②複数

下顎臼歯部中間欠損にインプラント治療を行った1症例

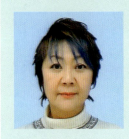

めぐみ歯科　馬場惠利子

I．緒言

下顎臼歯部欠損症例においてインプラント治療は，隣在歯に負担を与えずに機能回復できるという点において有効な手段といえる．今回下顎右側臼歯部中間欠損にインプラント治療を行い，良好な結果を得られたので報告する．

II．症例の概要

患者：65歳，女性．
初診：2013年6月．
主訴：右下ブリッジの咬合違和感．
既往歴：特記事項なし．
現病歴：約4カ月前，4],7]支台ブリッジを装したが，以前に支台歯破折の既往があり，時々咬合違和感があるため不安を覚え，インプラント治療を希望して来院．
現症：全身所見は特記事項なし．
口腔内所見：残存歯の歯周組織の状態は良好で，プロービングデプスは6]で4mmであった以外は3mm以下で，口腔衛生状態も良好であった．
検査結果：パノラマエックス線所見から6]近心根に歯根膜腔の拡大が認められるが，当該部はCT検査も含め抜歯後の治癒経過，骨状態に異常がないことを確認した．
診断：5],6]欠損．6]近心根破折．

III．治療内容

患者は下顎臼歯中間欠損の補綴方法として，ブリッジ，インプラント治療の利点，欠点，合併症などを説明し再確認を行ったところ，インプラント治療を希望した．パノラマエックス線とCT検査より骨幅と下歯槽管までの距離を計測し埋入計画を立案した．2013年8月5]部に直径4.8mm，長さ8.0mm，6]部に直径4.8mm, 10.0mmのインプラント（Tapered SwissPlus®, Zimmer Dental, California, USA）を一回法にて埋入した．術後経過は良好で，免荷期間を経て異常がないことを確認し12月ハイブリッド型コンポジットレジン前装冠を仮着用セメントにて装着した．6]近心根は2013年9月に破折し抜去後連結冠を装着した．

IV．経過と考察

上部構造装着後4カ月ごとにメインテナンスを行っているが，プラークコントロール，インプラント周囲組織は良好である．3年1カ月経過後の口腔内所見，エックス線所見においてもインプラント周囲組織は良好な経過が得られている．本症例ではインプラント治療により，可撤性義歯やブリッジなどの補綴治療による残存歯への負担過重を軽減し，欠損の拡大回避に寄与し，患者の満足が得られたと考えられる．また，歯の破折の既往がある本症例では，今後注意深くメインテナンスを行う必要があると思われる．

V．結論

下顎臼歯部中間欠損にインプラント治療を行うことで，隣在歯への負担軽減，咬合崩壊の防止と患者のQOLの向上に有効であることが示唆された．

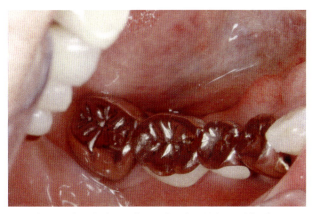
図1 術前口腔写真〈2013年6月撮影〉舌側に骨隆起が見られ，咬み締めなどの強い咬合力が想定された．

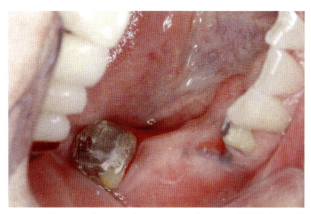
図2 術前口腔写真〈2013年6月撮影〉抜歯後の歯槽粘膜の治癒経過は良好で，付着歯肉幅も十分と思われる．

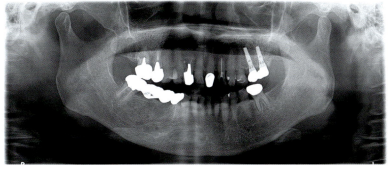
図3 術前パノラマエックス線写真〈2013年6月撮影〉
5|部の骨は良好な治癒状態を示している．|6 近心根に歯根膜腔の拡大が見られるが，他の部位では問題なく安定した状態で，約7年前に施術された |5 , |6 部のインプラントも良好な経過を示している．

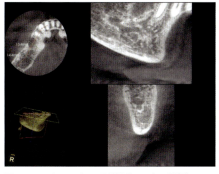
図4 CT〈2013年6月撮影〉による計測．
骨幅は 5|部で13.4mm，6|部で14.4mm，下歯槽管までの距離は 5|部で13.9mm，6|部で14.7mm，4|と 7|の近遠心的距離は22.7mmと計測された．

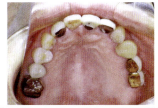
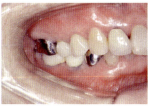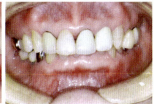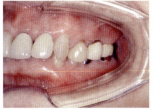
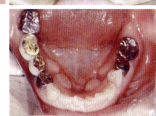

図5 上部構造装着後3年1カ月経過時の口腔内写真
〈2017年1月撮影〉．インプラント体およびスクリューのゆるみや座面の汚れもなく，口腔清掃状態，歯周検査の各項，咬合状態など予後良好であった．
また，パラファンクションが存在したため，プロテクションスプリントの就寝時装着が継続して行われている．

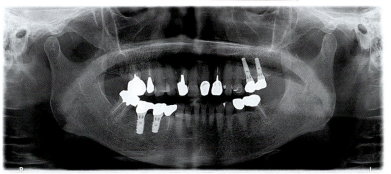
図6 上部構造装着後3年1カ月経過時のパノラマエックス線写真〈2017年1月撮影〉．インプラント周囲に骨の吸収は見られず，他の部位も良好な経過を示している．

01 欠損状況による分類 ▶ 1）臼歯 ▶ ②複数

下顎臼歯部中間欠損にインプラント治療を行った1症例

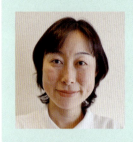

森山歯科医院　　宮﨑さゆり

I．緒言

臼歯部中間歯欠損症例において，固定性ブリッジや部分床義歯はインプラント治療に対して，支台歯への負担過重や違和感など欠点を有している．

今回，6 5| 欠損に対しブリッジが装着されていた症例にインプラント治療を行い，良好な経過を得たので報告する．

II．症例の概要

患者：36歳，女性．
初診：2010年12月（図1）．
主訴：右下顎の違和感や疲労感．
既往歴：特記事項なし．
現病歴：10年以上前に他院で 6 5| 欠損部に対し 7 4| を支台としてブリッジを装着した．数年前から右側下顎臼歯部の違和感を自覚するようになり，2010年12月に当院初診．
口腔内所見：口腔衛生状態はやや不良であった．7 4| の周囲歯肉には軽度の発赤と腫脹を認め，ポケットの深さはそれぞれ 7| が最大3mm，4| が最大3mmで一部排膿を認めた．7 4| ブリッジ部に早期接触は認められなかったが，一部歯根の露出，根面齲蝕が顕著であった．咬合状態，顎関節の状態に異常を認められなかった（図1）．
エックス線所見：全顎的に歯槽骨の吸収は認められず，欠損部の骨の状態も異常は認められなかった（図2）．
診断：咬合圧負担過剰による 7 4| 軽度歯根膜炎．

III．治療内容

欠損部に対する，ブリッジに代わる補綴処置として，部分床義歯，インプラントの利点・欠点について説明を行ったところ，患者は残存歯の負担の少ないインプラント治療を希望した．

2011年1月，⑦6 5④ ブリッジを除去し，6 5| 欠損部にインプラント（φ4.0mm×10.0mm，マイティス〈Brain Base〉）を一回法にて埋入した．

初期固定および術後経過はともに良好で，患者が遠方から来院する都合もあり，約7カ月間の免荷重期間後，印象採得をし，同年8月に上部構造（陶材焼付鋳造冠）をセメントにて仮着した（図3）．

IV．経過と考察

装着後2年5カ月を経過したが，インプラント周囲軟組織に炎症は認められない．初診時の主訴であった違和感，疲労感も消失し，7| および 4| の周囲組織の発赤，腫脹，排膿も認められない．

エックス線写真でも異常な骨吸収像はなく，経過良好で機能的・審美的にも患者の満足が得られている．

V．結論

中間歯欠損の症例において，インプラント治療法は咬合の安定と隣在歯の保護の点からも有効な治療法であり，患者の満足を得ることができる治療法であることが示唆された．

良好な長期経過を得るためには，定期的なメインテナンスが欠かせず，今後も継続していくことが必要と考えられる．

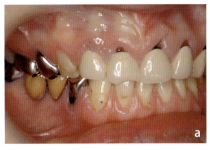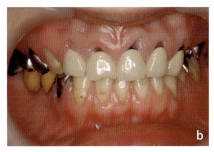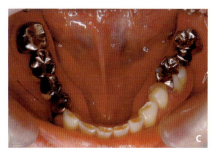

図1 術前．口腔内所見．a：右側．b：正面．c：咬合面．

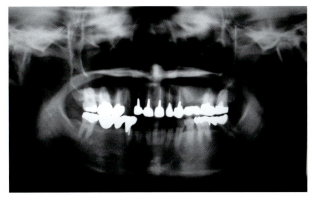

図2 術前のパノラマエックス線写真．

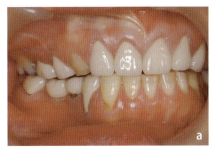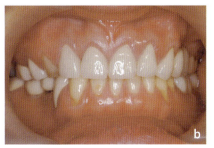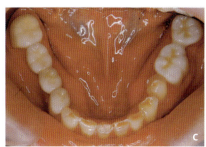

図3 術後．口腔内所見．a：右側．b：正面．c：咬合面．

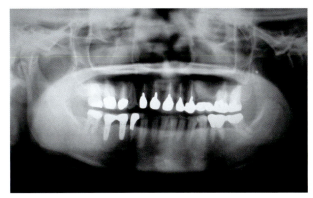

図4 術後のパノラマエックス線写真．

01 欠損状況による分類 ▶ 1) 臼歯 ▶ ②複数

下顎両側遊離端欠損に対するインプラント治療

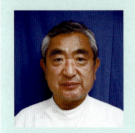

百瀬歯科医院　　百瀬　保

I．緒言

　下顎遊離端欠損では義歯による欠損補綴が一般的であるが，義歯の沈下による疼痛や咀嚼障害などを認めることが多い．
　今回，両側遊離端欠損症例にインプラント治療を適応し，良好な経過を得たので報告する．

II．症例の概要

患者：60歳，女性．
初診：2011年2月．
主訴：咀嚼障害．
現病歴：10年以上前に下顎両側臼歯部が欠損となり，局部床義歯を装着していた．
口腔内所見：7654|3 4567 の欠損が認められた．長期間の義歯の使用が原因と思われる，顎堤の萎縮が認められた（図1）．
画像所見：パノラマエックス線写真では，残存歯には歯周炎による中等度の骨吸収を認めた（図2）．CTにて骨幅が狭いことが確認された（図3）．

III．治療内容

　骨頂部の骨を削合し，犬歯および小臼歯部に，直径3.3 mmのナローネックインプラントを，大臼歯部にφ4.1 mmのティッシュレベルインプラント（いずれもStraumann社）を埋入した（図4a）．3カ月の免荷期間中はインプラントと義歯が当たらないように義歯の内面を削合した．
　オッセオインテグレーションが獲得された後に，印象採得および咬合採得を行い，プロビジョナルレストレーションを装着した（図4b）．
　咬合の安定を確認した後，AGCの内冠とジルコニアフレームを口腔内でレジンセメントにて合着し，咬合面はチッピングを防止するため，e.maxクラウンとジルコニアフレームをラボにて接着した上部構造を装着した（図5）．

IV．経過と考察

　患者は，インプラント治療により，今までよりも食事がしやすくなったことと，義歯のクラスプがなくなり審美性が向上したため，インプラント治療に大変満足をしている．
　4カ月ごとのメインテナンスを行っており，ジルコニアフレームで連結した複数のAGCのフリクションで固定された術者可撤式の上部構造を，メインテナンス時にリムーバーで外してクリーニングしている（図4）．
　インプラント上部構造装着後2年経過しているが，現在のところ異常は認められない．

IV．結論

　両側遊離端欠損症例にて，インプラント治療は有効であることが示唆された．

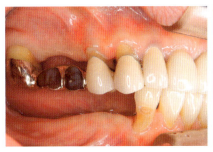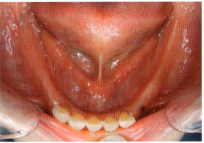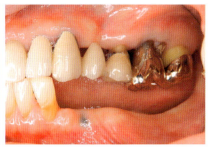

図1 初診時口腔内初見．10年以上義歯を使用していた．

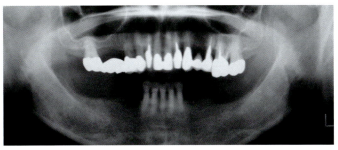

図2 初診時．術前パノラマエックス線写真．

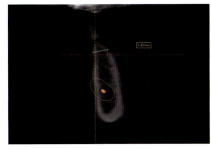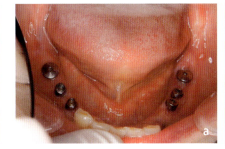

図3 ⎿3 CT．骨幅の細い顎骨を認める．

図4 口腔内初見．
a：インプラント埋入後．7本のインプラントを埋入した．
b：アバットメント装着時．

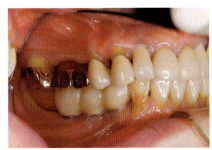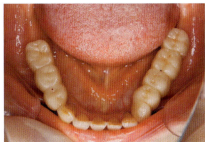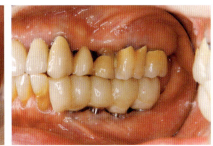

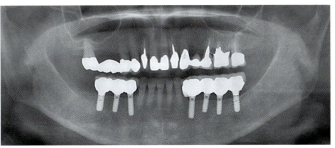

図5 上部構造装着時．
ジルコニアフレームにe.maxクラウンを合着した上部構造を，AGCによるフリクションにて，セメントを使用せずに固定している．

01 欠損状況による分類 ▶ 1）臼歯 ▶ ②複数

咬合崩壊した高齢者に対するインプラント応用
―Eichner の分類 B3, B4 症例に対する咬合再構成―

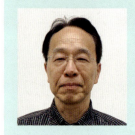

安田歯科医院　　安田治男

I．緒言

世界有数の長寿国となったわが国において，高齢者のQOLと健康寿命の向上が課題となってくるとの意見がある．そのためには，われわれ歯科医師の役割もますます重要となり，いかに関われるかを考えることが必要と思われる．

今回，高齢者の患者で多数歯欠損により重度の咀嚼障害となった症例に対して，インプラントを応用することにより咬合再構成を行い，良好な経過をたどっている2症例を報告する．

II．症例の概要

【症例1】
患者：70歳，女性．
初診：2009年7月．
主訴：上顎前歯部の歯肉が痛くて食事ができない．
既往歴：高血圧，うつ病で通院中．
現病歴：かかりつけ歯科医院～某大学病院～当院へと紹介された．
現症：Eichner の分類 B3，咬合支持は ⌊4，4⌉ の1対のみでディープバイトとなり（図1a），上顎口蓋側歯肉に圧痕がある（図1b）．

【症例2】
患者：70歳，男性．
初診：2008年6月（図4）．
主訴：咀嚼障害（咬むところがない）．
既往歴：高血圧で通院中．
現病歴：他医院で 4 5⌉ にインプラントが埋入されていた．
現症：Eichner の分類 B4 でディープバイト（図5a）．ブラキサーで前歯の咬耗が激しく，下顎唇側歯肉に圧痕がある（図5b）．

III．治療内容

症例1では（図2），保存困難な 7 5 2⌈1，⌊6 の抜歯後，欠損部 7 6 5 2⌈1 6，⌊5 6 7 にティッシュレベルインプラント（Straumann）を埋入して咬合の再構成を行い（Eichner の分類 A），ディープバイトを改善した（図3，4）．

症例2では（図6），保存困難な臼歯部 7⌈5，⌊6 5 を抜歯後，欠損部 7 6⌈4 5，6 5⌉⌊6 7 に，ティッシュレベルインプラント（Straumann）を埋入して咬合の再構成を行い（Eichner の分類 A），ディープバイトを改善した（図7，8）．

IV．経過と考察

症例1は術後5年，症例2では6年経過しているが，両症例とも術後経過は良好で，エックス線写真所見においてもインプラント周囲骨に異常はみられず，安定している．

高齢者にとって，健康で充実した生活をするためのまず第一歩は，毎日の食事が重要と考える．

今回，長期間にわたり咀嚼障害で食事制限のあった患者に対してインプラントを用いた咬合再構成を行い，良好な術後経過と高い患者満足度を得た症例を経験した．

V．結論

両症例とも，初診時と比べ，精神的にも実際の全身的健康状態においても改善したとの報告を受けた．

従来の補綴法と比べ，多数歯欠損に対するインプラント応用は，高齢者のQOLおよび健康寿命の向上に有効であることが示唆された．現在，3カ月ごとのリコールにより経過観察を行っている．

【症例1】

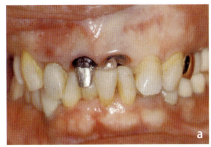 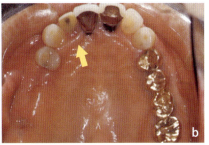 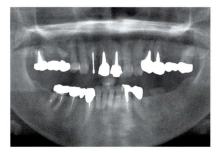

図1 初診時口腔内所見. a：ディープバイト. b：|2|の口蓋側に圧痕がある.　　　図2 初診時パノラマエックス線写真.

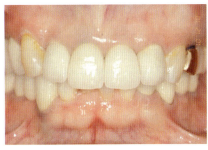 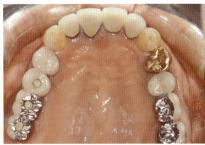 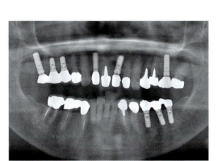

図3 術後口腔内初見.　　　図4 術後パノラマエックス線写真.

【症例2】

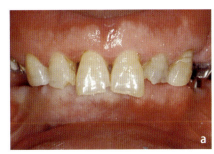 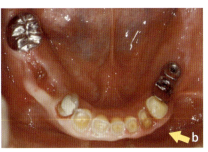 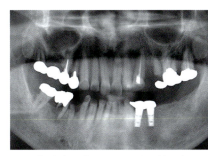

図5 初診時口腔内所見. a：ディープバイト. b：|2 の頬側に上顎前歯の圧痕が確認できる.　　　図6 初診時. パノラマエックス線写真.

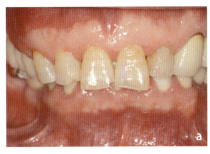 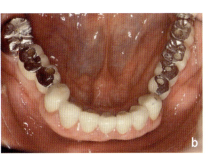 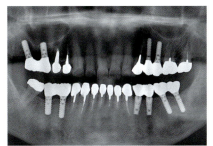

図7 術後口腔内所見. a：正面, b：咬合面.　　　図8 術後. パノラマエックス線写真.

01 欠損状況による分類▶1）臼歯▶②複数

下顎両側遊離端欠損に対してインプラント治療を行った1症例

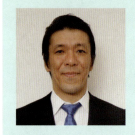

吉田歯科医院　吉田　誠

I．諸言

下顎遊離端欠損に対する補綴治療は可撤性義歯の選択が一般的であるが，咀嚼能力や装着感において患者の十分な満足を得ることは難しい．今回，下顎両側遊離端欠損に対し，インプラントによる補綴治療を行い，良好な結果を得たので報告する．

II．症例の概要

患者：55歳，男性．
初診：2014年9月．
主訴：左右の奥歯が咬むと痛い．
既往歴：特記事項なし．
現病歴：6 5|5 6 は約20年前より欠損している．左下は他院にて約4年前に抜歯．時期は不詳だが，下顎左右臼歯部にブリッジによる補綴治療を受けた．数年前より左右臼歯部に咬合痛を自覚した．
口腔内所見：6 5|5 6 は欠損し，⑦6 5④，④5 6⑦ブリッジが装着されていた．PPDは 7| が8mm，|7 が11mm，その他は2～3mmであった．（図1）
エックス線所見：|7 は二次カリエスおよび近遠心根の分離を認める．7| 近心根周囲の透過像を認める．4| 根尖部に透過像を認める（図2）．

III．治療内容

7|7 は保存不可能と判断した．欠損補綴について患者に義歯およびインプラントを説明．患者はインプラントによる補綴を希望した．2014年9月 ④5 6⑦ブリッジを除去し，|7 を抜歯．2014年10月 ⑦6 5④ブリッジを除去し，7| を抜歯．4| は感染根管治療を行った．下顎左側臼歯部は対合歯とのクリアランスが不足しているため，左側上顎臼歯の圧下を図る．2014年11月，左側上顎臼歯部頬舌側に2本ずつの矯正用アンカースクリュー（アンカースクリュー〈松風〉）を植立．

|4 5 6 7 をワイヤー固定し，アンカースクリューからパワーチェーンで牽引した（図3）．2015年2月，|5 部にφ3.8 mm×10.0 mm，|7 部にφ4.4 mm×8.0 mmのインプラント（ジェネシオ〈ジーシー〉）を埋入（図4）．2015年3月，|4 歯根破折を認めたため抜歯．2015年4月，圧下開始5カ月後，圧下量はわずかである（図5）．さらなるクリアランス確保の目的で顎堤の骨頂を削合する手術を埋入の前処置として行った（図6，7）．2015年7月，|4，|5 部にφ3.8 mm×10.0 mm，|7 部にφ4.4 mm×10.0 mmのインプラント（ジェネシオ〈ジーシー〉）を埋入（図8）．二次手術後，暫間上部構造を経て，2016年6月，最終上部構造として全部鋳造冠による ⑦6⑤，④⑤⑥⑦ブリッジをスクリュー固定により装着した（図9，10）．

IV．経過と考察

上部構造装着後より，口腔機能の回復に患者の高い満足を得ることができた．上部構造装着後，3カ月ごとのメインテナンスにて咬合診査，口腔衛生状態，インプラント周囲組織の状態の確認，術者によるクリーニングを行っている．1年経過し，歯肉の炎症所見やエックス線像に骨吸収像は認めない．

V．結論

下顎両側遊離端欠損に対してインプラント治療が患者のQOL向上に有効であることが示唆された．

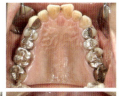
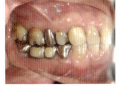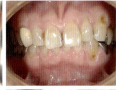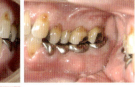
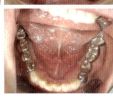

図1 初診時の口腔内写真〈2014年9月〉.

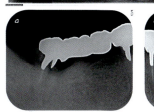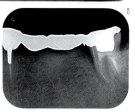

図2 初診時のエックス線写真〈2014年9月〉.

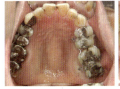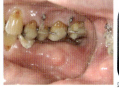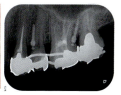

図3 左側上顎臼歯の圧下〈2014年11月〉.

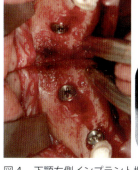

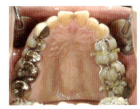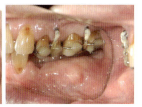

図5 圧下開始5カ月後〈2015年4月〉.

図4 下顎右側インプラント埋入手術〈2015年2月〉.

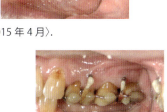

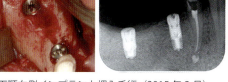

図6 下顎左側顎堤の骨頂を削合〈2015年4月〉.

図7 下顎左側，埋入直前の状態，クリアランスが得られた〈2015年7月〉.

図8 下顎左側インプラント埋入手術〈2015年7月〉.

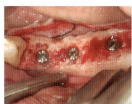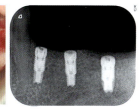

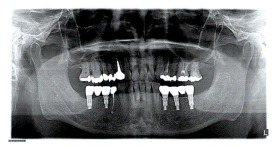

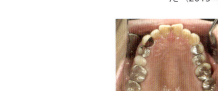
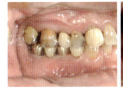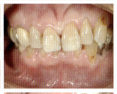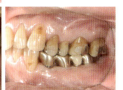
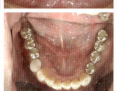
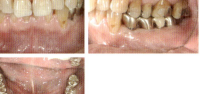

図10 上部構造装着後のパノラマエックス線写真〈2016年6月〉

図9 上部構造装着後の口腔内写真〈2016年6月〉

01 欠損状況による分類 ▶ 1）臼歯 ▶ ②複数

咬合高径低下症例に対しインプラントを利用して口腔機能の改善を図った症例

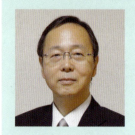

渡沼歯科医院　　渡沼敏夫

I. 緒言

臼歯部の欠損による咬合高径が低下した症例に対して，可撤性義歯を用いて咬合挙上を行うことは非常に困難である．今回咬合高径低下症例に対しインプラントを利用して，咬合挙上により咬合再構成を行い，咀嚼機能と審美障害を改善した症例を経験したので報告する．

II. 症例の概要

患者：48歳，男性．
初診：2011年6月．
主訴：噛めない．
既往歴：特記事項なし．
現病歴：歯医者が嫌いで長年放置していたが，下顎左側臼歯部の咬合痛と上顎前歯部の動揺が大きくなったため，全額的な治療を希望して当院を受診した．
口腔内所見：下顎臼歯部は，右側第一大臼歯以外はすべて崩壊若しくは欠損しており，咬合高径の低下がみられ，上顎前歯部には動揺がみられ，下顎前歯部では歯頸部近くまで咬耗が認められる．下顎舌側には犬歯部から大臼歯部にわたる骨隆起が認められる（図1）．
エックス線所見：パノラマエックス線写真では複数歯が残根状態で，歯根嚢胞も複数歯に見られるが歯槽骨の顕著な吸収は認められない（図2）．
診断：臼歯部欠損による咀嚼障害および低位咬合．前歯部審美障害．

III. 治療内容

保存不可能な下顎臼歯はインプラントを抜歯即時埋入し，咬合高径の回復・維持を図ることとした．金属およびレジンにてプロビジョナルクラウンを作成し1カ月ごとに徐々に咬合挙上を行い，最終的に4mmの挙上量が得られた（図3）．上顎右側犬歯も保存不可能であったため単独植立のインプラント補綴とした．両側臼歯部の咬合負担が回復できたため，上顎前歯部の動揺は改善し，補綴処置を行い，審美的にも患者の満足を得ることができた．

IV. 経過と考察

術後マウスピースを作成し，3カ月ごとの定期検診を行い，術後6年間安定した状態で経過している（図4，5）．

このような咬合が崩壊した症例では，患者の協力度も比較的低いことが多く，治療のステップごとに噛める，きれいになる，といった目に見えるモチベーションを与え，協力を得ることが重要だと思われる．

V. 結論

咬合高径が低下した症例では，可撤性補綴による咬合挙上は顎堤が沈下してしまい非常に困難だが，インプラントを利用することにより確実な咬合支持が得られることから，インプラント補綴はきわめて有用であることが示唆された．

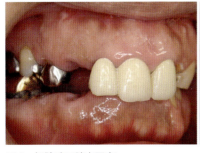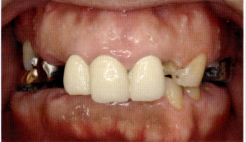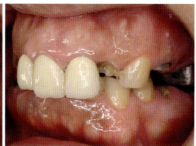

図1 初診時口腔内写真.

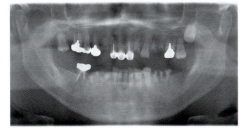

図2 初診時口パノラマエックス線写真.

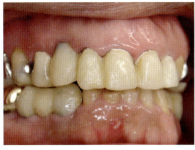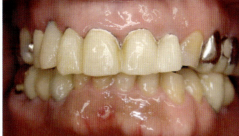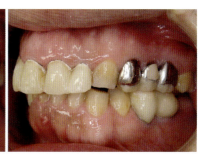

図3 咬合挙上終了時口腔内写真.

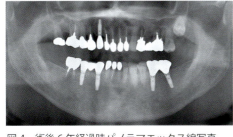

図4 術後6年経過時パノラマエックス線写真.

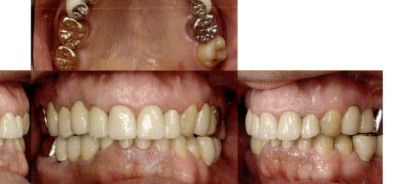

図5 術後6年経過時口腔内写真.

01 欠損状況による分類 ▶ 2）前歯 ▶ ①単独

上顎右側中切歯部にインプラント治療により機能回復を行った1症例

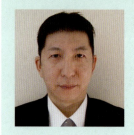

金子歯科医院　金子昌豊

Ⅰ．緒言

近年，単独歯欠損症例に対する歯科補綴治療では隣在歯への負担の軽減や天然歯の保全の観点から歯科インプラント治療を第一選択肢とするべきであるとの意見がある．

今回，上顎右側中切歯部にインプラント治療を行い良好な経過を得たので報告する．

Ⅱ．症例の概要

患者：61歳，女性．
初診：2005年1月．
主訴：②1① のブリッジに対する不快感．
既往歴：特記事項なし．
現病歴：約20年前に装着した ②1① のブリッジのポンティックの基底面付近での口臭，舌感の悪さを2004年11月頃より自覚し，当院を受診した．
全身所見：特記事項はない．
口腔内所見：残存歯の歯周組織の状態は，比較的良好であった．
検査所見：歯周精密検査を行った結果，PCRは21%と口腔衛生状態は比較的良好（歯肉溝の深さは約1～2mm）であるが頰側から少量の出血を認める部位もあった．
エックス線所見：パノラマエックス線写真（図1）では全顎的に歯槽骨の水平的，垂直的吸収は認められなかった．
②1① のブリッジを除去し（図2），デンタルエックス線写真においても歯槽骨の水平的，垂直的吸収は認められなかった（図3）．
診断：ブリッジの不適合．

Ⅲ．治療内容

治療方針および計画

ブリッジを除去後，補綴治療法としてブリッジ，歯科インプラント，および義歯があること，それぞれの利点と欠点を説明した．その後，患者はインプラント治療を希望し，同意が得られたのでインプラント治療計画を立案した．

処置内容

通法に従い，所定の埋入窩を形成後，上顎右側中切歯部に1回法2ピースタイプのインプラント体（AQBインプラントシステム，2ピースタイプ，φ4.0 mm×12 mm〈アドバンス〉）を埋入した（図4）．埋入約3カ月後の2005年4月に，最終補綴物として陶材焼付鋳造冠をセメント合着した（図5）．

Ⅳ．経過と考察

最終上部構造装着後，3カ月に1回の頻度でメインテナンスを行った．上部構造装着後約3年が経過した2013年4月の時点（図6）で，インプラント体の動揺や周囲軟組織の炎症も認められなかった．

パノラマエックス線所見ではインプラント体周囲骨は進行性の歯槽骨の吸収は認められず，安定した状態を保っていた（図7）．

Ⅴ．結論

本症例では上顎右側中切歯部にインプラント治療を行うことにより，患者の十分な満足が得られた．

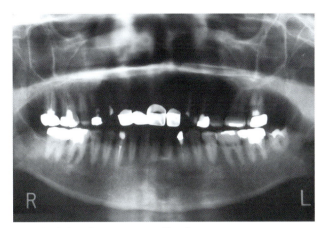

図1 初診時のパノラマエックス線写真.

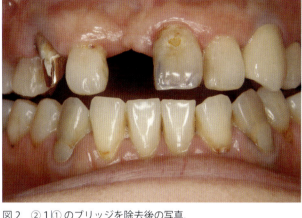

図2 ②1①のブリッジを除去後の写真.

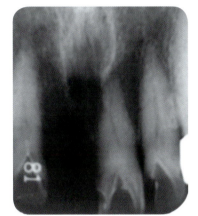

図3 ②1①のブリッジを除去後のデンタルエックス線写真.

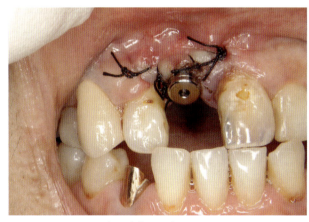

図4 フィクスチャー埋入直後の写真.

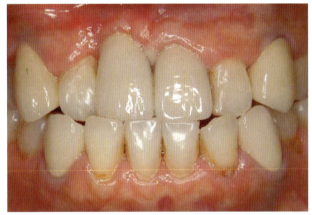

図5 焼付鋳造冠をセメント合着した直後の写真.

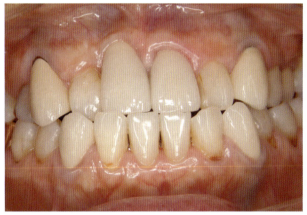

図6 上部構造装着後,約3年経過後の写真.

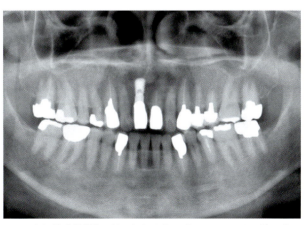

図7 上部構造装着後,約3年経過後のパノラマエックス線写真.

01 欠損状況による分類 ▶ 2）前歯 ▶ ①単独

上顎中切歯欠損部にインプラント治療を行った1症例

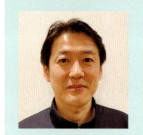

東京日本橋歯科　　福井直人

I．緒言

　上顎前歯中間歯欠損症例において，ブリッジによる補綴処置が一般臨床では多く行われてきた．近年，インプラント治療も両隣在歯を切削の必要のない予知性の高い治療法として選択肢の一つとなっている．今回，上顎前歯中間歯欠損症例にインプラント治療を行い，良好な経過が得られたので報告する．

II．症例の概要

患者：37歳，男性．
初診：2014年2月．
主訴：前歯の可撤式義歯の違和感．
既往歴：特記事項なし．
現病歴：10年前に|1 を抜歯，その後可撤式義歯を装着．口腔内所見では軽度の歯肉炎が認められたが，顎関節の異常は認められなかった（図1）．エックス線所見では|1 歯槽骨に異常所見はなく，全顎的な骨吸収も認められなかった（図2）．
診断：|1 欠損．

III．治療内容

　患者は当初よりインプラント治療を希望していたが，欠損部の治療法について，ブリッジ，可撤式義歯，インプラント治療のメリット，デメリットなど十分に説明を行った．患者の同意が得られたため，インプラント治療を行うことに決定した．
　口腔内，CT，模型の診査の結果，|1 欠損部位において骨頂から鼻腔底までの距離，頬舌的幅径は十分であった．
　前処置として，口腔衛生指導，スケーリング，ルートプレーニングなどの歯周初期治療を行った後，2014年3月にモニタリングを行いながら，局所麻酔下にて，歯槽頂切開をし，粘膜骨膜弁を剥離後，ITI SLAスタンダードプラス（Straumann社製）φ4.1mm×12.0mmのインプラントを埋入した．埋入したインプラントは十分な初期固定が得られ，その後も良好であった．3カ月後エックス線写真にて異常がないことを確認した後，ソリッドアバットメントを連結し，プロビジョナルレストレーションにて咬合の状態および形態を確認した．その後印象採得し，2014年6月にセメント合着による陶材焼付鋳造冠を装着した（図3）．

IV．経過と考察

　上部構造装着後，咬合状態，口腔衛生状態，インプラント部を含めた残存歯の歯周組織の確認のために4～6カ月ごとのメインテナンスを行っている．3年経過した現在，口腔衛生状態は良好で，インプラントおよび残存歯の状態も安定していた，パノラマエックス線写真によるインプラント周囲の骨吸収像も認められず，良好な経過が得られ，審美的，機能的にも患者の高い満足が得られた（図4，5）．患者自身も他の歯科治療と同様，インプラント治療においてもメインテナンスの重要性に理解を示しており，インプラント治療を選択したことによりQOLの向上が得られたと思われる．

V．結論

　上顎前歯1歯欠損に対するインプラント治療は，隣在歯に侵襲を与えることなく，咀嚼機能および審美性の回復に有効な治療法であることが示唆された．

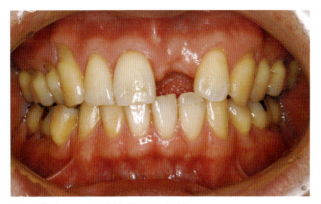

図1 術前の口腔内写真〈2014年2月〉.

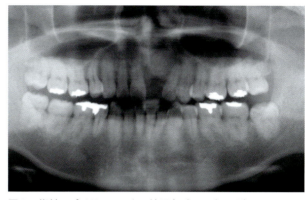

図2 術前のパノラマエックス線写真〈2014年2月〉.

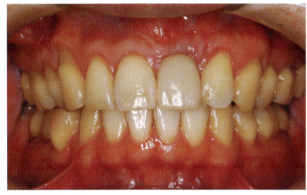

図3 上部構造装着後口腔内写真〈2014年6月〉.

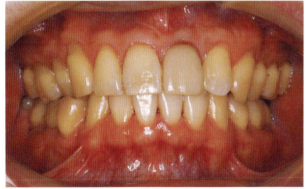

図4 上部構造装着後3年経過後の口腔内写真〈2017年6月〉.

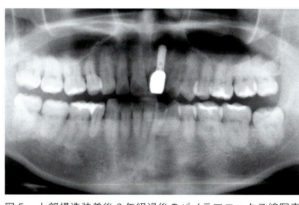

図5 上部構造装着後3年経過後のパノラマエックス線写真〈2017年6月〉.

01 欠損状況による分類▶2）前歯▶②複数

ボーンスプレッダーを使用してインプラント体を埋入した1症例

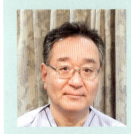

大滝歯科医院　大滝祐吉

I　緒言

抜歯後の早期のインプラント埋入手術は，抜歯窩の再生が不完全で脆弱なため初期固定が得にくい．

今回は，ボーンスプレッダーを使用し，歯槽骨の切削を最小限にとどめインプラント体を埋入した，4年経過後の症例を報告する．

II　症例の概要

患者：68歳，男性．
初診：2008年4月．
主訴：上顎前歯部の違和感
既往歴：高血圧症（内服薬によるコントロール良好）
現病歴：2009年6月，②1① に違和感を生じたためエックス線撮影をしたところ，1 の歯根破折を認めたためブリッジを除去後，1 を抜歯した（図1）．
全身所見：良好．
口腔内所見：清掃状況は良好で歯周組織も安定している（図2a）．
エックス線所見：鼻腔底までは十分な骨があり異常は認められない．
診断：1|1 欠損．
治療計画：1|1 欠損部にPOI EX 42-12TP を2本埋入，約4カ月の治癒期間後，金属裏装ハイブリッドレジン冠の製作を計画した．

III　治療内容

2009年8月，1|1 の歯槽骨頂部に，φ4.0mmのティッシュパンチで，骨膜に至る円形の切開を行った．歯槽頂から鼻腔底までは16mmと測定され，φ4.2mm×12.0mm のPOI EX インプラントを選択した．抜歯後2カ月未満の埋入であり抜歯窩の再生が不完全であったため，ボーンスプレッダー（京セラ社）を使用し，脆弱骨の圧接緻密化をしながら骨孔を拡大した（図2b）．ま

た骨質を考慮しHA コーテッドインプラントを埋入した（図3a）．

2009年11月，1|1 部のインプラントは，骨植も良好で十分な骨結合が得られた（図3b）と判断しアバットメント装着後印象を行った．同年8月上部構造をセメント合着（術者可撤式）した（図4a，b）．

IV　経過と考察

約3～5カ月ごとにメインテナンスを行う．2013年10月，インプラント周囲組織は良好で，補綴物に咬耗，摩耗，着色が認められ，パノラマエックス線写真（図5），歯科用CT（図6a，b）では，唇側歯槽骨にわずかに吸収像と思われる所見がみられたが，臨床的症状は良好であった．

V　結論

抜歯後短期間における歯槽骨の再生は未熟で不完全なことが多く，骨の切削を最小限にとどめ，脆弱骨を緻密化し圧接拡幅できるボーンスプレッダーを利用したインプラント埋入は，有効な手段のひとつであるといえる．

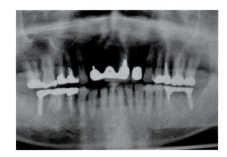

図1 初診時.

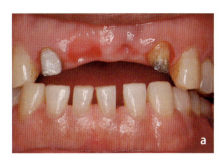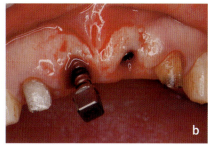

図2
a：術前.
b：ボーンスプレッダー術中.

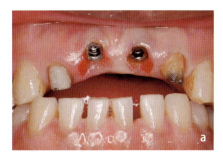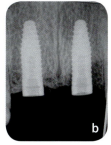

図3
a：埋入直後の口腔内写真.
b：同デンタルエックス線写真.

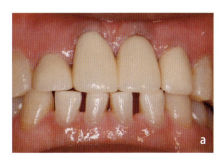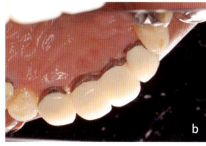

図4
a：上部構造装着時.
b：同舌側面観.

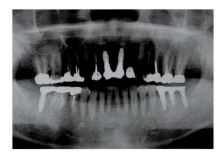

図5 埋入後約4年.

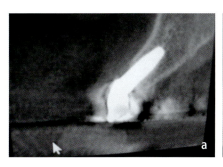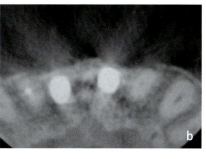

図6 2013年10月.
a：歯列直交断像.
b：水平断像.

01 欠損状況による分類 ▶ 2）前歯 ▶ ②複数

審美領域複数歯欠損にプラットホームスイッチングインプラントを用いた症例

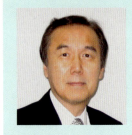

中島歯科医院　中島和敏

Ⅰ．緒言

インプラントを複数埋入する症例では，上部構造を装着する段階でインプラントネック部の垂直および水平的骨吸収により歯肉の退縮が生じ，特に審美領域においては良好な結果を得ることは難しいとされてきた．しかし，プラットホームスイッチングのコンセプトを持つインプラントは，その骨吸収が少ないことが多くの研究で証明され，現在，審美領域を中心に臨床応用がなされている．

今回，審美領域の二歯欠損症例にプラットホームスイッチングインプラントを用いて修復し，良好な結果が得られたので，その症例を供覧する．

Ⅱ．症例の概要

患者：66歳，女性．
初診：2010年2月．
主訴：上顎前歯の動揺．
既往歴：特記事項なし．
現病歴：数年前から 1|1 が動揺し始め，歯肉の退縮も認められるようになった．
口腔内所見とエックス線所見：特に |1 唇側の歯肉退縮は著しく，動揺度もＭ２〜３程度認め（図１），デンタルエックス線像も高度な骨吸収が確認された（図２）．患者との相談のうえ，1|1 にインプラントを埋入し，修復することとした．

Ⅲ．治療内容

患者の希望とさまざまな検査診察により，抜歯即時埋入の術式を選択した．

2010年5月，1|1 抜歯と同時にインプラント埋入を行った（図３〜８）．特に |1 唇側骨が吸収していたので抜歯後唇側粘膜骨膜弁を剥離翻転し，φ4.3 mm×13.0 mm（Camlog K series Promote Plus〈Camlog〉）を三次元的に適切な位置に埋入した．抜歯窩とインプラントの間のスペースと |1 唇側裂開部に自家骨および骨補塡材を塡入し必要な部位に骨造成を行った．創の完全閉鎖と軟組織のボリュームを獲得するために結合移植を行った．

Ⅳ．経過と考察

インプラント埋入2.5カ月後にレーザーにて2次手術を行い，プロビジョナルレストレーションを装着後数回にわたり調整を行い，修復物と歯肉の調和が獲得できた段階で最終修復物を装着した（図９）．その後4年経過した現在，インプラント周囲の骨吸収も少なく（図10），良好な審美的結果を維持している（図11）．

審美領域におけるインプラント治療は，インプラント周囲辺縁骨に生じる骨吸収，それに引き続くインプラント周囲軟組織の変化により審美的に妥協せざるを得ないことがある．しかし，プラットホームスイッチングのインプラントは，辺縁骨吸収が少なく，審美的に良好な結果が得られるとの報告されており，今後もこの領域での使用が拡大するものと考える．

Ⅴ．結論

今回，短期の観察期間であるが，プラットフォームスイッチングコンセプトをもつ Camlog K series Promote Plusインプラントにおいては，エックス線的な周囲辺縁骨の吸収は少なく，審美的にも良好な結果を得られることが示唆された．

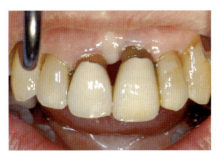
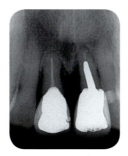
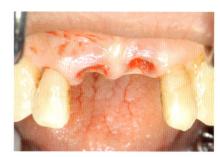

図1 1|1 間の歯間乳頭および |1 唇側歯肉の退縮は著明で，審美的に回復するのは難しい審美領域の症例．

図2 1|1 周囲骨の吸収が認められ，特に正中部の歯槽骨の吸収が顕著であった．

図3 1|1 抜歯直後．

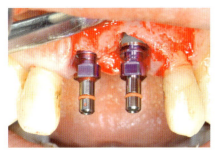
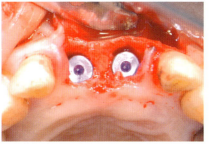
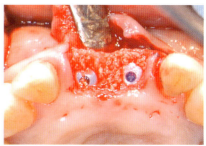

図4 1|1 にインプラントを埋入．
a：埋入深度は想定する唇側中央歯頸部より 3.5 mm に設定した．また，|1 唇側の裂開が認められる．

図5 インプラントは抜歯窩のやや口蓋側寄りに埋入し，インプラントの唇側にスペースが確認できる．

図6 インプラントと抜歯窩のスペースおよび骨裂開部に自家骨と骨補填材を填入した．

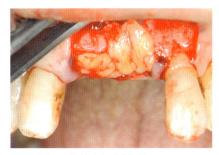
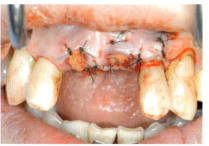
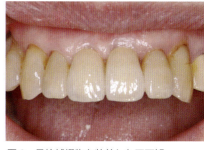

図7 採取した結合組織を試適．

図8 歯肉退縮部のボリュームの回復と抜歯窩を完全に閉鎖するように結合組織移植を行い縫合閉鎖した．

図9 最終補綴物を装着した正面観．術前の難しい状態からみてもかなり審美的に回復できた．

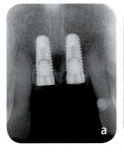
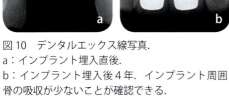

図10 デンタルエックス線写真．
a：インプラント埋入直後．
b：インプラント埋入後4年．インプラント周囲骨の吸収が少ないことが確認できる．

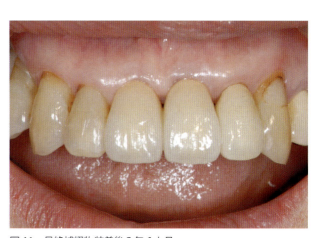

図11 最終補綴物装着後3年6カ月．良好な審美状態が維持されている．

01　欠損状況による分類 ▶ 3）多数歯欠損 ▶ ①固定性

暫間義歯を使わずに上下顎ともイミディエートプロビジョナルレストレーションを装着した1症例

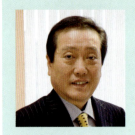

入江歯科医院　　入江修充

Ⅰ．緒言

　重度の歯周炎と歯列不正を有した患者に対して抜歯即時インプラントを埋入，翌日にプロビジョナルレストレーションを装着し，良好な審美の回復を得られたので報告する．

Ⅱ．症例の概要

患者：44歳，女性．
初診：2011年7月8日．
主訴：上下顎前歯部の審美不良および口臭．
既往歴：特記事項なし．
現病歴：重度の歯周炎とそれに伴う歯列不正が認められ，長期にわたって放置．
口腔内所見：上顎は多くが残根状態となっており，前歯部のみ歯冠が残っていた．動揺度は3度となっており下顎の前歯部も同様であった．

Ⅲ．治療内容

　上顎はすべて保存不能で，下顎は 3 2 1|1 のみ保存不能と判断した（図1）．術後の出血を考え，抜歯予定の歯牙も含めて歯周治療を進めた．
　2011年8月26日に 3 2 1|1 を抜歯，インプラントを 3|1 に埋入，縫合後に印象採得を行った．同月28日にプロビジョナルを装着した．
　なお上顎の臼歯部は同年8～9月にかけて抜歯した．
　2012年1月6日に，上顎 3＋3 の抜歯を行い，同日に 6 4 2|2 4 6 にインプラント埋入を行った．6|4 6 は，ソケットリフトによる埋入となった．
　2013年1月7日にプロビジョナルを装着し，帰宅した．TBIと形態修正を行い，同年3月25日に 6＋6 および 3 2 1|1 の最終補綴装置を装着した．

Ⅳ．経過および考察

　同年9月25日の診査メインテナンス時に，異常もなく経過良好と判断でき，患者の満足も得られた（図2, 3）．

Ⅴ．結論

　パーシャルデンチャーは会社の規則で装着できないなど制約が多いなか，患者とともに治療計画に時間をかけ，治療を進めたことが成功につながったと考える．

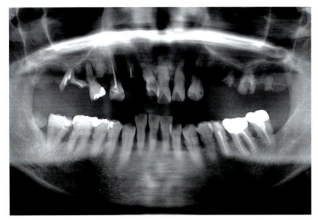
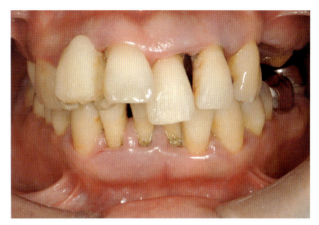
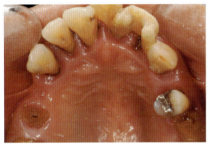
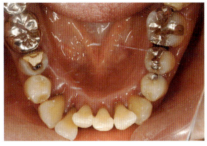

図1　術前.

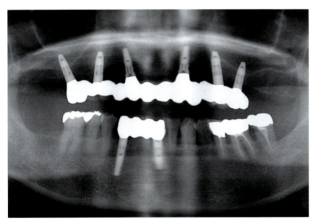
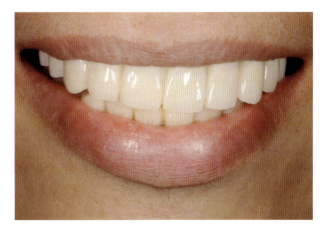
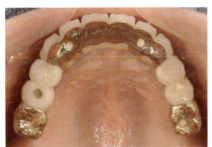
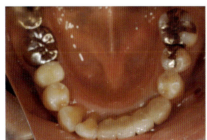

図2　術後.

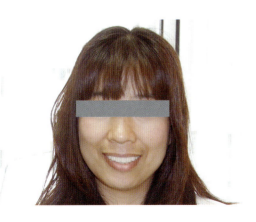

図3　術後の顔貌．プロビジョナル装着の2日後に出社したところ，ビルの入り口でカメラとコンピュータが本人の認識確認をしてくれず一騒動起きたというエピソードの持ち主である．その後，年に1回の上級試験を受ける前に他社にヘッドハンティングされ，年収が倍になり人生が変わったと告げられた．

01 欠損状況による分類 ▶ 3）多数歯欠損 ▶ ①固定性

上顎多数歯欠損をAll-on-4 Conceptにより治療した1症例

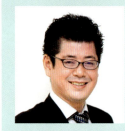

木村歯科医院　　木村智憲

Ⅰ．緒言

All-on-4 Concept は，2003年に Paulo Malo によって発表された方法である．通法であれば抜歯から骨移植，インプラント埋入，プロビジョナルレストレーション（以下，プロビ）の装着までを1年以上かけて行う全顎症例に対して，たった1日でその全工程を行う．今回，All-on-4 手術後7年にわたり安定している1症例について報告する．

Ⅱ．症例の概要

患者：62歳，女性．
初診：2002年10月（図1）．
主訴：齲蝕処置希望．
既往歴：特記事項なし．
現病歴：初診より5カ月間かけて，全顎的に治療終了．上顎欠損部には両側遊離端義歯を装着．その後，数カ月に1度のメインテナンスを行っていた．
現症：2006年12月時点で全身状態良好．全顎的に軽度の慢性辺縁性歯周炎を認めた．上顎は 3｜〜｜3 の6歯のみ残存の状態であり，咬合支持域は Eichner の分類 B4 であった．パノラマエックス線写真にて上顎両側大臼歯部は高度の骨吸収を認めた．義歯の鉤歯である 3｜は動揺度3であり，2｜〜｜2 は動揺度2であった．
診断：7｜〜｜4 部欠損，｜4 〜｜7 部欠損．3｜部歯根膜炎．

Ⅲ．治療内容

患者は義歯に対する不快感および審美障害を訴えていた（図2〜4）．そこで治療法として，残存歯は戦略的抜歯を行い同時に All-on-4 手術を行う方法，ノンクラスプデンチャーとする方法，両側 Sinus Lift とともにインプラント埋入を行う方法，それぞれの利点・欠点を説明した．

患者は All-on-4 手術を希望したため，2007年2月1日，静脈内鎮静下にて施術．上顎6本抜歯，骨削除量は 6 mm とし，5｜，｜5 には NobelSpeedyGroovy RP 15 mm を埋入．マルチユニットアバットメントの30°，4 mm を装着した．2｜には ReplaceTaperedGroovy RP 13 mm を埋入．マルチユニットアバットメントの 2 mm を装着．｜3 には ReplaceTaperedGroovy RP 16 mm を埋入．マルチユニットアバットメントの17°，2 mm を装着した（図5）．

初期固定値はすべて 45 Ncm であった．縫合後に印象採得および咬合採得を行い手術終了とし，数時間後にプロビジョナルレストレーションを装着した（図6，7）．半年間はプロビジョナルレストレーションにて審美，構音，咬合機能の調整，清掃指導などを行った．

2007年12月に，CAD/CAM によるチタン PIB をフレームとして，ハイブリッドレジンにて歯肉および歯牙を製作した最終補綴装置をスクリューリテイニングにて装着した（図8，9）．

Ⅳ．経過と考察

メインテナンスは4カ月に1回の間隔で行っている．2014年2月時点（手術後7年，図10，11），辺縁骨に軽度の骨吸収を認めるも，咬合は安定しており，インプラント周囲粘膜に発赤・腫脹なども認めず経過良好である．現在の術式では，インプラントをより口蓋側に埋入し，唇側辺縁骨の吸収が起こりにくいように対応している．

Ⅴ．結論

All-on-4 は，たった1日で患者の口腔内を劇的に変化させられる有効な治療方法である．しかし技術的に高度な治療法であり，今後長期的に経過を注意深く観察したいと思う．

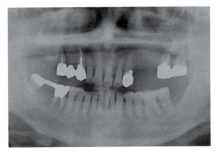

図1 初診時．保存困難な 5|, |7 8 は抜歯を行い，両側遊離端義歯を装着した〈2002年10月〉．

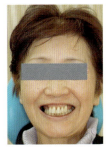

図2 インプラント治療前の顔貌．ガミースマイルである．

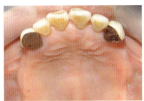
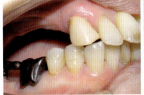
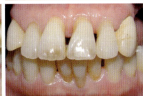
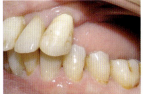
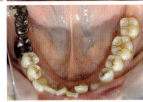

図3 インプラント治療前〈2006年12月〉．

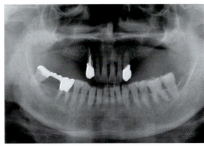

図4 インプラント治療前〈2006年12月〉．

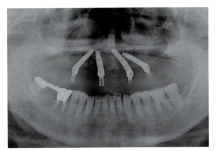
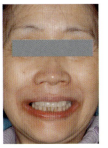
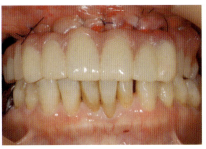
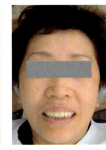

図5 手術直後．現在の手術と比較すると埋入深度が浅い〈2007年2月1日〉．

図6 手術当日のプロビジョナルレストレーション装着後の顔貌．

図7 手術当日にプロビジョナルレストレーションを装着した直後．

図8 最終補綴装置装着後の顔貌．

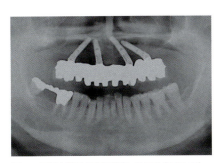
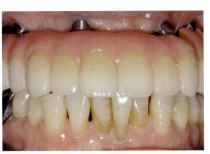
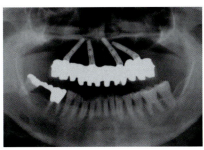

図9 最終補綴装置装着後〈2007年12月〉．

図10 手術後7年のメインテナンス時．インプラントの埋入ポジションが全体的にやや唇側だったため多少の歯肉退縮を認める．しかし，プラークコントロールは良好で，インプラント周囲に発赤・腫脹などの症状はなく，安定した状態である．

図11 手術後7年のメインテナンス時．多少の辺縁骨の吸収を認めるが，安定した状態である〈2014年2月〉．

01 欠損状況による分類 ▶ 3）多数歯欠損 ▶ ①固定性

下顎左側大臼歯遊離端欠損，上顎左側第一小臼歯中間欠損に対しインプラント補綴を行った1症例

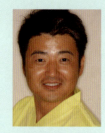

KEI三共歯科　澤　恵二郎

Ⅰ．緒言

欠損補綴に対する可撤性義歯治療は違和感，支台歯への負担過重など問題が多くみられる．咬合の不調和は歯牙や顎関節へトラブルを起こすことも多い．歯牙の長期保存を考慮すると欠損補綴だけにとどまらず，咬合関係にも留意する必要があると思われる．

今回，咬合関係の改善を行い，下顎左側大臼歯遊離端欠損部と上顎左側第一小臼歯中間欠損部にインプラント治療を行い，良好な経過が得られたので報告する．

Ⅱ．症例の概要

患者：59歳，女性．
初診：2013年6月．
主訴：左側で噛みにくい．
現病歴：数年前に他院にて 6 7, 4 を抜歯し，可撤性部分床義歯を装着したが，咀嚼障害のため来院．
現症：口腔内清掃状態不良．欠損部は 4 , 6 で 7 , 2 は残根（図1）．基本検査によるプロービング値は全体的に3mm以内，動揺はなし．エックス線所見では補綴，修復歯の二次齲蝕，不適合が多くみられる（図2，3）．咬合関係は前歯反対咬合．側方運動時の犬歯誘導はなく，臼歯部の離開もない．
診断： 6 , 4 欠損． 7 残根．部分床義歯不適合．

Ⅲ．治療内容

欠損部の補綴方法として下顎は可撤性部分床義歯，インプラント，上顎はさらにブリッジについてもそれぞれ説明した結果，患者はインプラント治療を選択し同意を得た．また咬合関係の改善に対し矯正治療，補綴治療の利点・欠点を説明し，患者は矯正治療を行わず，補綴修復のみによる改善を希望された．外科，補綴治療に先立ち歯周初期治療を行った．

通法どおりフェイスボウトランスファーにより頭部顔面に対する上顎歯列の位置づけを行い，セントリックバイトに基準線を設定し，診断用ワックスアップを作製し（図4）各歯をプロビジョナルレストレーションに置き換え，咬合調整を行い調和が得られたところを最終決定顎位とした．CT撮影を行い，埋入位置とインプラント体を決定．

インプラント体は， 4 部にStraumannインプラントSP RN 10mm， 6 7 部にStraumannインプラント SP RN 8mmに決定． 7 残根を抜歯し，同時に 6 7 , 4 部に通法どおりインプラント埋入．

6カ月間の免荷期間後，二次手術を行い，最終上部構造をスクリューリテインにて装着．

Ⅳ．経過と考察

現在上部構造装着後約6カ月が経過．インプラント体周囲軟組織には炎症がみられない．患者は可撤性義歯からの解放感と咀嚼への満足，審美的満足が得られているとのこと．本症例は咬合の問題を補綴的に改善した．咀嚼の問題と可撤性義歯の違和感，審美的な問題を大きく改善することができた（図5，6）．

Ⅴ．結論

本症例は補綴治療，インプラント治療を併用することで義歯やブリッジによる治療と比較して患者の満足が得られた．

また，インプラント治療は隣在歯への保護効果も大きく，予知性の低い歯牙に対し負担の軽減を図ることができると思われる．さらに，咬合学的に犬歯誘導による側方運動時の干渉を避けることは残存歯，インプラントへの負担過重を軽減させると思われる．

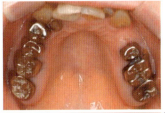
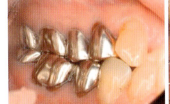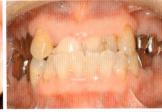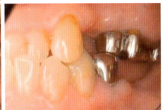
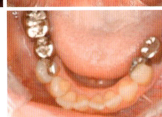

図1　初診時の口腔内写真.

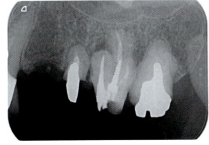 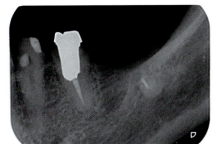 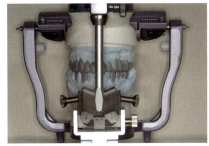

図2　術前の |4 部のデンタルエックス線写真.　図3　同，「67 部.　図4　診断用ワックスアップ.

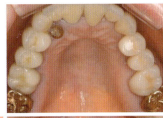
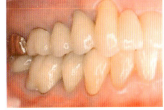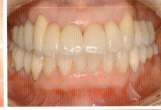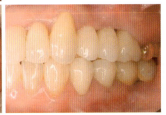
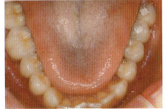

図5　上部構造装着後の口腔内写真.

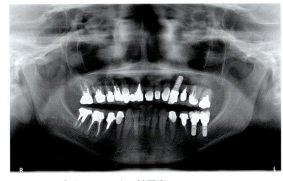

図6　同，パノラマエックス線写真.

01 欠損状況による分類 ▶ 3）多数歯欠損 ▶ ①固定性

30歳代女性の全歯欠損患者に対してインプラントによる追加埋入を考慮した症例

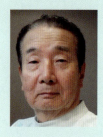

須藤歯科医院　須藤宗彦・須藤史成

I．緒言

歯周病により早期に全歯欠損となり高額治療費を要する患者の経済的環境を考慮し，将来のインプラント体追加埋入を含んだ治療計画で対応した症例．

II．症例の概要

患者：38歳，女性．
初診：2005年11月．
主訴：上顎フルマウスブリッジ（full mouth bridge）脱落および下顎義歯不適合による咀嚼障害．
既往歴：特記事項なし．
現病歴：17年前（20歳）他院で補綴した ④③２①｜①２③④５６⑦ が脱離，咀嚼困難のため，機能的審美的回復を希望され，来院した．
口腔内所見：上顎は，ブリッジの支台歯 ４３１｜３４ が歯槽より脱落し ｜７ のみでブリッジを支え同部に疼痛を認めた．下顎は ４｜３ のみ残存し動揺が著しい．鉤歯動揺のため義歯不安定で咬合痛を認めた（図１）．

III．治療内容

2007年1月，38歳で無歯顎となった現状を踏まえ，上下顎ともに6本インプラント支持のフルマウスブリッジを提案した．しかし，経済的理由により，下顎は将来の追加治療を考慮に入れ，今回は2本のインプラント支持 bar attachment 義歯と決定．5年後下顎に4本を追加埋入して，インプラント6本支台のフルマウスブリッジに移行する計画を立てた．

2007年1月，上下顎残存歯を抜歯．治療用上下総義歯を装着．インプラントはステント入りパノラマエックス線およびCTなどを参考に（図2），同年3月，６｜６ に φ4.1 mm×12.0 mm，｜４ に φ4.1 mm×10.0 mm，４｜ に φ3.3 mm×12.0 mm，２｜２ に φ3.3 mm×12.0 mm のインプラント（Straumann）を埋入．

同年5月，３｜ に φ3.3 mm×10.0 mm，｜３ に φ4.1 mm×10.0 mm を埋入．７┼７ は，同年7月，プロビジョナルレストレーションを装着した（図3）．

同年8月，最終補綴，７⑥５④③②１｜１②③④５⑥７ へ移行した（図4）．３｜３ はドルダーバーを用い，７┼７ アタッチメント義歯を装着した（図5，6）．

6年後，2013年1月，６｜６ に φ4.1 mm×8.0 mm，４｜ に φ4.1 mm×12.0 mm，｜４ に φ4.1 mm×10.0 mm を埋入（図7）．同年3月，プロビジョナルレストレーションを装着した（図8～10）．

最終補綴 ⑥５４③２１｜１②③④５⑥ に移行し，上下顎ともブリッジを完成した（図11，12）．

IV．経過と考察

上部構造装着から，上顎は7年，下顎は1年経過したが3カ月ごとの定期検査を実施，インプラントおよび周囲組織の異常は認められない．可撤性補綴より固定性に移行したことで機能的，審美的にも患者の満足が得られている．

V．結論

若年に全歯喪失した患者にとって望まれる最終補綴の高額治療費が問題になる場合，追加治療可能な長期の治療計画が有効であることが示唆された．

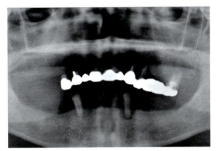

図1 初診時〈2005年11月〉.
17年前（20歳時）補綴した 4⏌7 ブリッジの支台歯 431|134 は歯槽より脱落. 支台歯 |7 のみでぶら下がっている状態. 4|3 P4動揺. 金属床義歯不適で咬合困難.

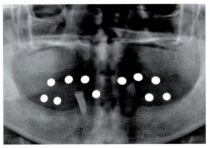

図2 術前〈2007年2月〉.
抜歯後上下顎治療用義歯装着. サージカルステントを作成し, パノラマエックス線およびCT撮影をした.

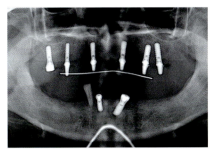

図3 インプラント埋入後〈2007年3月〉.
642|246, 3|3 に埋入.

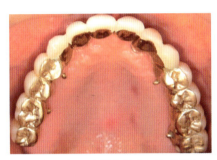

図4 インプラント埋入後6カ月〈2007年9月〉.
上顎上部構造咬合面.

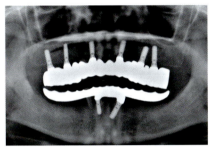

図5 インプラント埋入後6カ月〈2007年9月〉.
上顎上部構造と下顎アタッチメント義歯装着時.

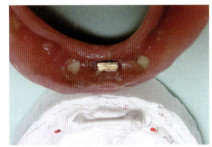

図6 インプラント埋入後6カ月〈2007年9月〉.
3|3 インプラントにドルダーバー. 下顎義歯アタッチメントスリーブ.

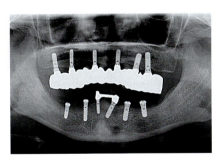

図7 追加インプラント埋入時〈2013年1月〉.
64|46 に埋入.

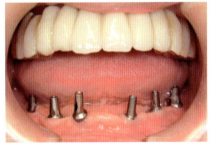

図8 プロビジョナルレストレーション印象時〈2013年3月〉.

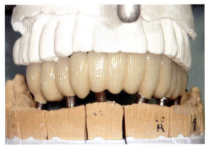

図9 下顎上部構造咬合器装着〈2013年7月〉.

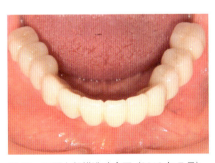

図10 下顎上部構造咬合面〈2013年7月〉.

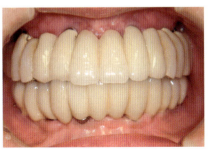

図11 上下上部構造装着時〈2013年7月〉.

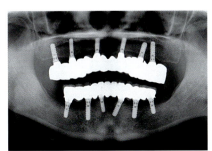

図12 下顎上部構造装着時〈2013年7月〉.

01 欠損状況による分類 ▶ 3）多数歯欠損 ▶ ①固定性

無歯顎多数歯欠損患者へのティッシュレベルインプラントを使用した即時荷重治療症例

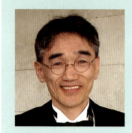

医）一仁会　　玉木　仁

I．緒言

無歯顎患者のインプラント治療はインプラント埋入外科直後に可徹性義歯を装着すると創の裂開を起こしインプラントの経過不良を惹起することがある．そこで無歯顎患者のインプラント治療は，埋入直後にスクリュー固定により暫間補綴装置を装着し，即時荷重を行なうことも一つの方法であると考えている．

II．症例の概要

患者：51歳，男性．
初診：2012年1月．
主訴：欠損部位にインプラント治療希望．
既往歴：当院で2004年に下顎無歯顎に6本インプラントを埋入して即時荷重治療を施行したが患者の都合で治療中断となった．
口腔内および画像所見：8年前に装着した下顎暫間補綴装置左側部が破損し，４| および |６ 部位のインプラントが脱離し極度の骨吸収が見られた．図1に初診時の口腔内写真とパノラマエックス線写真を，図2に術前のCT像を示す．

III．治療内容

上顎無歯顎 ６４３１|１３４６ に8本インプラントを埋入後，即時荷重治療を施行し，同日に |６ 部にインプラント埋入，|４ 掻爬，骨造成，|４ 部はその4〜5カ月後にインプラント埋入した．６||６ 部にDentium社 SimpleLine2® φ4.3 mm×10.0 mm，４|４ ３|３ １|１ 部位に同じくφ3.8 mm×12.0 mmを使用した．図3に埋入時の写真を示す．埋入方向の確認（図3左），埋入直後に咬合採得，フェースボウトランスファー（図3右），および印象採得を行い，当日午後にメタルフレームで補強した暫間補綴装置を作製（図4左），当日夕方に咬合面スクリュー固定にて装着した（図4右）．装着後，口腔内正面，図5に，下顎左側手術時の写真（左）と上下暫間補綴物装着時のパノラマエックス線写真を示す．

患者の都合により，上顎は手術約10カ月後，下顎は手術約20カ月後に最終補綴に取り掛かった．各種Abutmentで平行性を確保し，下部構造はCAD/CAMでTi製メタルフレームを作製した．図6にメタルフレーム試適の様子を示す．最終上部構造はそのフレーム上にAbutment形状を付与，その上にCerec冠を単冠または数連結で接着した．図7左上に上顎最終補綴装置，右上に装着時の咬合面観を，下に上下顎最終補綴装置の写真を示す．

IV．経過と考察

図8に上顎最終補綴装置装着1年3カ月後（機能しての経過は2年半），下顎最終補綴物装着直後（機能しての経過は1年半）のパノラマエックス線を示す．機能後，骨吸収もなく経過は良好である．暫間補綴装置は前もって鋳造作製しておいたメタルテンポラリーアバットメントとメタルフレームを溶接して作製しておいた．これにより強固な暫間補綴装置の作製が可能になった．

V．結論

無歯顎インプラント治療において埋入外科後に暫間補綴装置を装着する即時荷重治療は大変有効な治療方法であった．

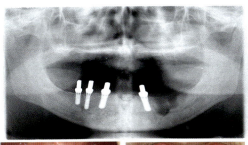
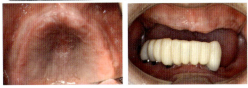

図1 初診時の口腔内写真とパノラマエックス線写真を示す．下顎には暫間補綴装置の状態である．左下小臼歯部位は極度の骨吸収像がみられる．

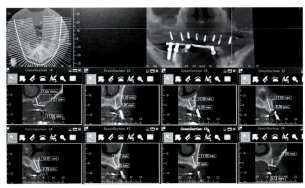

図2 術前のCT像を示す．6|6部位は十分な骨高径がないが，4|～|4部位には長さ10mm以上のインプラント埋入が可能である．

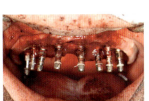
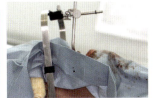

図3 埋入時の写真を示す．埋入方向の確認（図3左），埋入直後に咬合採得，フェースボウトランスファー（右）を行い，印象採得を行った．

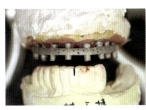
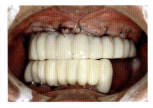

図4 左に暫間補綴装置のメタルフレームを，右に手術当日の夕方に咬合面ネジ留にて上顎の暫間補綴装置を装着した口腔内写真を示す．

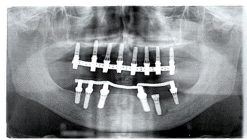
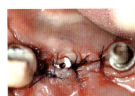

図5 左に|4部位に埋入した口腔内写真および上下ともにメタルフレームで補強した暫間補綴装置を装着したパノラマエックス線写真を示す．

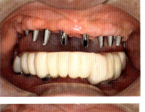
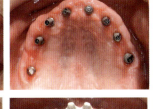
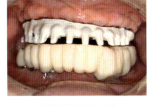
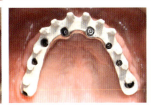

図6 最終補綴装置メタルフレーム試適の様子を示す．上部構造のフレーム上にAbutment形状を付与している．その上にCerec冠を単冠または数歯連結で接着した．

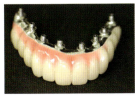
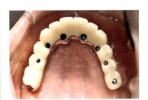
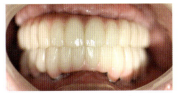

図7 左上に上顎の上部構造にAbutment形状を与え，Cerec冠を単冠または数歯連結で接着した最終補綴装置を，右上には装着時咬合面観を，下に上下最終補綴装置の写真を示す．

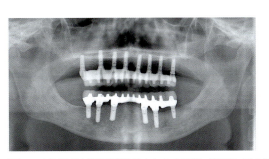

図8 上顎最終補綴装置装着1年3カ月後（機能しての経過は2年半），下顎最終補綴装置装着直後（機能しての経過は1年半）のパノラマエックス線写真を示す．

01 欠損状況による分類 ▶ 3）多数歯欠損 ▶ ①固定性

上下無歯顎欠損に対してインプラントにより咬合再構成を行った1症例

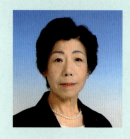

盛島歯科医院　盛島美智子

Ⅰ．緒言

今回，上下無歯顎欠損にインプラントによる咬合再構成を行い，良好な機能回復と審美性の回復を得たので報告する．

Ⅱ．症例の概要

患者：52歳，男性．
初診：2011年7月20日．
主訴：|2 3 の動揺と腫れによる痛み．
既往歴：特記事項なし．
現症：|2 3 と |5 が残存し，欠損部は部分床義歯を装着していた（図1，2）．

Ⅲ．治療内容

エックス線診査の結果，残存歯の保存は困難であった．患者は固定性義歯による咬合回復を希望していたため，インプラントによる治療の利点，欠点を説明し了解が得られたので，CT撮影などを行い治療計画をたてた．インプラント治療開始前に |3 は抜歯，|2 は根面で切断し義歯の沈下予防に残した．|5 は治療義歯の鉤歯に残し，上下治療義歯の再製作をした．最終的には残存歯は全て抜歯した．

まず2011年11月に，4 3|3 4 に SLA スタンダードインプラント（ティッシュレベル：以下 TL〈Straumann〉），ボーンレベルインプラント（以下 BL）を埋入した．免荷期間は 7|7 部に歯科矯正用アンカースクリュー（デュアルトップオートスクリュー；プロシード）を置き，義歯床の沈下を避けた（図3）．

下顎も同様に，4 3|3 4 部に TL，BL インプラントを埋入した（図4）．免荷期間を待ち，BL インプラント体にはテンポラリーアバットメントを装着，4|4/4|4 部にはソリッドアバットメントを装着し，テンポラリーブリッジを作成した．6|6/6|6 部に TL インプラントを埋入し，免荷期間を待ち6ユニットのセメント固定性の上部構造を仮着した．夜間にはソフトタイプのマウスピースを使用するよう指示した．

Ⅳ．経過と考察

上部構造装着後（図5，6），1年半が経過したが，良好な経過をとり（図7），機能的にも審美的にも患者の満足感が得られている．臼歯部には従来のティッシュレベルであるスタンダードインプラントとソリッドアバットメント，前歯部にはBLインプラントとアナトミックアバットメントを使用することにより補綴物の作製が容易になった．

またマウスピースを使用することで，睡眠時の非機能性咬合習癖（歯ぎしり，くいしばりなど）を予防できていると考えられる．

Ⅴ．結論

無歯顎患者が義歯ではなく，固定性の補綴物を希望されたとき，インプラント治療を選択するしかない．しかし顎堤の吸収状態によっては床なしの固定性義歯が困難な場合がある．

今回，インプラント体とアバットメントの選択で固定性の上部構造で治療でき，機能的，審美的に良好な結果を得ることができた．

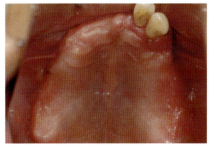
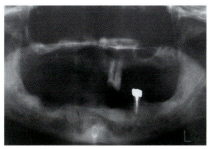
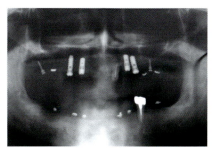

図2　初診時パノラマエックス線写真〈2011年7月19日〉.

図3　4 3|3 4 にインプラント埋入，7|7 にデュアルトップスクリューが設置されている〈2011年11月18〉.

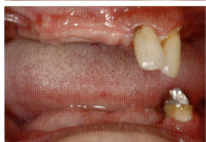
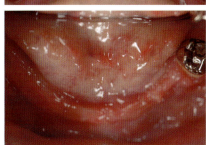
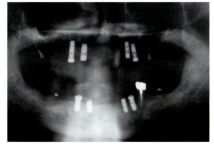

図1　初診時の口腔内写真〈2011年8月1日〉.

図4　4 3|3 4 にTL，BLインプラントが埋入された〈2011年12月16日〉.

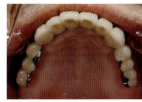
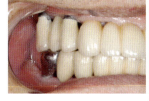
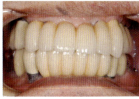
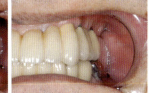
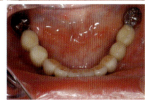

図5　口腔内写真.
前歯部にはBLインプラントを選択し，アナトミックアバットメントを使用した．臼歯部にはTLインプラントを選択し，ソリッドアバットメントを使用した．

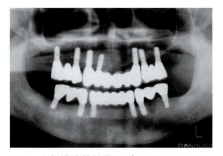
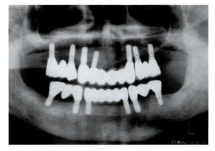

図6　上部構造装着後のパノラマエックス線写真〈2012年10月24日〉.

図7　リコール1年目のパノラマエックス線写真．良好な経過を示す〈2013年9月28日〉.

01 欠損状況による分類 ▶ 3）多数歯欠損 ▶ ②可撤性（インプラントオーバーデンチャー）

上顎ロケーター保持型オーバーデンチャーの1症例

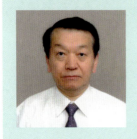

勝沼歯科医院　　勝沼　稔

Ⅰ．緒言

歯槽堤の高さの乏しい無歯顎患者に対する治療選択肢としてインプラント支持オーバーデンチャーの良好な予後が多く報告されている．しかし連結および非連結のインプラントに，ボール，バーまたはマグネットなどの多様なアタッチメントシステムの選択は，解剖学的・補綴学的・外科学的要因および患者の希望を考慮し，決定されるべきである．

今回，上顎のロケーター保持型オーバーデンチャーにおいて良好な予後を経験した1症例を報告する．

Ⅱ．症例の概要

患者：59歳，女性．
初診：2009年11月1日．
主訴：義歯が合わず，ものが噛めない．
既往歴：特記事項なし．
現病歴：7年ほど前に上下顎臼歯部に局部床義歯を装着しているが，あまり使用しておらず，上顎残存歯の動揺と咬合痛を訴え来院した．
現症：全身所見は特記事項なし．口腔内所見では複数歯に歯冠修復が施されており，上顎残存歯は動揺も大きい（図1）．

Ⅲ．治療内容

診断用模型を作成し，口腔内所見，エックス線検査から，特に上顎はすべて抜歯が必要であると患者に説明した（図2）．

抜歯後の補綴治療として，可撤性義歯，インプラントによる治療，インプラントオーバーデンチャーを提案し，それぞれの利点，欠点，治療期間，治療費，予後，メインテナンスなどについて十分に説明を行った結果，上顎においてはインプラント4本支持によるオーバーデンチャーを選択した．

2010年4月，コーンビームCTを参考にインプラントの埋入方向，深度の予測を行い，インプラント体を選択し，7 3|4 7 相当部にインプラントを4本埋入した．3|4 部 Zimmer Spline φ3.75 mm×12.0 mm，7 部 Dentium Simple Line φ3.8 mm×12.0 mm，|7 部 Dentium Simple Line φ4.3 mm×12.0 mm．

すべての部位において骨質は Lekholm & Zarb の分類にて ClassⅢ～Ⅳ と考えられた．

Ⅳ．経過と考察

高度な顎堤吸収を伴う症例において固定性インプラントでは適切なリップサポート・審美的・力学的にも問題を含んでいる．また，空気漏れによる発音障害を招くこともあるため，設計には慎重に検討する必要がある．

インプラント支持によるオーバーデンチャーの利点は，適切なアーチフォームの回復や顔貌の回復，発音機能の回復，スムーズな食事，メインテナンスの容易さなどが挙げられる．これらを踏まえ，本症例においては，ほぼ完全に解決できたものと思われる（図3～5）．

Ⅴ．結論

上顎におけるインプラント支持オーバーデンチャーの失敗率は固定性インプラント補綴よりも高いという報告もあるが，これは治療成果の臨床的分析において固定性が困難な難症例に多用されているためで，適切に計画されたオーバーデンチャーの生存率は高いことが報告されている．

弾力性のあるロケーターアタッチメントシステムは従来のアタッチメントシステムと比較しても十分に信頼できるシステムであり，インプラントをできるかぎりパラレルに埋入することにより，個々の症例に合わせてさまざまな維持力のリプレースメントメール（図6）を適切に使い分けることができるため，より高い患者満足度へとつながると考えられる．

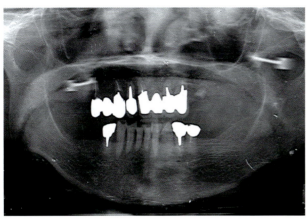

図1 初診時のパノラマエックス線写真〈2009年11月〉.
⑤4③ブリッジは，ほぼ脱離しており，2|は歯根破折している．

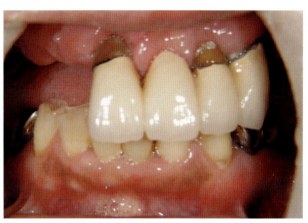

図2 ５３２|抜歯後2カ月口腔内写真〈2010年1月〉.

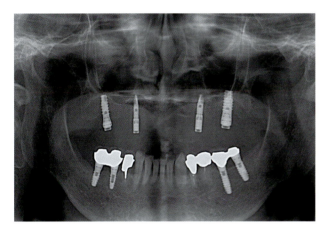

図3 インプラントオーバーデンチャー装着3年後のパノラマエックス線写真〈2013年10月〉．磁性アタッチメントはMRIの映像に悪影響を及ぼす範囲が大きいためロケーターを選択した．下顎においては通常の固定性インプラント補綴を施した．

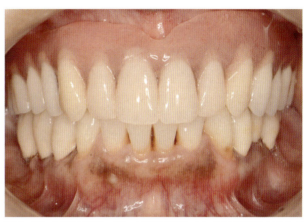

図4 同，口腔内写真．特に上顎前歯部においては垂直的水平的骨吸収も大きく，また骨質の問題，審美性，リップサポートの問題などから，無口蓋に近づけることを条件でオーバーデンチャーを選択した．

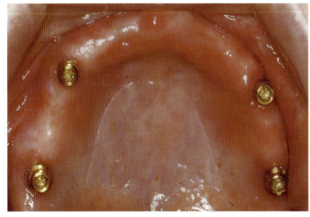

図5 同，口腔内写真．無口蓋とする場合には議論の余地があると思うが4本以上のインプラント支持で十分に力のバランスを考慮すれば，良好な結果が得られると考える．

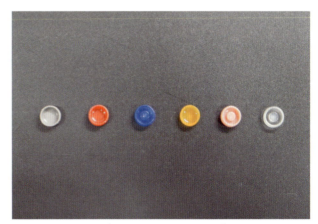

図6 ロケーターリプレースメントメールの種類．
維持力は左から，グレー 0 g，レッド 454 g，ブルー 680 g，オレンジ 907 g，ピンク 1,361 g，クリア 2,268 g．
2014年2月現在で，46症例に採用してきたが，メールの摩耗などによる交換に来院することによる患者満足度の低下はみられなかった．

01　欠損状況による分類▶3）多数歯欠損▶②可撤性（インプラントオーバーデンチャー）

インプラントを応用した上下顎義歯の1症例

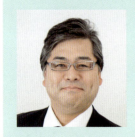

加藤歯科医院　　加藤義浩

I．緒言

近年，人口の長寿化に伴って患者の年齢も高齢化し，歯科治療における有床義歯の需要も増加してきている．有床義歯による治療に，維持装置としてインプラントの利用には多くの利点があるとの報告が数多くある．

今回，インプラント・オーバーデンチャーを製作し，良好に機能の回復を得ることができた1症例を報告する．

II．症例の概要

患者：60歳，男性．
初診：2007年5月．
主訴：残存歯の動揺と疼痛．
現症：全身疾患などはなし．
口腔内所見：保存不可能な上顎残存歯4,5と下顎3,4の4本を抜歯後，上・下仮総義歯を装着した（図1〜4）．
残存歯はすべて保存不可能と判断した．残存歯は順次抜歯後，仮義歯を装着し，口腔機能の低下を防止した．

III．治療内容

仮義歯を装着後3カ月経過後の状態で，機能の回復は術者としてはほぼ納得のいく状態となったと考えた．患者本人がより良い機能を求めたので，維持装置にインプラントを考えた補綴方法を提案し，リスクも含めた説明も行った．その後患者の同意のうえ，インプラント治療を計画した．

2007年10月に下顎の2,3,および3|2部分にBrain Base社製φ4.0 mm×12.0 mmのインプラントを4本埋入した．インプラントの骨結合を確認後，磁性アタッチメントを組み込んだ総義歯を2008年7月に装着した（図5〜7）．

現在，3カ月ごとのリコールとメインテナンスを行っている．2019年4月現在，術後10年以上経過しているが，予後は良好で口腔内に異常所見は認められない．エックス線写真においても骨の状態は安定している（図8）．

IV．結果と考察

オーバーデンチャーと比較して，ボーンアンカードブリッジのほうが硬いものの，咀嚼は患者の満足度が高いとの報告がある．一方で，オーバーデンチャーの場合はリップサポートが期待でき，発音や審美の回復がより容易に行える．特に，無歯顎である期間が長い患者ほど，その傾向が認められるとの報告もある．

多数歯欠損の補綴を考えた場合，すべての補綴をボーンアンカードブリッジで行うには治療上，患者の状態，インプラントフィクスチャー埋入時の手術侵襲リスク，費用，治療期間やその後のメインテナンスを考えると安易には行えず躊躇する場合がある．特に清掃性に関しては，オーバーデンチャーのほうがボーンアンカーブリッジより容易に行える．今後，高齢化が進んでいく社会情勢を考えると，望ましいと考える．

V．結論

今回，上下無歯顎に対し下顎にインプラント・オーバーデンチャーを製作し，良好に機能の回復を得ることができた．

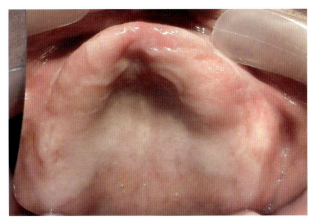

図1 術前口腔内写真(上顎).

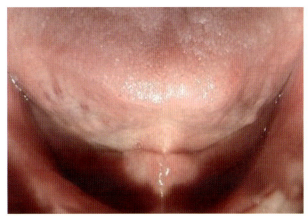

図2 術前口腔内写真(下顎).

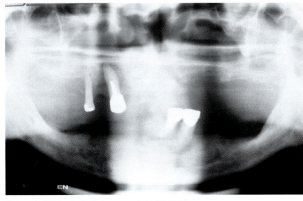

図3 初診時(パノラマエックス線写真).

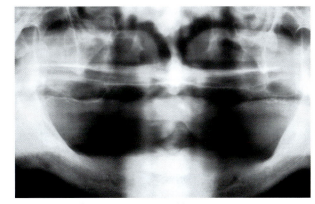

図4 術前(パノラマエックス線写真).

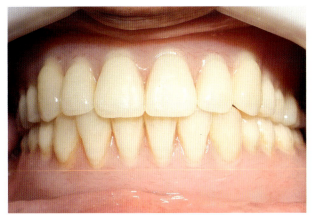

図5 術後(口腔内正面写真).

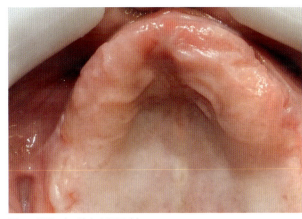

図6 術後(口腔内上顎写真).

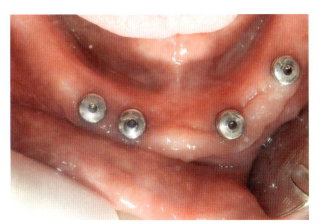

図7 術後口腔内写真(下顎).

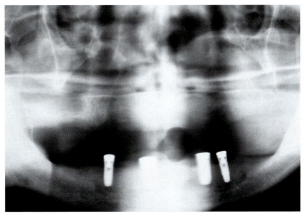

図8 術後(パノラマエックス線写真).

01 欠損状況による分類 ▶ 3）多数歯欠損 ▶ ②可徹性（インプラントオーバーデンチャー）

バーアタッチメントの長期症例

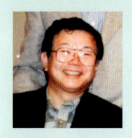

増田歯科医院　　増田紀男

I. 緒言

上顎無歯顎の患者にインプラント治療を行うとき，最小限度のインプラント体の植立本数で安定した総義歯を装着するには，バーアタッチメントが有効な手段のひとつであると考えた．今回，インプラント治療にバーアタッチメントを応用してオーバーデンチャーを製作し，長期間，経過良好な症例を経験したので報告する．

II. 症例の概要

患者：62歳，女性．
初診：1993年3月．
主訴：咀嚼障害．
既往歴：特記事項なし．
口腔内所見：上顎は顎堤吸収が著しく，吸着しない総義歯が装着されていた．下顎は $\overline{3\,2\,1|1\,2\,3}$ が存在し，臼歯部は両側遊離端義歯が装着されていた．
エックス線所見：欠損部の歯槽骨はおおむね良好であった（図1）．

III. 治療内容

患者に対し，パノラマエックス線写真，スタディモデルを提示しながらインプラント治療を応用したバーアタッチメント維持によるオーバーデンチャーについて説明し，同意を得た．

1993年3月，上顎両側犬歯間にサステインインプラント（φ3.3 mm×10.0 mm）を4本埋入した（図2）．同年6月，ライダー342アタッチメント（井上アタッチメント）を用い，インプラント体の間を連結固定した（図3）．その後，金属床による総義歯を製作して3カ所のバー部にスリーブを装着した．スリーブの適合も良く，義歯は十分に保持され，患者の満足が得られた．

IV. 経過と考察

患者は装着後6カ月ごとにメインテナンスに必ず来院し，アタッチメントを外して，プラークアウトとタンデックスソロを用いて入念に清拭してプラークコントロールを行っている（図4，5）．

患者自身にもインプラント体周囲の清掃をするとき，歯間ブラシの使用を義務づけているため，インプラント周囲炎の予防ができている．そのためトラブルもなく，21年間にわたり上顎総義歯は機能している．

V. 結論

顎堤がほとんどなくなった上顎無歯顎の症例には，インプラント治療を併用し，バーアタッチメントによる総義歯が衛生的にも経済的にも有効であると思われる．

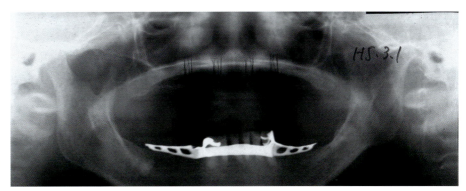

図1 初診時のパノラマエックス線写真〈1993年3月1日〉.

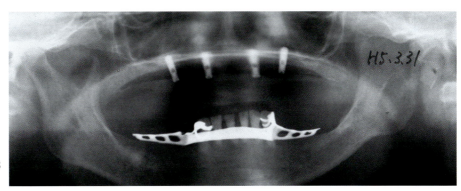

図2 パノラマエックス線写真〈1993年3月31日〉.

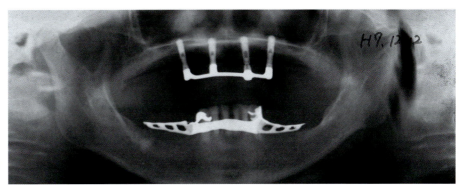

図3 パノラマエックス線写真〈1995年12月12日〉.

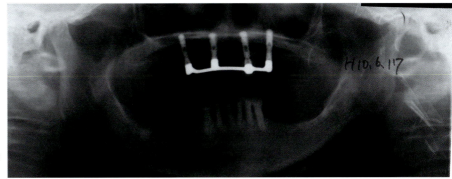

図4 パノラマエックス線写真〈1998年6月17日〉.

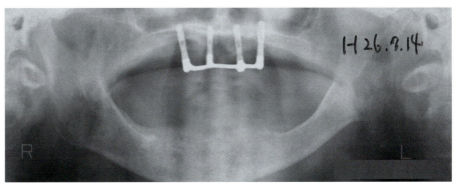

図5 パノラマエックス線写真〈2014年7月14日〉.

02　骨量不足への対応（適応症の拡大）

インプラント治療における骨造成について

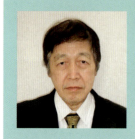

小沢歯科クリニック　　小澤重雄

　インプラント治療において，インプラント体の埋入に必要な顎堤の高径や幅径が不足する症例に遭遇することがある．垂直的ならびに水平的骨量は埋入するインプラント体の直径と長径に大きく影響する．単純に直径3.75mmのインプラント体を埋入する場合，的確な治療を行うためには顎堤の幅径はインプラント体の頰舌側におのおの1mm以上の骨を必要とすることから[1]，埋入部位の頰舌的幅径は単純計算で5.75mm以上ということになる．一方，インプラント体の長径に関してはできれば10mm以上のインプラント体を埋入したい．最近，ショートインプラントの有用性が注目されているが，連結されていない単独埴立のショートインプラントの長期的予後については不安が残る．直径10mmのインプラント体の埋入を想定すると，下顎では骨の萎縮がある場合，下顎管やオトガイ孔の存在が問題になる．インプラント埋入窩とそれらとの間に2mm以上の安全域を確保する必要性から，埋入部位は少なくとも骨頂から下顎管とオトガイ孔との間に12mm以上の骨の存在が望ましいことになる．

　骨造成の適応症は，1）インプラント体埋入時に生じた裂開状ないしは開窓状欠損症例［症例1］，2）抜歯や嚢胞摘出後に十分な骨再生が起きなかった骨内欠損症例［症例2］，3）歯槽堤の唇・頰舌的幅径の骨量不足症例［症例3］，4）歯槽堤の垂直的高さの骨量不足症例［症例4］などがある．

　これらの骨欠損形態に対してさまざまな骨造成法が試みられている．主なところでは骨再生誘導法（GBR），骨移植，オステオトーム・テクニック，歯槽堤分割（Split Crest Technique），Orthodontic Extrusion，上顎洞底挙上術，ソケットリフト，歯槽骨延長術などがあり，これらの術式を骨造成では単独ないしは複合して用いる．

　骨造成を成功に導くためには，骨形成細胞，足場，生理活性物質への配慮が必要になる．主役は細胞である．細胞のないところに足場や生理活性物質を用いてもなんの意味もない．骨形成を促進させるためには，骨造成部位に何らかの形で骨形成細胞を供給する必要がある．同時に細胞を十分に働かせるためには栄養と酸素の供給が必要である．すなわち血管網の再形成である．

　血管柄付き骨移植を除いた骨造成の臨床では，多くの場合骨形成細胞を母床骨からの供給に頼らざるを得ない．したがって母床骨の骨形成細胞をいかに利用するかの配慮が必要となる．骨髄からの血液供給と骨形成細胞を確保するために，骨造成部位全体にdecorticationを行うのも一つの方法である．その際，骨形成細胞を有効に働かせる足場として骨補塡材がある．骨補塡材は自家骨，同種骨，異種骨（Bio-Oss），人工骨代用材（HA，β-TCP）に大別される．このうち自家骨移植が今でもなお骨造成法のゴールドスタンダードであることに変わりはない．

　自家骨には骨形成能，骨誘導能および骨伝導能があり，小さな骨欠損から大きな骨欠損まで適用可能である．あらゆる骨欠損部に適用でき，きわめて有用な骨補塡材である．適用に際しブロック骨ないしは細片骨で用いられる．自家骨移植の欠点は移植床部位ばかりではなく，骨採取部位にもメスを入れなければならないことである．必然的に手術侵襲は大きくなる，また採取量にも限界がある．

　同種骨は死体から採取した骨を物理化学的に処理したもので，骨伝導能と骨誘導能を備えているとされている．量的な制約がないことから，主に米国を中心に用いられている．現在では当初期待された骨誘導能に疑問が呈されている．加えて製造過程でHIVやクロイツフェルト・ヤコブ病のプリオンに対して消毒効果はないともいわれ，日本の厚生労働省の認可はとれていない．

　異種骨や人工骨代用材には自家骨がもつ骨形成能や骨誘導能はない．骨伝導能のみに依存するため，骨補塡材はそれに接する骨組織に大きく影響される．たとえ骨補塡材が母床骨に大きく接していても，母床骨の状態やその欠損形態によって反応は異なる．またインプラント体と骨補塡材が接した場合，インプラント体との界面に骨ができるか否かの問題も残る．Misch[2]は抜歯後即時埋入したインプラント体と唇側骨との隙間にリン酸カルシ

ウム，吸収性HA，自家骨を塡入したところ，人工材料の場合緻密骨はほとんどできず，骨とインプラント体の接触は限られたと報告した．すなわち人工材料は骨の再生に限界があり，骨移植した部位とインプラント体間に十分なオッセオインテグレーションの獲得が難しいことを示唆した．したがって，自家骨を除いては骨補塡材塡入部位にosseointegrationを過度に期待するべきではない．

基本的にインプラント体の埋入は既存骨を利用するのが最善である．臨床的に骨補塡材を用いざるを得ない場合には，骨補塡材は既存骨の構造的・機能的不足部分を補うものと考え，過度に期待しないことが肝要である．

インプラント治療における骨欠損部は大きくなればなるほど骨補塡材の選択にはosseointegrationの期待できる自家骨にすべきである．

引用文献

1）伊藤隆利, 井上一彦, 江黒徹, 江原雄二, 加藤仁夫, 佐藤暢也, 佐藤裕二, 澤瀬隆, 塩田真, 嶋田淳, 田島伸也, 永原國央, 馬場俊輔, 藤井俊治, 前田芳信, 矢島安朝, 横山敦郎, 若松陽子. 口腔インプラント治療とリスクマネジメント2015, 第1版, 東京：医歯薬出版, 8-10, 2015.
2）MischCE. Contmporaryimplantdentistry, 3thed, Canada: MosbyInc, 739-768, 2008.

症例供覧

症例1：術前，術中，術後所見

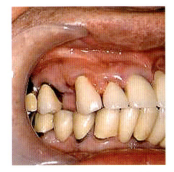

図1-a：術前口腔内所見 4|残根．

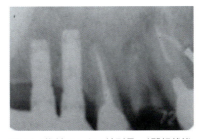

図1-b：術前エックス線所見 4|残根状態，根尖病巣あり．

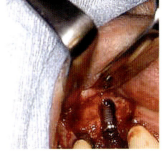

図1-c：抜歯即時埋入，頬側骨はほとんど喪失．インプラント体埋入．

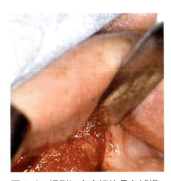

図1-d：頬側に自家細片骨を補塡．

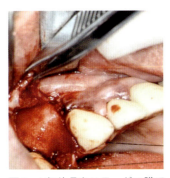

図1-e：細片骨をコラーゲン膜で被覆．

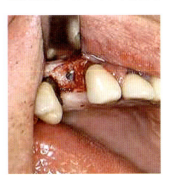

図1-f：アバットメント連結時所見，インプラントは骨で囲まれている．

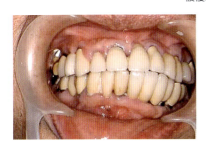

図1-g：上部構造装着5年後．

症例2：術前，術中，術後

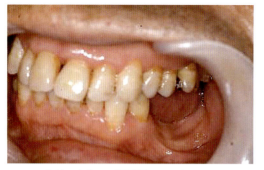
図2-a：術前口腔内所見 ｢567 の骨頂部陥凹．

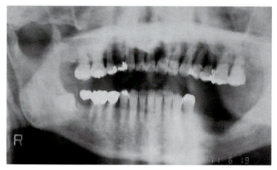
図2-b：術前パノラマ ｢567 部に骨吸収像あり．

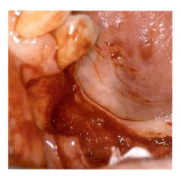
図2-c：粘膜骨膜剝離骨内欠損．

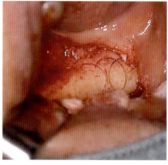
図2-d：骨欠損部後方の下顎枝頰側から骨採取．

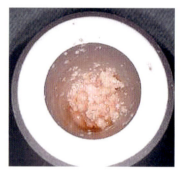
図2-e：採取した小骨片を細片骨にする．

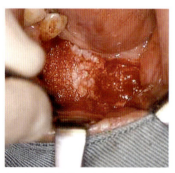
図2-f：骨欠損部に自家細片骨を補塡．

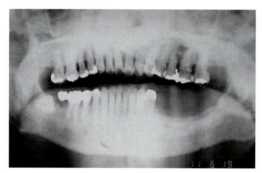
図2-g：骨移植後4カ月骨再生している．

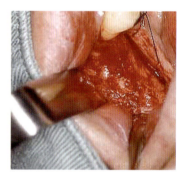
図2-h：骨膜剝離　骨欠損部は骨で再生されている．

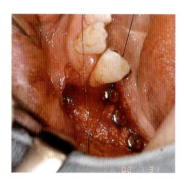
図2-i：インプラント体埋入初期固定良好．骨質 B-2．

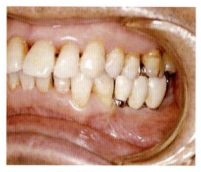
図2-j：上部構造装着6年後．

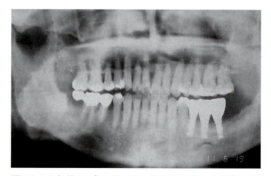
図2-k：6年後のパノラマエックス線写真．骨吸収はほとんどない．

症例3：術前，術中，術後

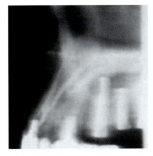
図3-a：断層写真唇舌的幅径 2-3mm.

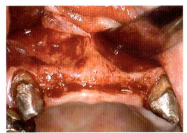
図3-b： 2 1|1 2 部骨膜剥離.

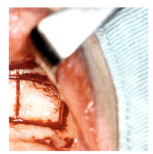
図3-c：オトガイ部骨切り.

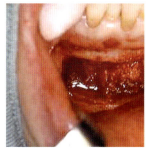
図3-d：骨片摘出後の状態.

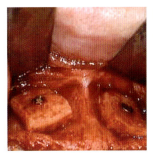
図3-e：骨片を固定用スクリューで各々固定 段差を細片骨で補填.

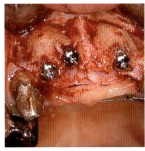
図3-f：インプラント体埋入，インプラント体は十分な骨で囲まれている.

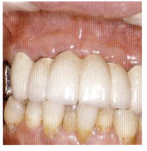
図3-g：上部構造装着後7年の口腔内所見.

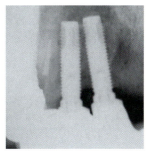
図3-h：デンタルエックス線写真．骨吸収はない.

症例4：術前，術中，術後

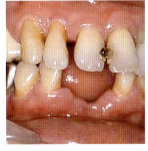
図4-a：術前口腔内所見歯槽堤の骨頂部陥凹.

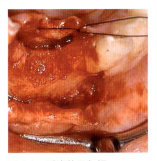
図4-b：垂直的骨欠損.

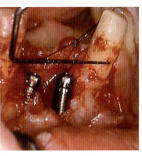
図4-c：インプラント体をテンティングスクリューをかねて埋入.

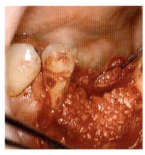
図4-d：インプラント体周囲を自家細片骨で補填.

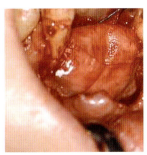
図4-e：コラーゲン膜で細片骨を被覆.

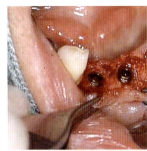
図4-f：6カ月後．インプラント体は十分な骨で囲まれている.

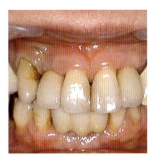
図4-g：上部構造装着後10年の口腔内所見.

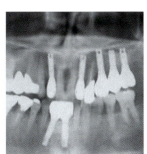
図4-h：10年後のパノラマエックス線写真．移植骨に吸収なし.

02 骨量不足への対応（適応症の拡大） ▶1）GBR ▶①マイナーGBR

高齢者にソケットプリザベーションを行った症例

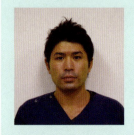

久野歯科医院　　久野貴史

I．緒言

　高齢者は，抜歯後の抜歯窩治癒不全あるいは遅延する可能性がある．今回，ソケットプリザベーション後にインプラント埋入を行い，良好に経過している症例について報告する．

II．症例の概要

患者：79歳，女性．
初診：2015年2月．
主訴：右下奥歯が痛い．
既往歴：特記事項なし．
口腔内所見：6̄｜歯肉の発赤，腫脹，全顎的な歯肉退縮が認められた．｜6̄ 7̄，7̄｜，｜7̄ 欠損（図1）．
エックス線所見：6̄｜の歯根を取り囲むようなエックス線透過像および全顎的な水平性骨吸収を認められた（図2）．
診断：中等度慢性歯周炎．

III．治療内容

　全顎的な慢性辺縁性歯周炎が認められるため，歯周基本治療を行った．また患者に保存不可能な6̄｜の抜歯の必要性を説明したところ，同部にインプラント治療を希望した．抜歯部位の骨吸収の大きさや，患者が高齢のため確実なインプラント体のオッセオインテグレーションを獲得するために，同部位にソケットプリザベーションを行う予定にした．また口腔前庭が浅いため抜歯後1カ月間は歯肉の回復を待ち，ソケットプリザベーション後に減張切開なしで縫合ができるように計画をたてた．2015年3月，6̄｜を抜歯した．同年4月に局所麻酔下で粘膜骨膜弁を剥離し抜歯窩を再掻爬した（図3）．｜7̄ 8̄ 相当部からボーンスクレーパーにて自家骨を採取し，抜歯窩に自家骨を移植した（図4）．このとき，減張切開なしで完全閉鎖ができた（図5）．術後の経過は良好で，感染などは認められなかった．インプラント埋入の術前診断のためにCT撮影を行ったところ，頰側の骨頂部の骨幅がわずかに不足していたため，インプラント埋入と同時に自家骨移植をすることとした（図6）．2015年10月に局所麻酔下でBrånemarkインプラント（MK-Ⅲ タイユナイト φ3.75mm×10.0mm）を1本埋入した．6̄｜部遠心からボーンスクレーパーにて自家骨を採取し，インプラント体ネック部の頰側に移植し縫合した．2016年2月に歯肉弁根尖側移動術を併用した2次手術を行った．同年3月にスクリュー固定式のメタルボンドクラウンを装着した（図7，8）．

IV．経過と考察

　3カ月ごとにメインテナンスのため来院．プラークコントロールは良好であり，上部構造装着後1年経過しているが，インプラント体周囲に骨吸収や歯肉の炎症は認められない．

V．結論

　高齢者にソケットプリザベーションを行うことでインプラント埋入が確実にできた．上部構造装着後もインプラント体周囲の骨吸収など認められず，経過良好であると考えられる．

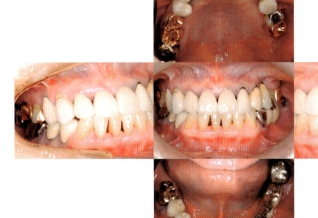

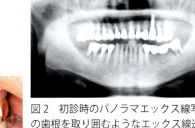

図2 初診時のパノラマエックス線写真．6|の歯根を取り囲むようなエックス線透過像を認める．

図1 初診時の口腔内．

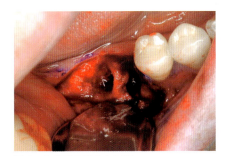

図3 抜歯窩の歯肉を剥離．

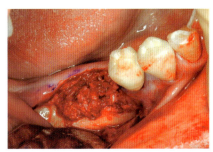

図4 抜歯窩に自家骨を移植．

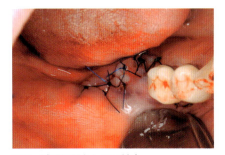

図5 減張切開なしでの縫合．

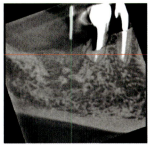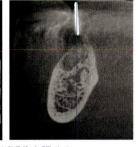

図6 術前CT．抜歯窩に骨様不透過像を認める．

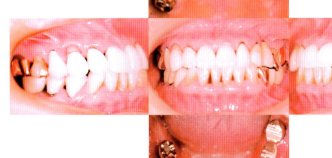

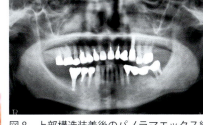

図8 上部構造装着後のパノラマエックス線写真．インプラント周囲に骨吸収像は認められない．

図7 上部構造装着後の口腔内．

02 骨量不足への対応（適応症の拡大）▶１）GBR ▶②大掛かりなGBR，自家骨移植

上顎前歯単独欠損部位にベニアグラフトを適用した1症例

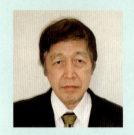

小沢歯科クリニック　小澤重雄

Ⅰ．緒言

上顎前歯部のインプラント治療は，機能性に加え審美性が強く求められる領野である．

今回，抜歯後唇側骨壁が歯頸部から根尖部付近まで喪失した症例に対し，オトガイ部から採取したブロック骨でベニアグラフトを行い，二期的にインプラント治療を行った症例を経験したので報告する．

Ⅱ．症例の概要

患者：49歳，女性．
初診：2011年7月．
主訴：|1 の動揺．
既往歴：特記事項なし．
現病歴：1カ月前より，|1 に鈍痛と腫脹を自覚するようになった．その後も症状は軽減せず，数日前から|1 の動揺が強くなり当院を受診した．
全身所見：体格・栄養状態は中等度．
口腔外所見：顔貌は左右対称で異常はない．
口腔内所見：|1 歯肉に軽度の発赤・腫脹を認めた．動揺度は3度であった．
エックス線所見：デンタルエックス線写真では，|1 近心の歯槽突起は根尖に達する垂直的骨吸収を認めた（図1）．
診断：|1 重度辺縁性歯周炎．

Ⅲ．治療内容

歯周治療を行ったが効果がなく，2011年10月に|1 を抜歯した．術中唇側骨壁が根尖近くまで喪失しているのを確認した．

軟組織の治癒を待って（図2），同年12月に|1 への骨移植を施行した（図3〜5）．6カ月後インプラント埋入手術を施行した．移植骨は母床骨と完全に一体化し，十分な骨量が得られた．インプラント体の初期固定は良好であった（図6）．

2013年1月，上部構造を装着した（図7）．

Ⅳ．経過と考察

術後経過は良好で，歯肉退縮はなく骨吸収もほとんど認められない．骨移植に際し自家骨がゴールドスタンダードであることは，誰もが認めるところである．

特にブロック骨移植は細片骨に比べ骨吸収量が少なく，十分な初期固定も得られることから，きわめて有用であることが示唆された．

Ⅴ．結論

今回，上顎前歯部の唇側骨壁を喪失した症例にベニアグラフトを行い，二期的にインプラント治療を行った症例を経験したので報告した．

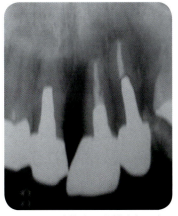
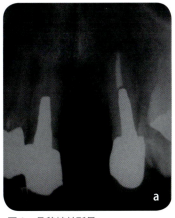
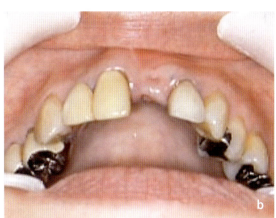

図1 |1 に隣接する歯槽突起は根尖に達した垂直的骨吸収を認められた.

図2 骨移植前所見.
a：|1 の唇側は陥凹している.
b：|1 抜歯窩のエックス線透過性は亢進している.

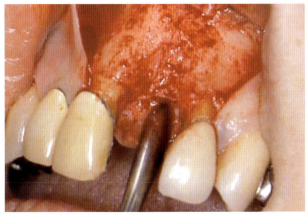
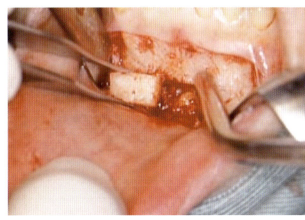

図3 粘膜骨膜を剥離したところ唇側骨壁はすべて喪失していた.

図4 オトガイ部より骨採取.

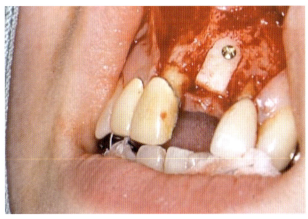
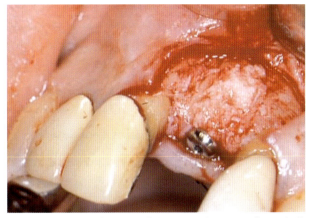

図5 |1 へブロック骨移植.

図6 移植骨は母床骨と一体化していた．インプラント体（Brånemark System：Nobel Biocare 社）φ3.75mm × 15.0 mm を埋入した.

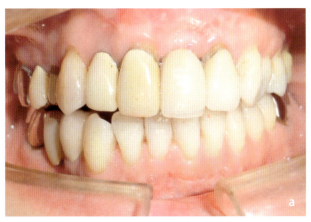
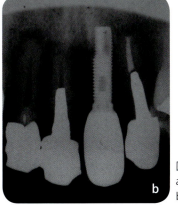

図7
a：|1 上部構造装着.
b：術後.

02 骨量不足への対応（適応症の拡大） ▶ 1）GBR ▶ ②大掛かりな GBR，自家骨移植

交通外傷により失った硬軟組織の再構築

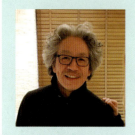

望月歯科医院　　望月浩幸

I．緒言

交通外傷による，歯槽骨を伴った歯牙喪失に対し，硬組織には自家骨によるオンレーグラフトおよびインプラント，軟組織には口腔前庭拡張術および遊離歯肉移植を用い，その機能および審美的回復を試みたので，概要を報告する．

II．症例の概要

患者：28歳，男性．
初診：2010年3月．
主訴：下顎前歯部，および 5⏌ 喪失による，咀嚼困難および審美障害．
既往歴：特記事項なし．
現病歴：2009年8月，車同士の事故に巻き込まれ下顎骨骨折．その際，⏌234 は，歯槽骨を伴った歯牙の喪失．以上の状態で，骨折治療から半年後にかかりつけ歯科医にて補綴相談したが，インプラント治療希望のため，当院を紹介され来院．
口腔内所見：歯周基本検査により，1⏌ の遠心歯周ポケットは7 mm，そのほかの歯牙は2～4 mm．1⏌12 は，パルプテストにより歯髄壊死．下顎骨整復手術後の軟組織は瘢痕が著明（図1, 2）．

III．治療内容

1⏌ は，失活してしまったことに加え，外傷による遠心辺縁支持骨の欠損の大きさから抜歯を選択．同じく失活してしまった⏌12 は，十分な辺縁支持骨の存在から，根管治療にて保存．
⏌2134 の骨および歯牙欠損部は，オトガイからのブロック骨移植同時インプラント埋入を，同一術野にて1回の手術で済むという理由で選択（図3, 4）．
瘢痕治癒した軟組織のマネジメントは，インプラントのインテグレーション確認後に，口腔前庭拡張術と口蓋からの遊離歯肉移植を施行した（図5）．

なお，インプラントは，ノーベルアクティブ φ3.5 mm×10.0 mm，およびリプレイス φ3.5 mm×11.5 mm（いずれも Nobel Biocare）を使用．

IV．経過と考察

硬組織再建に関しては，インプラント処置およびオンレーグラフトにより十分なボリュームの回復ができた．軟組織のマネジメントは，前庭は拡張し瘢痕部も改善したが，作製した角化歯肉に色のコントラストが生じてしまった．
また，⏌21 欠損を，2歯補綴にするか3歯補綴にするか，もう少し熟慮する必要があった（図6, 7）．経験則からではあるが，インプラント埋入位置が歯根に寄ることを恐れ，天然歯から離して埋入すると，審美的な補綴が困難になることが多い．最適な位置に埋入したつもりではあったが，清掃性も含めシンプルに考え，2歯補綴にすべきであったかもしれない．軟組織マネジメントに関しては，前歯部において遊離歯肉を用いる場合，上皮部分を取り除いて結合組織のみを用いることによって，色のコントラストを最小限にできたかもしれない．何も移植しない拡張術は，後戻りの不安もあり，また，顎骨骨折以後の数回の外科処置に対し，患者自身の心身に苦悩がみられ，なるべく単回の手術で良好な結果を出そうとしたが，補綴形態および軟組織マネジメントに課題が残った．

V．結論

インプラント外科の進歩により，何らかの原因で失われた硬組織の再建を予知性のある治療法として，患者に提供できることになった．特にグラフトを伴うような場合は欠損歯数，現存歯周囲の歯槽骨の高さ，硬軟組織の幅，厚みなどを綿密に診査することが重要である．

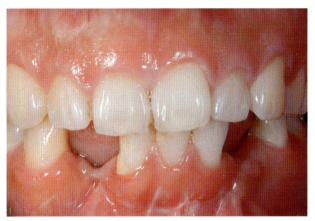

図1 術前.

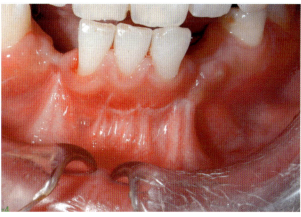

図2 術前瘢痕部.

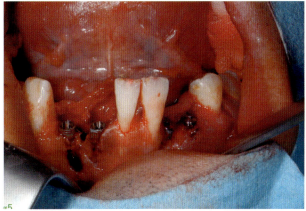

図3 フィクスチャー埋入.

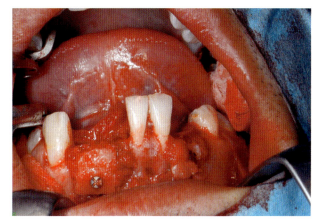

図4 オトガイ部からブロック骨移植.

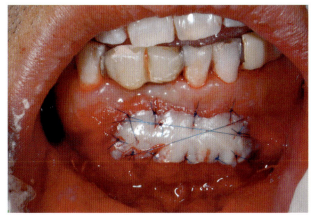

図5 遊離歯肉移植.

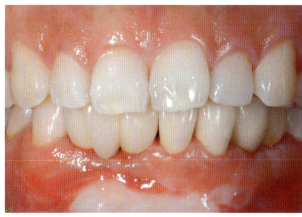

図6 術後.

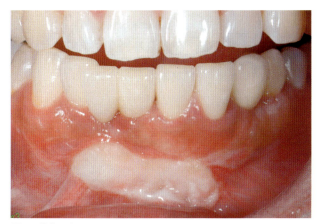

図7 術後2年.

02 骨量不足への対応（適応症の拡大） ▶ 2）サイナスリフト／ソケットリフト

上顎洞底挙上術に超音波骨切削器具を使用して後上歯槽動脈損傷を回避した1症例

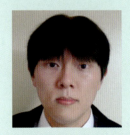

すなが歯科クリニック　　須永　亨

I．緒言

上顎臼歯部欠損に対するインプラント治療では，骨量不足によってインプラント埋入が困難となる場合が多い．そのため上顎洞底挙上術などの骨移植術が必要となるが，後上歯槽動脈損傷の危険性が高い症例も少なくない．

本症例では，ラテラルアプローチの開窓予定部位に後上歯槽動脈の走行を認めたため，超音波骨切削器具を使用して骨開窓を行い，後上歯槽動脈の損傷を回避し，上顎洞底挙上術およびインプラント治療を行った結果，良好な機能的回復を得たので報告する．

II．症例の概要

患者：73歳，男性．
初診：2011年6月．
主訴：咀嚼障害．
現病歴：他院にて義歯による補綴を施されたが違和感が強く，インプラント治療を希望し来院．
既往歴：特記事項なし．
口腔内所見：1」に人工歯が接着されていた．プラークコントロールはおおむね良好であった（図1）．
エックス線所見：全体的に歯周炎による水平性骨吸収像が認められた（図2）．
診断：咀嚼障害，慢性歯周炎．

III．治療内容

まず歯周基本治療，ブラッシング指導を行い口腔内の衛生環境を改善した．その後CBCT撮影を行ったところ，左右上顎臼歯部ともに歯槽頂から上顎洞底までの残存骨が最も薄いところで2mmであった（図3）．残存骨量からソケットリフトなどの垂直アプローチは難しく，さらに右側上顎洞壁に上顎洞底部から7〜8mmの位置に後上歯槽動脈の走行を認めたため，超音波骨切削器具を使用して骨開窓を行い，右側上顎洞底挙上術（ラテラルアプローチ）を行った（図4）．同様に左側上顎洞底挙上術を行い，6カ月後にφ3.75 mm×11.5 mmのインプラント（Zimmer）を左右2本ずつ埋入した．

下顎左側臼歯部には，φ4.0 mm×10.0 mmのインプラント（BIOMET 3i）を2本埋入した．術後の経過は良好で，3カ月後に二次手術を行い，最終補綴へと移行した．

IV．経過と考察

上部構造装着後は約6カ月ごとにメインテナンスを行っている．臨床症状，口腔内所見，上部構造装着1年10カ月後のパノラマエックス線写真においても異常は認められなかったため，経過良好と判断した．患者は違和感を訴えることもなく十分満足している（図5）．

本症例のように，開窓部に後上歯槽動脈の走行を認めるケースは少なくない．このようなケースに従来のエンジンを使用して骨開窓を行うと，後上歯槽動脈損傷の可能性が高くなる．骨開窓を行う際，超音波骨切削器具の使用は，手術をより安全に行うことができるため大変有効な手段である．今後も注意深く経過を追っていく必要があると考える．

V．結論

ラテラルアプローチによるサイナスリフトの骨開窓に超音波骨切削器具を使用することは，後上歯槽動脈の損傷を回避することができるため，非常に有効であると示唆された．

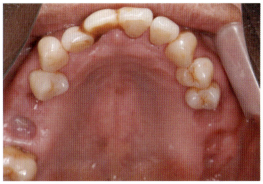
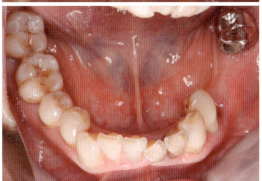
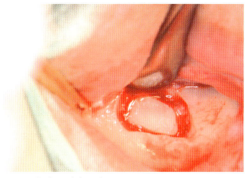

図4 術中口腔内写真.

図1 初診時口腔内写真.

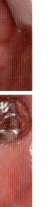
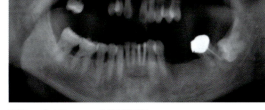

図2 パノラマエックス線写真.

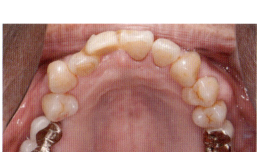
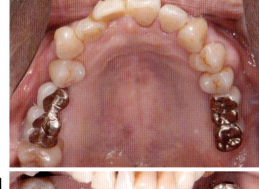
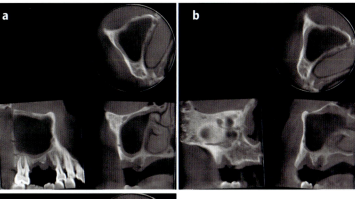
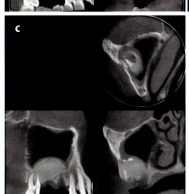
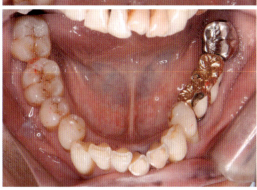

図3 CBCT. a, b：術前. c：サイナスリフト後1カ月.

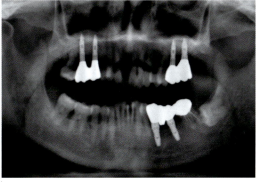

図5 上部構造装着後1年10カ月.

02 骨量不足への対応（適応症の拡大） ▶ 2）サイナスリフト／ソケットリフト

左右上顎洞にサイナスリフトを行い機能回復した1症例

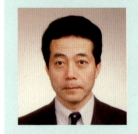

関根歯科医院　関根智之

Ⅰ．緒言

上顎臼歯欠損部位において，歯槽頂と上顎洞底が近接している症例は比較的多く認められる．このような部位に，インプラントを埋入するには上顎洞底を挙上しなければならない．それにはいくつかのアプローチの方法があるが，今回のケースではラテラルアプローチによるサイナスリフトを行いインプラント治療をし，良好な経過を得たので報告する．

Ⅱ．症例の概要

患者：55歳，女性．
初診：2008年6月．
主訴：上顎左右臼歯部欠損による咀嚼障害．
既往歴：特記事項なし．
現病歴：上顎左右臼歯部が欠損し，他院にて局部床義歯を作り使用したが，咀嚼障害と違和感を自覚したため，2008年6月に当院を受診した．
現症：全身的所見には，特記事項なし．口腔内所見は，7654｜，｜67 が欠損しており，残存している上顎前歯は全体的に中程度の動揺を認める．口腔衛生状態は良好であった（図1a）．
エックス線所見：パノラマエックス線写真では，全顎的に歯槽骨の吸収は認められない．上顎左右欠損部位は上顎洞底への近接を認める（図1b）．
CT所見では歯槽頂から上顎洞までの距離は，右側1.5～3.0 mm，左側2.4～3.2 mmであった（図1c，d）．
診断：7654｜，｜67 欠損症．

Ⅲ．治療内容

術前処置としては，まず歯周基本治療，口腔衛生指導を行う．2008年8月，左側上顎洞にラテラルアプローチによるサイナスリフトを行う（図2d）．術式は通法どおり歯槽頂切開と ｜3 頰側に縦切開を入れ，頰側歯肉を口腔前庭の深い位置まで全層弁剥離を行う．次に頰側骨面の適正な位置にラウンドバーにて開窓する．上顎洞粘膜を注意深く剥離してから，骨補填材 β-TCP を塡入する．

2008年9月，右側上顎洞にも同様にサイナスリフトを行う（図2c）．6カ月経過後，｜5 抜歯し｜567 部および 5674｜ 部にスプラインインプラント ϕ3.75 mm×11.5 mm（Zimmer）を埋入．

2009年5月，残存していた 32｜，｜1234 を抜歯，同時に即時義歯を装着．2009年7月，32｜，｜24 部に FNT インプラント ϕ4.0 mm×11.5 mm（BIOMET 3i）を埋入．約3カ月の免荷期間を経て，上部構造を装着した．

Ⅳ．経過と考察

上部構造装着後，患者の口腔衛生状態が良好であったため，3カ月ごとのリコール間隔にてメインテナンスを行っている．上部構造装着後4年以上経過しているが，周囲角化粘膜に炎症所見も認めず，エックス線所見においても骨吸収像はなく安定した咬合状態を維持している．サイナスリフトにより作られた骨のレベルは経年的に徐々に減少している（図2a，b）．しかしこの減少は他の症例でもそうだが，フィクスチャーの先端で止まることが確認されている．今後も安定した機能維持のため，定期的なメインテナンスおよび注意深い経過観察を行うことが重要である．

Ⅴ．結論

本症例のような上顎歯槽頂と上顎洞底が近接している場合，サイナスリフトをしインプラント治療を行うことは，機能回復，咬合安定の観点から有効な治療法であることが示唆された．

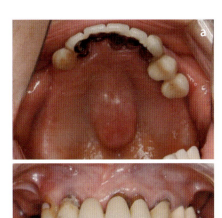
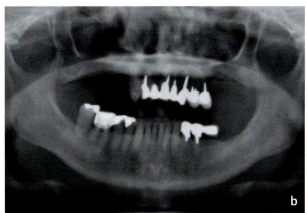
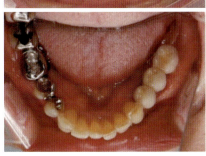
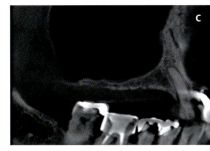
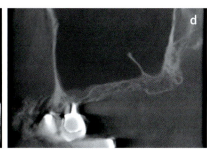

図1　初診時〈2008年6月〉．
a：口腔内写真．　b：パノラマエックス線写真．　c：右側上顎洞CT．　d：左側上顎洞CT．

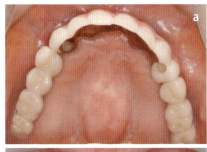
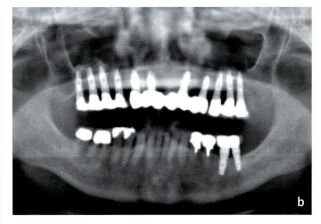
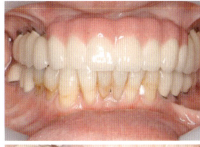
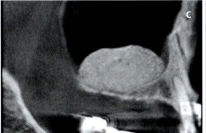
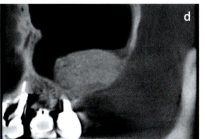

図2　5年6カ月後〈2013年12月〉．
a：口腔内写真．　b：パノラマエックス線写真．　c, d：サイナスリフト後CT．

02 骨量不足への対応（適応症の拡大）▶ 2）サイナスリフト／ソケットリフト

上顎臼歯部のサイナスリフトおよび下顎前歯部舌側の動脈を避けてインプラントを埋入した1例

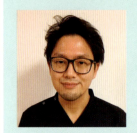

高田歯科医院　　高田将生

Ⅰ．緒言

近年，インプラント治療に関する医療事故やトラブルが急増しているといわれている．この度，下顎前歯部舌側にある動脈の存在を術前のCBCT撮影にて確認し，術中に結紮することで，異常出血を回避した症例を報告する．

Ⅱ．症例の概要

患者：69歳，女性．
初診：2009年3月．
主訴：歯の欠損による咀嚼障害および義歯による疼痛と違和感．
既往歴：特記事項なし．
現病歴：7～4| 欠損は他院にて5年程前に |4 7 支台歯のBrによる補綴処置後，半年程前に支台歯ごと脱離．|4～7, |1 2, 7 欠損に対しては他院にて1年程前に義歯による補綴処置を受けるが，義歯不適のため当院来院．
口腔内所見：7～4| は欠損．|4～7, |1 2, 7 は欠損しており義歯による補綴処置が施されていた．プラークコントロールはおおむね良好であった．
エックス線所見：パノラマエックス線写真（図2）では中程度から高度の歯周炎があり，水平的および垂直的骨吸収が認められた．また1|3 は動揺度3度であり抜歯適応であった．4| には残根を認め（図1），|4 には根尖部に透過像が認められた（図3）．
診断：歯の欠損による咀嚼障害，義歯不適合による咀嚼障害，慢性歯周炎，4| C4, |4 根尖性歯周炎　Eichner分類C1．

Ⅲ．治療内容

全顎的に口腔衛生状態の改善を図り，4|, 1|3 は抜歯．|4 は感染根管治療を行った．7～4| にはサイナスリフト（オスフェリオン〈β-TCP〉1.2g ＋ 自家骨〈上顎結節〉）を行い，免荷期間をおいて 6 4| にはBIOMET 3i社製FNTインプラントφ4.0 mm × 11.5 mm を埋入し，7| には同社製FNTインプラントφ4.0 mm × 10.0 mmを埋入した．

また，2|3 には術前のCBCTにて舌動脈からの分岐枝が舌側に存在することが確認されていたため，結紮しスプライン社製インプラントφ3.75 mm × 11.5 mm のインプラントを埋入した．

Ⅳ．経過と考察

上部構造装着後は6カ月おきにメインテナンスを実施している．2013年10月（3年0カ月）において，口腔内に異常所見は確認されず経過良好と判断した（図4）．

Ⅴ．結論

下顎前歯部舌側にある動脈の存在を術前のCBCT撮影（図5）にて確認し術中に結紮することで，異常出血を回避することができた．

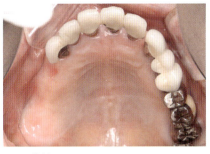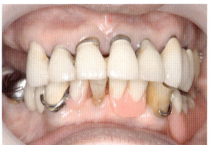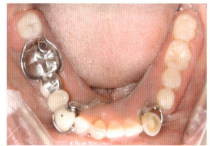

図1 術前.

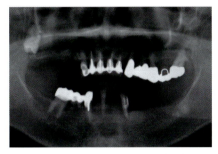

図2 初診時 パノラマエックス線写真.

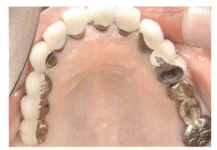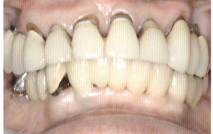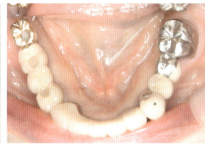

図3 術後.

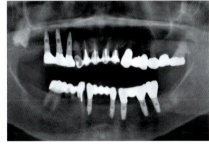

図4 上部構造装着後のパノラマエックス線写真.

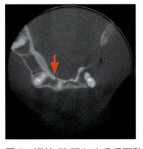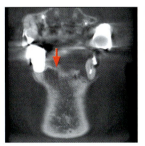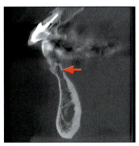

図5 術前CBCTによる舌下動脈.

02 骨量不足への対応（適応症の拡大） ▶ 2）サイナスリフト／ソケットリフト

サイナスリフト

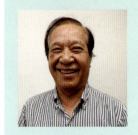

根岸歯科クリニック　根岸邦雄

I．緒言

Lateral approachによるサイナスリフトは有効な治療法であるが，手技が困難であり，上顎洞の形態を精査し，骨補填剤選択にも熟慮が必要と考える．

II．症例の概要

患者：54歳，女性．
初診：2006年12月．
主訴：義歯の違和感，咀嚼障害．
既往歴：高血圧症，脂質異常症．
現病歴：2006年12月 |6 の膿瘍形成にて来院．2007年1月同部歯根破折により抜歯を行い，抜歯窩が治癒後，|4 5 6 7 部の部分床義歯を装着したが，違和感が強く，インプラント治療を強く希望した（図1～3）．
全身所見：高血圧症薬（ランデル20mg／日），脂質異常症薬（プラバスタン）を服用中で基準値にコントロールされている．
口腔内所見：残存歯は軽度，部分的に中程度の歯周炎に罹患しているが，口腔清掃状態は良好で，歯の動揺もなく安定している．咬合状態良好で咬合平面は整っており，欠損部である |4 5 6 7 部の対合歯は |6 までであった．抜歯後6カ月で抜歯窩は治癒しているが，頬側骨の吸収が認められ，咬合状態は臼歯部ではグループファンクションであるが，前歯部は若干開口であった．
エックス線所見：デンタル，パノラマエックス線写真，CT所見により，|4 部は骨頂より上顎洞底まで5～6mm，|5 6 部は上顎洞底まで4～5mmであった．上顎洞は中隔も存在せず，炎症所見もなく，上顎洞粘膜の肥厚も認められなかった．フィクスチャーの埋入時，初期固定が得られるのに十分な骨量が存在することから，lateral approachによる一回法のSinus liftが適応と考えられた．
診断：|4 5 6 7 の欠損．

III．治療内容

2007年11月，静脈内鎮静法，局所麻酔下においてオトガイ部より自家骨を採取，同部をPRP，テルプラグにて補填，|4 5 6 部は上顎洞側壁をSmilerらの推奨するlateral approachにて開窓し，インプラント窩を形成後，インプラント体（スプラインインプラント：φ3.75mm×13.0mm）2本埋入と同時に，上顎洞底挙上部に，自家骨，Bio-Oss，Osteo Gen，DFDBA，をPRPにて混和した骨補填剤を充填し，吸収性コラーゲン膜（BioMend）にて被覆し，縫合した（図4）．

埋入後7カ月後，二次手術を行い，軟性レジンにて暫間補綴後，8カ月間，咬合調整，形態修正を行い，最終補綴物として，2009年2月，術者可撤式のハイブリットレジン前装金属連結冠を装着した（図5～7）．

IV．経過と考察

最終上部構造装着後3～5カ月ごとにメインテナンスを行い，6年が経過したが，咬合状態も良好で，インプラント体の動揺や周囲軟組織の炎症も認められず，安定した状態を保っていた（図8～10）．

上顎臼歯部の垂直的な骨量不足に上顎洞挙上手術は医学的根拠も整い有効な方法と思われる．lateral approachによるサイナスリフトは手技的にはソケットリフトと比較すると，非常に難しい．おのおのの症例に対してlateral approachによるサイナスリフトは，上顎洞の解剖学的形態を精査したうえ，人工代用骨・骨補填剤の選択も熟慮するべきと考える．

V．結論

本症例では |4 ，|5 にインプラント治療を行うことにより患者の十分な満足が得られた．

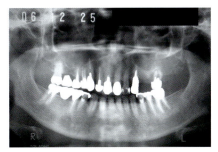
図1 初診時.

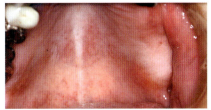
図2 埋入前.

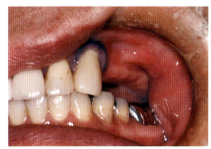
図3 埋入前.

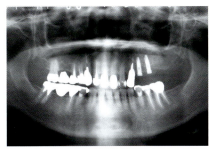
図4 インプラント体埋入直後.

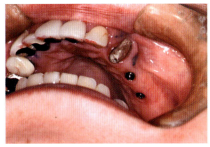
図5 上部構造装着前.

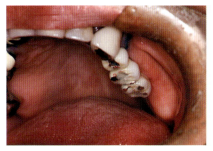
図6 上部構造装着直後.

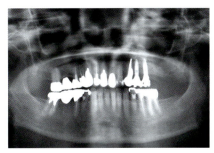
図7 上部構造装着後のパノラマエックス線写真.

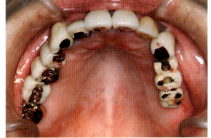
図8 上部構造装着6年後.

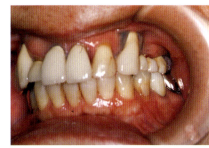
図9 上部構造装着6年後.

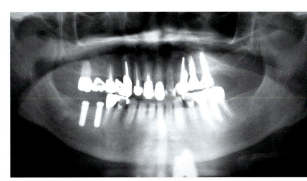
図10 上部構造装着6年後のパノラマエックス線写真.

02 骨量不足への対応（適応症の拡大） ▶ 2）サイナスリフト／ソケットリフト

ソケットリフト

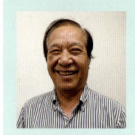

根岸歯科クリニック　　根岸邦雄

Ⅰ．緒言

ソケットリフトは上顎臼歯部の骨量不足に有効な手段であるが，術前の綿密な診査・診断が必要であり，不測の事態に対応できる手技が必要だと考えられる．

Ⅱ．症例の概要

患者：59歳，女性．
初診：2005年1月．
主訴：④⑤⑥ 部のブリッジ脱離，義歯の違和感，咀嚼障害．
既往歴：高血圧症，2004年11月くも膜下出血にて開頭手術を行った．
現病歴：2005年8月，④⑤⑥ 部のブリッジ脱離にて来院．⑥は歯根破折により保存不可能のために抜歯．⑤⑥⑦ 部に部分床義歯を装着したが，違和感が強くほとんど使用せず，インプラント治療を強く希望した．
全身所見：高血圧症（ミカルディス20mg／日服用中）コントロールされていた．
口腔内所見：口腔清掃状態は良好で，残存歯は軽度，部分的に中程度の歯周炎に罹患しているが，歯の動揺もなく安定している．咬合型はフルバランスに移行型のグループファンクションと推察される．
エックス線所見：パノラマエックス線写真により⑤部は骨頂より上顎洞底まで13mm，骨幅も十分な骨量があった．⑥部は十分な骨幅は存在するが，骨頂より上顎洞底まで6〜7mm，⑦部は十分な骨幅はあるが，骨頂より上顎洞底まで7〜8mmであった．上顎洞には炎症はなく，粘液囊胞，上顎洞粘膜の肥厚も認められず，自然孔も存在することにより，上顎洞底挙上術が可能であると考えられた（図1）．
診断：⑤⑥⑦ 欠損．

Ⅲ．治療内容

2006年9月，静脈内鎮静法（ドルミカム使用），局所麻酔下において⑤部にインプラント体（φ3.3mm×12mm〈Straumann〉）を埋入，⑥⑦部は上顎洞底まで1〜2mmの骨を残しインプラント窩を形成しシュナイダー膜を破らないようにソケットリフターにて慎重に槌打し，上顎洞底を拳上，Bio-Oss，Osteo Gen，エムドゲイン，PRPを混和した骨補填剤を充填し，⑥部にインプラント体（φ4.1mm×10.0mm〈Straumann〉）を埋入，⑦部にインプラント体（φ3.3mm×10.0mm〈Straumann〉）を埋入した（図2）．

埋入後5カ月，二次手術を行いレジンにて暫間補綴，3カ月後に最終補綴物として，2007年6月，術者可撤式のハイブリットレジン前装金属連結冠を装着した（図3〜5）．

Ⅳ．経過と考察

最終上部構造装着後4〜6カ月ごとにメインテナンスを行い，上部構造装着後，約7年が経過したが，咬合状態も良好で，インプラント体の動揺や周囲軟組織の炎症も認められず，安定した状態を保っていた．

上顎臼歯部の垂直的な骨量不足に対して，ソケットリフトは既存骨で初期固定が可能な有効な手技であると考えられる．しかし，ソケットリフトは暗視野，盲目的な手技を伴うために術前の綿密な診査・診断が必要である．インプラント埋入時にインプラント体の上顎洞内への迷入，上顎洞内の術後感染を惹起するなどの不慮の突発事故に対応できる手技を得ることが必要不可欠であると考えられる（図6〜10）．

Ⅴ．結論

本症例では⑤，⑥にインプラント治療を行うことにより，患者の十分な満足が得られた．

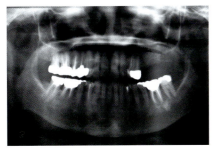
図1　術前パノラマエックス線写真.

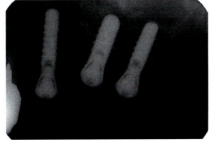
図2　インプラント体埋入直後.

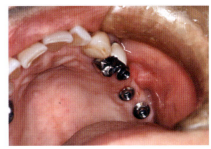
図3　上部構造装着前.

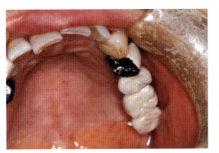
図4　上部構造装着直後.

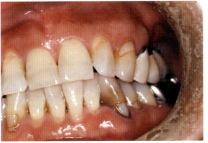
図5　上部構造装着直後.

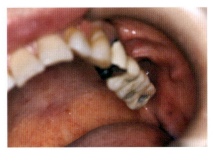
図6　上部構造装着7年後.

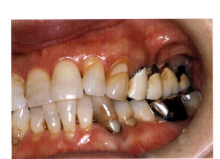
図7　上部構造装着7年後.

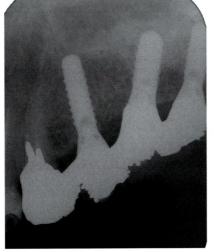
図8　上部構造装着7年後.

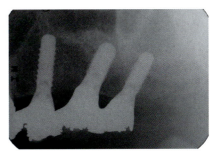
図9　上部構造装着6年後.

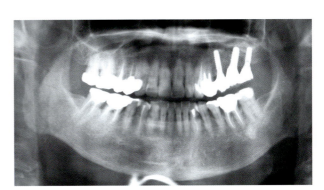
図10　上部構造装着7年後のパノラマエックス線写真.

02 骨量不足への対応（適応症の拡大） ▶ 2）サイナスリフト／ソケットリフト

上顎洞底下の骨量不足に対してインプラント埋入を行った1症例

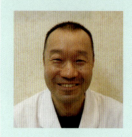

三井歯科医院　萩原寛司

I．諸言

歯の欠損部の補綴処置にはブリッジ，義歯，インプラント処置がある．

インプラント治療を選択した場合，著しい骨吸収や，上顎洞底までの骨量不足によりインプラント体の埋入が困難なことが多々ある．今回，インプラント体埋入に際し，頬側歯槽骨吸収が著しく，同時に上顎洞底までの距離が不足した症例に骨造成を行い，良好な結果を得たので報告する．

II．症例の概要

患者：60歳，女性．
初診：2016年4月．
主訴：左上奥歯が，腫れて痛い．
既往歴：特記事項なし．
口腔内所見：⌊5 頬側歯肉に発赤，腫脹を認めた（図1）．
エックス線所見：⌊5 歯根を囲むようにエックス線透過像を認めた（図2）．
診断：⌊5 歯根破折．

III．処置および経過

2016年4月，⌊5 の根管治療のため補綴物を除去したところ，頬側根に垂直性破折を認め保存不可能であった．患者は抜歯後の欠損部にインプラント処置を希望した．⌊5 部，抜歯のために粘膜骨膜を剥離したところ，根尖に達する骨吸収を認めた．抜歯と同時にハイドロキシアパタイトとβ-TCPを混ぜ合わせ骨造成を施行した（図3）．

同年8月，パノラマエックス線写真（図4）ならびにCT像（図5）では骨造成部の状態に異常は認められなかった．

歯槽頂から洞底までの距離は7mmであったため，同年10月にソケットリフトを施行しφ3.5mm×11.0mm（アストラテック社製）のインプラント体を埋入した（図6）．

5カ月後のエックス線写真撮影ではインプラント体周囲に透過像はなく（図7），オステルISQ値（モリタ社）は75を示した．2017年3月，上部構造を仮着セメントにて装着した（図8）．

IV．経過と考察

2017年8月，上部構造装着10カ月後，経過良好であった（図9，10）．

⌊5 部顎堤の頬側骨，上顎洞底下に骨量不足を認めた．通常の治療計画であればブリッジあるいは義歯となる症例であった．今回の症例では骨造成を施行し，インプラント体を埋入することで，咬合圧の分散，削合することなく⌊4 健全歯の保存ができた．今後，注意深い経過観察は必要であるが，骨造成は骨量不足の顎骨に大変有効な方法と考えられる．

V．結論

骨造成法は，今まで不可能と考えられていたインプラント体埋入を可能にした．今後，長期にわたる継続管理と注意深い経過観察を必要とするが，骨造成とインプラント体埋入の併用は，顎堤狭小化の改善，健全歯保全，咬合崩壊を予防する大変有効な方法であると考える．

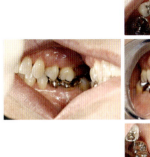
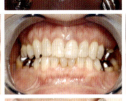
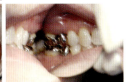
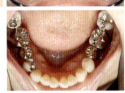

図1 術前口腔内写真.

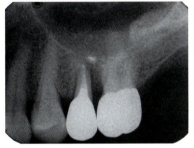

図2 |5 デンタルエックス線写真所見.

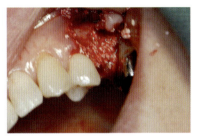

図3 |5 部骨造成〈2016年4月〉.

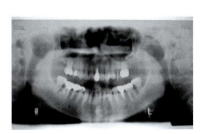

図4 術前パノラマエックス線写真〈2016年8月〉.

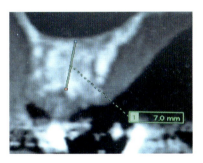

図5 |5 部術前のCT〈2016年8月〉.

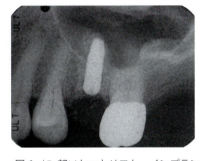

図6 |5 部ソケットリフト,インプラント体埋入直後のエックス線写真〈2016年10月〉.

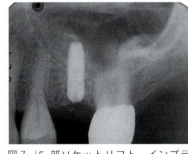

図7 |5 部ソケットリフト,インプラント体埋入5カ月後のエックス線写真〈2017年3月〉.

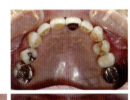
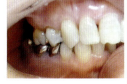
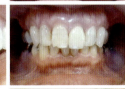
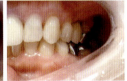
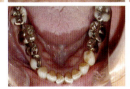

図8 |5 部上部構造装着時写真〈2017年3月〉.

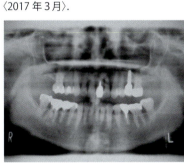

図9 上部構造装着10ヵ月経過後のパノラマエックス線写真（2017年8月）

図10 上部構造装着10カ月経過後のデンタルエックス線写真.

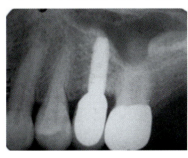

02 骨量不足への対応（適応症の拡大） ▶ 2）サイナスリフト／ソケットリフト

内視鏡下副鼻腔手術（ESS: Endoscopic Sinus Surgery）後に側方アプローチで上顎洞底挙上術を施行しインプラント補綴を行った1症例

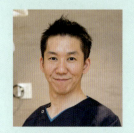

原歯科医院　原　一史

I．緒言

上顎臼歯部欠損に対するインプラント治療において、垂直的な骨量不足のため上顎洞底挙上術が必要となるケースは少なくない．しかし、慢性的な副鼻腔炎の既往により、洞内の粘膜の肥厚が著しく、洞底粘膜の剥離、挙上および骨補塡材料の移植が困難な場合がある．

今回、耳鼻科医と連携し内視鏡下副鼻腔手術（ESS）後に、側方アプローチを用いた上顎洞底挙上術を施行しインプラント補綴を行い、良好な経過が得られたので報告する．

II．症例の概要

患者：55歳，女性．
初診：2011年1月．
主訴：入れ歯が合わない・奥歯で噛めない．
既往歴：特記事項なし．
現病歴：他院にて 6|7 |5|6|7 の抜歯処置を受け、可撤性部分床義歯を装着するも違和感のため使用できず、咀嚼障害を主訴に当院を受診した（図1）．
現症：7 6|5 6 7 欠損．
エックス線所見：CBCTから 6|7 部は骨頂より上顎洞底までの距離は約1mm，|5|6|7 部は約1〜2mm，左右とも上顎洞内の粘膜の肥厚が著しく自然孔は閉鎖していた（図2〜4）．
臨床診断：7 6|5 6 7 欠損，左右慢性上顎洞炎．

III．治療内容

上顎洞底挙上術は困難と診断し、耳鼻咽喉科に紹介しESSを依頼した．術後6カ月経過後のCBCT（図5，6）より洞内粘膜肥厚の退縮、自然孔の交通を認めた．歯周基本治療後、2012年1月局所麻酔下において右側、2012年3月左側上顎洞部に対して、側方アプローチで上顎洞底挙上術を行い骨補塡剤（β-TCP）を塡入した．術後6カ月以上経過観察を行い、感染の症状がないことを確認し（図7，8），2012年10月、6|7 部にインプラント体（splineインプラントシステムφ3.75mm×8.0mm），|5|6 にインプラント体（splineインプラントシステムφ3.75mm×10.0mm）|7 に（φ3.75mm×8.0mm）を2回法にて埋入した．埋入約6カ月後、最終上部構造として2013年4月、陶材焼付鋳造冠を連結冠にて仮着セメントを用いて装着した．

IV．経過と考察

上部構造装着後、5年以上が経過したが口腔内に異常所見は確認されず、エックス線写真においても顕著な骨吸収像やインプラント周囲炎等の異常所見は確認されなかったことから、経過良好と判断した（図9，10）．患者は機能的・審美的に十分満足している．上顎臼歯部の垂直的な骨量不足に上顎洞底挙上術は有効な手技であると考えられるが、慢性的な上顎洞炎による粘膜の肥厚や、鼻腔との自然孔での交通が認められない症例は、洞底粘膜の剥離、挙上により重篤な感染症を惹起する等の可能性が考えられる．

V．結論

上顎洞内に重篤な副鼻腔炎を認める症例に対しては耳鼻科にESSを依頼し、慢性上顎洞炎を完治させ、その後上顎洞底挙上術を行うべきであると思われる．本症例においてESS後、側方アプローチを用いた上顎洞底挙上術に伴うインプラント治療の有効性が示唆された．今後も予後観察は必要と考える．

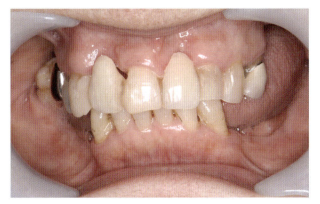
図1 初診時口腔内写真.

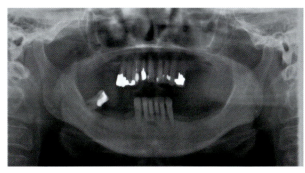
図2 初診時パノラマエックス線写真.

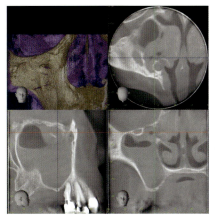
図3 右側初診時CT. 上顎洞内の粘膜肥厚および自然孔は閉鎖している.

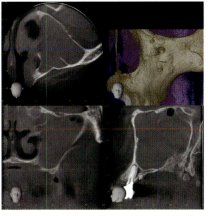
図4 左側初診時CT. 上顎洞内の粘膜肥厚および自然孔は閉鎖している.

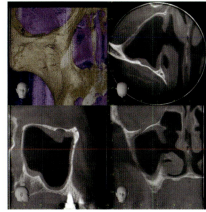
図5 ESS後右側CT.

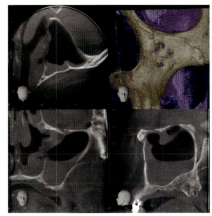
図6 ESS後左側CT.

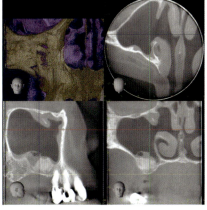
図7 右側サイナスリフト後CT. 自然孔との交通を認める.

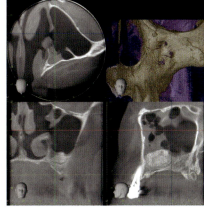
図8 左側サイナスリフト後CT. 自然孔との交通を認める.

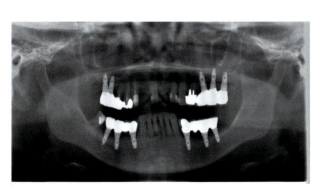
図9 上部構造装着後5年以上経過 パノラマエックス線写真.

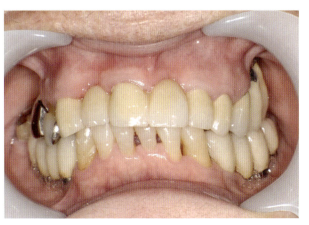
図10 上部構造装着後5年以上経過 口腔内写真.

03　ソフトティッシュマネージメント

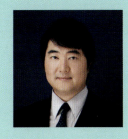

ソフトティッシュマネージメント

デンタルオフィス武蔵浦和　　栗原一雄

　近年，インプラント治療が特殊な治療法ではなく一般臨床に広く応用されている．そのようななかでインプラント治療はただ噛めればよいというものだけではなく，患者からの審美的要求も高くなってきており，そういったニーズに対応することが必要となってきている．また審美的要求を満たすだけでなく予知性の向上をはかることもわれわれ歯科医師の職務として必須となってきている．当然ではあるがインプラント治療は補綴物装着がゴールではなく，そのメインテナンスやフォローアップ等を含めたインプラント治療における次ステージの始まりでもある．そのためインプラント周囲炎等の予防や対応をしなければいけなくなるなかで，予知性を高める1つの方法としてソフトティッシュマネージメントによる歯周組織保存への対応の必要性の声も徐々に上がってきた．

　しかしインプラント周囲へのティッシュマネージメントはその環境や術式において容易なものではないのも事実である．ましてや外国人と比べ日本人はその体格が平均的に小さい事に準じて，口腔内においても歯周組織の解剖学的，組織学的に量的な違いがあるといわれている．軟組織についてはモンゴロイド系人種はネグロイド系やコーカソイド系人種と比べ，厚さおよびその質において違いがある事は周知であろう．

　インプラントの予知性を高めるためには厚いハードティッシュだけではなく厚いソフトティッシュが必要とされている．インプラント周囲のソフトティッシュを維持するためには天然歯と比べ更なるソフトティッシュの厚さが必要とされている．薄さを改善するためには移植をする他にない．Maynardの分類でいうとType4は歯肉退縮を起こしやすい傾向にありソフトティッシュマネージメントを行うことでType3に状態移行することが歯肉退縮などのネガティブファクトに対して有用とされている．

　前歯部においては審美性の要求が高いためソフトティッシュマネージメントが必要となることが多いが臼歯部においてはどうであろうか．臼歯部においてソフトティッシュマネージメントは審美性を向上させる目的よりも清掃性を向上させインプラント予後の予知性を向上させる目的でソフトティッシュマネージメントが行われることが多い．口腔前庭が確保されなければ食物残渣が認められ清掃性も低下する．そのインプラントの維持のため適切な口腔前庭が確保される必要があり，またインプラント周囲には適切な厚さの角化歯肉が必要であると筆者は考えている．

　また，そんなただでさえ薄く少ない歯周組織をマネージメントするのは技術的に難易度が高いものではあり，その正確性並びに精密性を向上させるために，拡大鏡やマイクロスコープなどを使用して拡大視野下で処置をすることは非常に有用であるといえる．

03 ソフトティッシュマネージメント

前歯部抜歯即日インプラント埋入即時負荷10年経過症例

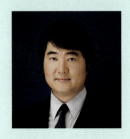

デンタルオフィス武蔵浦和　栗原一雄

Ⅰ．緒言

審美領域における治療では，抜歯即日にインプラントを埋入し咬合回復をすることにより，口腔機能ならびに審美性の回復を図ることは非常に重要となる．

今回，咬合ならびに周囲組織の経年的なコントロールを行い，良好な結果を得られた症例を報告する．

Ⅱ．症例の概要

患者：68歳，女性．
初診：2003年6月．
主訴：1⌋前歯部審美障害．
既往歴：特記事項なし．
口腔内所見：歯周状態は，プロービングデプスの最深部が2mmで動揺はない．咬合状態は若干の早期接触が認められたが，大きなパラファンクションは認められず安定していた．当該歯は，水平ならびに垂直に歯牙の動揺がみられ（図1），保存不可能と診断し抜歯後の修復処置を説明したところ，インプラント治療を希望した．

Ⅲ．治療内容

基礎資料を収集した後に治療計画を立案し，それに則り早期接触の除去をはじめとする初期治療ならびに各前処置を行った．

その後，2003年7月8日，抜歯後，速やかに唇側歯周組織の厚さを確保するために，治療計画に基づいて，抜歯窩内の口蓋側寄りにφ4.3 mm×12.0 mm（Replace Select Tapered Tiu〈Nobel Biocare〉）の，インプラント埋入術を行った．

初期固定は約50 Ncmであった．インプラント体と抜歯窩のギャップは唇側で約2 mmあったため，インプラント窩形成時に採取した自家骨とBio-Oss（Geistlich）ならびにPRPを混ぜて塡入した．既製のテンポラリーアバットメントと硬質レジンを用い，カスタムヒーリングアバットメントを作製後プロビジョナルクラウンを仮着し（図2），3カ月後の2003年10月に最終補綴装置を装着した（図3）．

中心咬合位ならびに下顎前方誘導時のオクルーザルコンタクトは，反対側同名歯と同様の形態と強さで与え，隣在歯との接触点の圧と形態の調整を行い，術後1週間は術野の消毒と咬合のチェックを毎日行った．

Ⅳ．結果と考察

上部構造体装着後1カ月で約0.5 mmの唇側歯肉の退縮がみられたが，装着後約3年経過後，および10年経過後においても唇側歯肉の退縮はほとんどみられず，エックス線写真による骨吸収像も認められず，審美的・機能的に十分満足した結果が得られた（図4）．

最終補綴後10年で咬合のチェックをし，当該歯の咬合調整を2度，口腔内にて行っている（図5）．

Ⅴ．結論

審美領域におけるインプラント治療は，治療計画が非常に煩雑で難易度が高く，最終型の予想が難しい．また経時的な変化が結果として出やすいと報告されている．

しかし今回の症例では，咬合接触状態，周囲歯周組織のコントロールを治療計画の段階から予測対応したため，埋入と同日の咬合負荷に対しても良好な予後につながったと考えられる．

図1 a, b：初診時．水平的な破折が認められる．

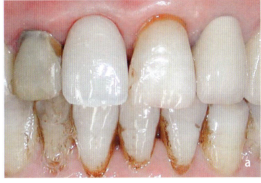
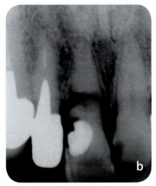

図2
a：インプラント埋入．同日，プロビジョナルクラウン装着後．
b：インプラント埋入後．

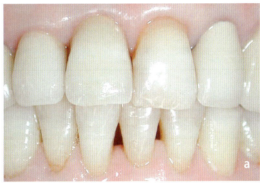
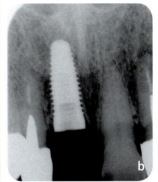

図3 a, b：最終補綴装着直後．

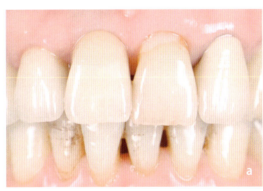
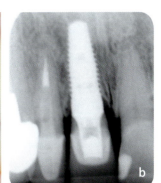

図4 a, b：最終補綴装着後3年．
大きな問題は認められない．

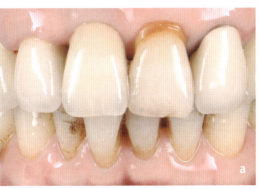
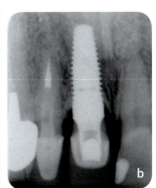

図5 a, b：最終補綴装着後10年．
インプラント周囲にある骨の吸収も認められず周囲歯周組織は経時的に審美的な状態を保っている．

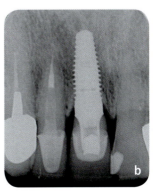

03 ソフトティッシュマネージメント

Angle class II，咬合崩壊患者を審美，機能を考慮して咬合再構成した症例

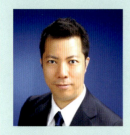

さだきデンタルクリニック　坂本貞樹

I．緒言

今回，アングルclass IIの咬合崩壊した患者で，アンテリアガイダンスの設定，バーティカルストップの確立，審美性の回復など治療していくにあたって困難が多数あったが工夫して治療を行った症例を報告する．

II．症例の概要

患者：54歳，男性．
初診：2009年11月．
主訴：上の歯がグラグラする．
既往歴：高血圧，痛風．
現病歴：$\overline{6|}$，$\overline{|7}$ は20年前に抜歯し，義歯を作成したが使用しなかった．
現症：$\overline{|6}$，$\overline{|7}$ に著明な挺出が見られた．全体的に歯肉に発赤，腫脹を認めた．ほとんどの歯牙が修復されていた．上顎前歯が動揺するので前歯ブリッジを除去してみると $\overline{|3}$ に歯根破折を認めた．

III．治療内容

ひとまず上顎前歯にプロビジョナルレストレーションを作成し，破折の原因の究明，多数のカリエス，咬合崩壊の原因，治療計画の立案を目的として全体的な口腔内診査を行った（図1，2）．術前の診査から全ての歯牙がカリエス，不適合修復物装着歯であり，また現在の顎位にズレを生じていることから中心位ポジションを採得し，その顎位でプロビジョナルレストレーションを作成し，再評価の後にファイナルレストレーションへと移行していくこととした．

上顎前歯以外の予後不良歯はファーストプロビジョナルレストレーション作成時に抜歯した．初期治療終了後セカンドプロビジョナルレストレーションを作成した．上顎前歯は歯周組織温存のため両側犬歯を最初に抜歯し，インプラントを植立し（図3），インテグレーション後，前歯部のプロビジョナルレストレーションを作成した（図5）．上顎前歯インプラントは歯肉，歯間乳頭を保存するために二次オペ時に歯肉をロール法で唇側に移動させ歯肉の厚みを作った（図6，7）．機能，審美など再評価しファイナルレストレーションを作成した（図8）．

なお，使用したインプラントは全てノーベルリプレイスを使用し，$\overline{6|}$ φ5.0mm×10.0mmストレート，$\overline{3|}$ φ4.3mm×10.0mmストレート，$\overline{1|}$ φ3.5mm×12.0mmストレート，$\overline{|3}$ φ4.3mm×12.0mmストレート，$\overline{|6}$ φ4.3mm×10.0mmストレート，$\overline{|4}$ φ3.5mm×12.0mmストレート，$\overline{|6}$ φ5.0mm×10.0mmテーパードを植立．

IV．経過と考察

上顎前歯部インプラントはあらかじめ作成した理想的な形態のプロビジョナルアバットメント，プロビジョナルレストレーションを同時に装着することにより目指す歯肉形態を作ることができた（図4～9）．

上部構造装着3年後，経過良好である（図9，10）．

V．結論

とくに複雑なケースや審美的要求が高いケースなどは術前の診査診断が重要になり，それを元に立てた治療計画通り治療を進めていくことにより術前に定めたゴールに向かっていくことができると再確認できた．

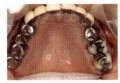
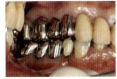 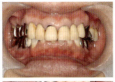 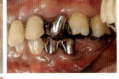
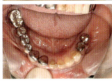

図1 初診時（術前）口腔内写真.

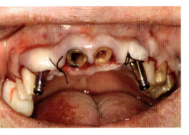

図2 初診時パノラマエックス線写真.
不適合修復物，二次カリエス，要根管治療歯，歯の位置以上を認め全額的に治療し咬合再構成を行っていくこととなる．初期治療が終了し，顎位も安定したところでインプラント治療計画に入る.

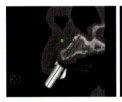 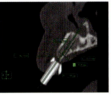 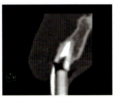

図3 CBCT像.
3⏋, ⎿3, ⎿1にインプラント植立しインプラントのオッセオインテグレーション後フラップを開け印象しプロビジョナルアバットメント，プロビジョナルレストレーションを作成する.

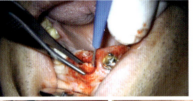

図4 インプラントのオッセオインテグレーション後フラップを開け印象.

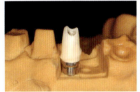 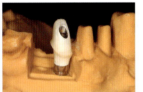

図5 カスタムプロビジョナルアバットメント，プロビジョナルレストレーションを作成.

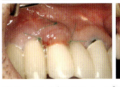 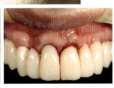 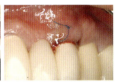

図6 マイクロスコープ下で2次オペ時にロール法にて歯肉を増大させると同時にプロビジョナルアバットメント，プロビジョナルレストレーションをセット.

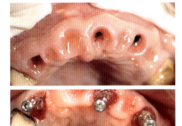

図7 理想的なインプラント周囲歯肉を形成しその形態を最終形態に移行するためにカスタムインプレッションコーピングを作成し印象採得を行う.

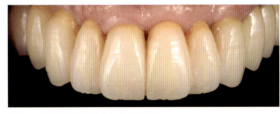

図8 審美的に回復された前歯部.

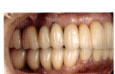 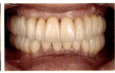 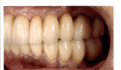
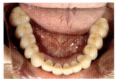

図9 ファイナルレストレーション装着後3年 口腔内写真.

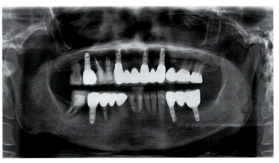

図10 ファイナルレストレーション装着後3年 パノラマエックス線写真.

113

04 インプラントと矯正

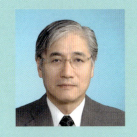

インプラントと矯正

久野歯科医院　久野敏行

インプラント治療と矯正治療については下記のように大別される.
1. 矯正治療後のインプラント治療
2. 矯正治療に伴う固定源としてのインプラント体の永久的埋入
3. 矯正治療に伴う歯科矯正用アンカースクリューの併用
4. 矯正学的に歯の移動に伴う骨のリモデリングを利用したインプラント治療

1. 矯正治療後のインプラント治療

矯正治療時に先天欠如歯あるいは多数歯にわたる欠損が存在する時,矯正治療のみではそのスペースを閉鎖することが困難な時もある.そのような時,欠損補綴にインプラント補綴は有効な手段である.またMTM（minor tooth movement）により,インプラント埋入部位が隣接する傾斜歯により空隙不足を生じている時,アップライトしその空隙を改善してインプラント体の埋入を可能にする.

2. 矯正治療に伴う固定源としてのインプラント体の永久的埋入

歯科矯正治療における歯の移動の時,スペースを確保するための固定（アンカレッジ）が重要である.その時に絶対的固定源としてインプラントは有効である.

矯正治療の固定源として1969年にLinkowらは下顎臼歯部にブレードインプラントを永久埋入し,上顎前歯部の遠心移動にⅡ級ゴムの固定源として使用した.その後インプラントには上部構造を装着する.現在でも症例によっては応用されることがある.

3. 矯正治療に伴う歯科矯正用アンカースクリューの併用

本来,暫間用スクリューは顎変形症の骨切りの顎間固定等として使用されてきた.1997年には嘉ノ海によりチタン製暫間アンカースクリュータイプインプラントが開発された.1999年に菅原はサージカルミニプレートを使用したSAS（skeletal anchorage system）を開発してその基礎をつくった.

矯正治療では歯の圧下,絶対的固定源として使用されるようになり,今まで治療困難な症例にも応用され,治療が容易になってきた.またMTMの時,スクリューを固定源して使用する以外に咬合力を付与しないテンポラリークラウンの支台として利用することもある.

2012年に薬事承認され,現在は多くの種類の歯科矯正用アンカースクリューが販売されている.

4. 矯正学的に歯の移動に伴う骨のリモデリングを利用したインプラント治療

Zachrissonらは歯の移動に伴って骨がリモデリングを利用し,歯の移動後の空隙に出来た骨にインプラント体を埋入したことを2005年に報告していた.保存不可能な残根を矯正学的に挺出させた後に抜歯を行い,挺出後に出来た新製骨にインプラント体を埋入する方法は以前から行われていた.最近はわが国でも歯を水平方向に歯体移動させ,移動後に骨がリモデリングされて出来た空隙にインプラントを埋入する方法も報告されている.

04 インプラントと矯正

下顎第一大臼歯欠損部にMTMと矯正用アンカースクリューを併用しインプラント治療を行った症例

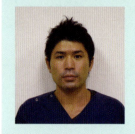

久野歯科医院　　久野貴史

Ⅰ．緒言

今回，矯正用アンカースクリューを用いて 7| をMTM（Minor Tooth Movement）後，6| 相当部にインプラント体埋入を行った．上部構造装着後，良好に経過している症例について報告する．

Ⅱ．症例の概要

患者：63歳，女性．
初診：2016年4月．
主訴：右下奥歯が噛むと痛い．
既往歴：特記事項なし．
口腔内所見：7| 歯肉の発赤，腫脹，全顎的な歯肉退縮が認められた（図1）．
エックス線所見：全顎的な水平性骨吸収を認める．7| の近心傾斜，近心部垂直性骨吸収を認める（図2）．
診断：中等度慢性歯周炎．

Ⅲ．治療内容

全顎的な慢性歯周炎が認められるため，歯周基本治療を行った．患者は 7| をアップライト後，6| 相当部のインプラント治療を希望した．8| 相当部に矯正用アンカースクリューを埋入しMTMを行った後，インプラント治療を行う計画をたてた．2016年6月，8| 相当部にアンカースクリュー（φ2.0mm×8.0mm：プロシード社製）を埋入（図3）．7| の延長ブリッジを除去し，近心にリンガルボタンの付いたプロビジョナルレストレーションを装着．2016年7月にエラスティックゴムにて 7| の牽引によるアップライトを開始した（図4）．2016年10月に牽引を終了し，プロビジョナルレストレーションの再製を行った（図5）．インプラント埋入の術前診断のためにCT撮影を行ったところ，6| 相当部の骨量は十分であったが，7| の近心に垂直性骨吸収を認めたため，インプラント埋入手術と同時に歯周組織再生療法を行うこととした（図6）．2017年1月，局所麻酔下で 6| 相当部にBrånemarkインプラント（φ3.75mm×10.0mm）を1本埋入した（図7）．その後，ボーンスクレーパーにて右側頰棚部より自家骨を採取し，エムドゲインゲル（0.3mL）と混和した．7| を前処理後，骨欠損部に自家骨とエムドゲインゲルの混和物を塡入し縫合した．術後の経過は良好で，感染等は認められなかった．2017年6月に遊離歯肉移植術を併用した2次手術を行った．2017年8月，6| 相当部にスクリュー固定式のメタルボンドクラウンを装着した（図8，9）．

Ⅳ．経過と考察

毎月メインテナンスのため来院．プラークコントロールは現在良好であるが，来院の度にプラークコントロール指導を行っている．上部構造装着後，インプラント体周囲に骨吸収や歯肉の炎症は認められない．

Ⅴ．結論

近心傾斜歯にMTMによるアップライトを行うことで，インプラント体埋入に必要なスペースを確保することが出来，確実な埋入ができた．また，傾斜歯のアップライトにより咬合の改善と歯周組織再生療法を併用することで健康な歯周組織を獲得出来たと考えられた．

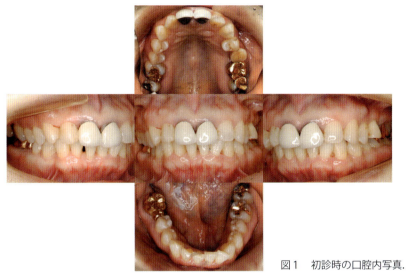
図1 初診時の口腔内写真.

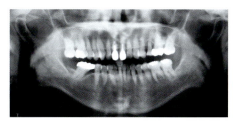
図2 初診時のパノラマエックス線写真.
6⌋の歯根を取り囲むようなエックス線透過像を認める.

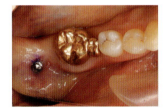
図3 矯正用アンカースクリューの埋入.

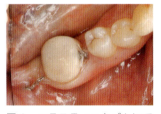
図4 エラスティックゴムにて牽引.

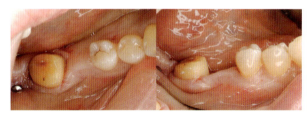
図5 牽引終了.

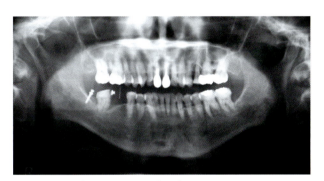
図6 術前のパノラマエックス線写真.

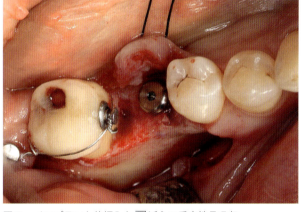
図7 インプラント体埋入と7⌋近心の垂直性骨吸収.

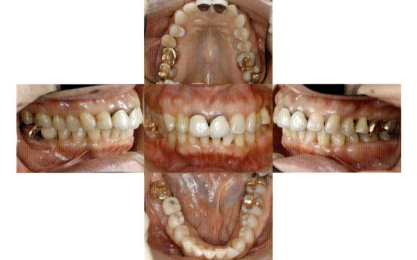
図8 上部構造装着後の口腔内写真.

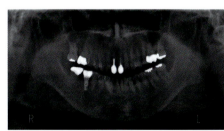
図9 上部構造装着後のエックス線写真.
インプラント周囲に骨吸収像は認められない.

04 インプラントと矯正

垂直的骨量の不足した上顎第一大臼歯欠損部にMTMを応用し骨造成を行った1症例

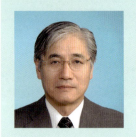

久野歯科医院　久野敏行

I．緒言

インプラント治療において，上顎臼歯欠損部における埋入予定部の骨量が不足している場合，外科的処置が併用されることが多い．今回，上顎第一大臼歯欠損部の垂直的骨量が不足する症例に対し，矯正的手法（MTM：Minor Tooth Movement）により上顎第二小臼歯を上顎第一大臼歯部に遠心移動を行い，空隙のできた第二小臼歯部にインプラント体埋入を行った症例を経験したのでその概要を報告する．

II．症例の概要

患者：29歳，男性．
初診：2009年7月．
主訴：上顎右側臼歯部のブリッジ破損．
既往歴：特記事項なし．
口腔内所見：6| は欠損し，7| ，5| 支台の破損したブリッジが装着されていた（図1）．
エックス線所見：パノラマエックス線写真では上顎右側臼歯部の上顎洞底は低く，上顎洞の洞底線は大臼歯の根尖部に接しており，6| 部の歯槽突起頂部から上顎洞底まで約4mmであった（図2）．
診断：6| 欠損．

III．治療内容

2009年10月より 3+3 に接着性舌側リテーナーで加強固定後，右側側方歯群にDBS用edgewise bracketを装着した．round wire，0.017"×0.025"rectangular wireなどのsectional wireを用い，open coil，elastic chainなどで 5| を 6| 部へ遠心移動を行い，2010年8月に動的治療を終了した（図3～5）．CBCT所見では 5| 部歯槽突起部の長径が11.1mm，頰舌的幅径が5.9mmであり骨梁構造に異常はなかった（図6）．2010年10月に局所麻酔下で 5| 部にインプラント体（Brånemark System® MKIII）φ3.3mm×10.0mmをトルク値25Ncmで埋入した．2011年3月にアバットメント連結手術を行い，プロビジョナルクラウンを製作し，保定を終了した．4月に上部構造として陶材焼付鋳造冠を装着した（図7）．

IV．経過と考察

上部構造装着後，約5年経過しているが口腔内，エックス線所見に異常は認められず良好であった（図8）．
本症例では 5| の移動側の上顎洞骨壁に形態的変化が認められた．これは歯の遠心移動に伴い歯根に接する上顎洞骨壁がリモデリングされたと推察される．歯の移動による骨造成は，外科的処置に比べ治療期間を長く要する．しかし非観血的に歯を移動することでインプラント埋入が可能になり，埋入後の骨吸収が少ないことから，インプラント埋入の前処置として選択肢の一つとなる治療法だと思われる．

V．結論

垂直的骨量が不足している上顎第一大臼歯欠損症例へのインプラント治療において，歯の矯正的移動に伴う骨の新生を利用することでインプラント体埋入処置が可能となった．

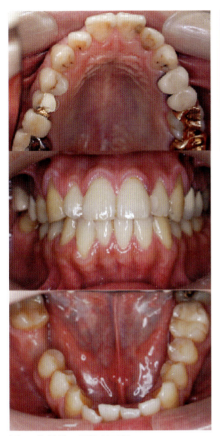

図1 初診時の口腔内写真.

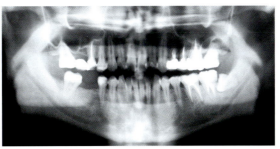

図2 初診時のパノラマエックス線写真.

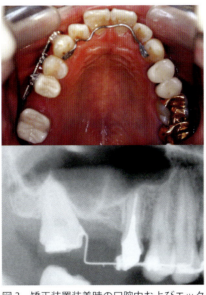

図3 矯正装置装着時の口腔内およびエックス線写真.

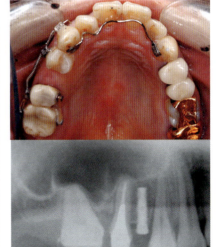

図4 5|遠心移動後の口腔内写真.

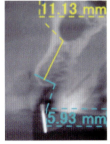

図5 インプラント体埋入前のCBCT.

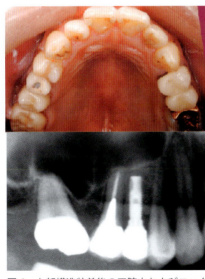

図6 上部構造装着後の口腔内およびエックス線写真.

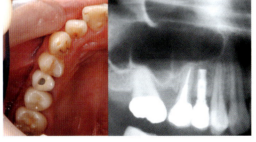

図7 上部構造装着5年後の口腔内およびエックス線写真.

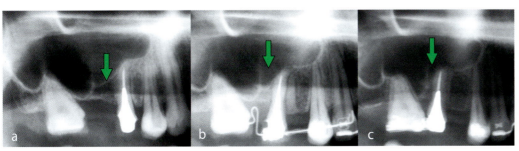

図8 5|遠心移動前後のエックス線写真. 5|遠心移動に伴いその歯根に接する上顎洞骨壁に変化が認められる.
a: 5|遠心移動前.
b: 5|遠心移動4カ月後.
c: 5|遠心移動後.

04 インプラントと矯正

歯周疾患の既往をもつ患者にインプラントおよび矯正を行った包括症例

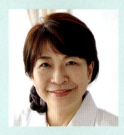

小金井歯科　髙田尚美

I．緒言

歯周疾患による病的歯牙移動により，歯周治療後1/3の患者に矯正治療が必要となるという報告がある．

今回，私は重度歯周疾患の既往をもつ患者の大臼歯部に植立したインプラントを固定源として，矯正を含む包括的な治療を行った1症例について報告する．

II．症例の概要

患者：60歳，女性．
初診：2008年2月．
主訴：歯がグラグラして噛めない．
既往歴：子宮筋腫．
現病歴：問診により前歯部補綴物の前突感・色調に強い不満を訴えた．
口腔内所見：7|，6|，4|〜2|，|2〜|6，|8，8|，7|〜|6，|8 残存．PlI 69.2%，BOP 71.2%．慢性重度辺縁性歯周炎と診断した（図1，2）．

III．治療内容

歯周精密検査と歯周初期治療の後，保存不可能な 6|，|6，|8，8|〜|6，|6，|8 を抜歯した．歯周精密再診査の後，修正療法として必要とされる部位への再スケーリングと，5月に 6|，5|，|6 に6月に |6，|6 にインプラント（Straumann社製）植立手術を行った． 6|，5|，|6 のインプラントには骨造成やソケットリフトの追加処置が必要であった．6月25日矯正治療を開始，インプラントの生着を待って固定源に加えた（図3）．2009年11月動的矯正終了，保定に入る．2010年1月 |7 相当部にインプラント（Straumann社製）をソケットリフトにより追加植立した．

同年1月27日より補綴処置を開始，10月補綴治療を完了，歯周組織の安定を待ち11月歯周病精密最終診査を行った．PlI 5.6%，BOP 8%（図4，5）．

IV．経過と考察

歯周病精密リコール診査では2011年7月，2012年1月にBOPがおのおの0%および2.7%と安定していたが，2013年7月には上顎の大臼歯部を中心にBOPが26.3%に増加していた．上顎インプラントの上部構造を外して局所麻酔下デブライドメントと補綴物の形態修正を行った．

その後3カ月に1回の縁上クリーニングと1年に1回のリコール歯周病精密および必要に応じて縁下デブライドメントを行っていたが，2015年脊椎を圧迫骨折し，1年間来院が途絶えた．2016年4月15日再来院時にはいまだ仰向けになることができず，歯周病精密診査ができない状態であったため，2カ月に1度の縁上デブライドメントに変更した．同年6月には急性膵炎を発症するなど全身状態の低下が認められる．

2018年11月現在術後8年（図6，7），宿主の抵抗力やセルフケアなどの条件により患者のリスク程度は常に変動することを考慮し，今後も慎重な経過観察を行う予定である．

V．結論

Absolute anchorageとしてインプラントを用いたことにより，矯正治療の難易度が下がり，歯の位置異常を改善し審美的な結果を得ることができた（図8）．

しかし骨量に制限のある歯周病患者へのインプラントは難易度が高く，術後管理にも慎重さが要求される．

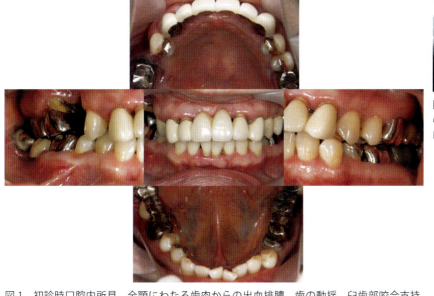

図1 初診時口腔内所見．全顎にわたる歯肉からの出血排膿，歯の動揺．臼歯部咬合支持喪失により前歯部が突き上げられている．色調不良で適合の悪い補綴物が多数認められる．Angle Class II〈2008年2月〉．

図2 初診時パノラマエックス線写真．多数の根尖病巣を認め，骨レベルは不整．上顎は上顎洞底までの距離が短い〈2008年2月〉．

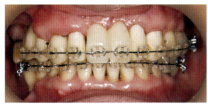

図3 矯正治療中．この後に |2 を挺出し，3|，2| に歯冠長延長術を，|3 には歯肉切除を行い歯頸ラインを整えた〈2009年8月〉．

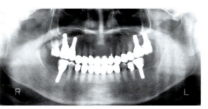

図4 最終補綴完了時の |3 ～ 4| セット後9日目のパノラマエックス線写真．骨量の制限が大きかった右上の臼歯部を除いては骨レベルが平坦に整っている．右上臼歯部にも白線が認められ，骨の状態は安定している〈2010年10月〉．

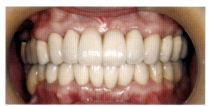

図5 歯周精密最終診査時の口腔内所見．補綴物の色調，形態ともに患者の満足が得られた．口唇の前突感は解消され審美的な結果が得られた〈2010年11月〉．

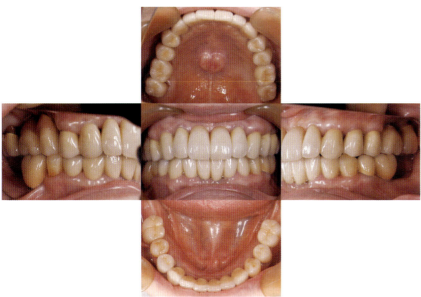

図6 術後8年の口腔内所見．患者のセルフケアは良好である．しかし，患者の高齢化や全身状態の悪化により出血傾向は増加している．

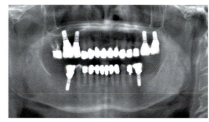

図7 術後8年のパノラマエックス線写真．術直後のパノラマエックス線写真（図4）と比較して骨レベルの変化はほとんどなく安定している．

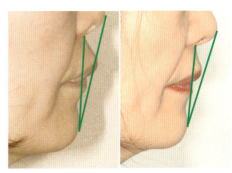

図8 左は術前，右は術後の口元．上唇の突出感がなくなった．

04 インプラントと矯正

MIの考えに基づき，インプラントおよびMTMを用い咬合再構成を行った1症例

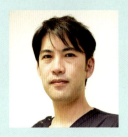

丹野歯科医院　丹野　努

Ⅰ．緒言

歯科医師の使命は，患者さんの口腔の健康を一生涯守って行くことだと考える．それを達成するためには，疾患の発症を未然に防ぐとともに，歯や歯周組織への侵襲を極力避けるような治療を行っていくことが必要である．今回はMIの考えに基づきインプラント，MTM，ダイレクトボンディングを用いて，全顎的咬合再構成を行った症例を提示する．

Ⅱ．症例の概要

患者：53歳，女性．
初診：2009年7月．
主訴：2| の欠損による審美障害．
既往歴：特記事項なし．
現病歴：2| は，子どもの頃のカリエスにより感染根管処置を行い，失活状態で，5年前の転倒時に，歯根破折し，他院にて抜歯に至る．その後，隣在歯を削ってブリッジ治療を提案されたそうだが，歯を削ることに抵抗があったため，一時的に局部床義歯を使用していたが，1年前に使用を中止した．今回は，|5 の捻転歯の治療を考慮にいれながら全顎的に治療をしていくことを望んでいる．
全身所見：特記事項なし．
口腔内所見：全顎的軽度慢性歯周炎，軽度の歯列不正が認められる（図1〜4）．
診断：全顎的軽度慢性歯周炎，2|，|7，|4 位置異常．

Ⅲ．治療内容

検査診断後，欠損部に対しては，ブリッジ，可撤性局部床義歯，インプラント，矯正治療などについてそれぞれの利点と欠点，リスクなどについて十分な説明を行った．その結果，患者は，MTMによる歯の位置異常の改善，2| のみインプラント，5|5，|6 はブリッジ，|7 は補綴しないことを希望した．

矯正期間を極力短くしていということなので，CT検査後，CT画像にて 2| へのインプラント埋入シミュレーションを入念に行い，GBRを併用し，理想的な位置にReplace Select Tapered NP（Nobel Biocare），φ3.5 mm×13.0 mm を1本埋入した（図5，6）．

6カ月後，インプラント部位の二次手術をし，プロビジョナルクラウンを装着した．インプラントをアンカーとして，4 3|4 のMTMによる位置移動を行った．

MTM終了後，1|1 にはダイレクトボンディング，|2 およびブリッジ部位は，オールセラミックにより歯冠修復を行った．

2| の隣接の歯間乳頭の高さが足りないが，隣接歯槽骨頂からコンタクトの距離が4.5 mm以下なので，経時的に歯肉の高さは上がってくるものと思われる．

Ⅳ．経過と考察

先に 2| にインプラントを埋入することにより，それをアンカーとしてMTMを行い，4 3|4 の位置異常を改善することにより，抜歯や抜髄，歯の切削を回避でき，低侵襲な治療を行うことにつながった（図7〜10）．

Ⅴ．結論

今回の治療を介して，ペリオ，カリエス処置による炎症のコントロール，適切なバーティカルサポート，アンテリアガイダンスの付与による力のコントロールを行うとともに，より自然感のある前歯部の状態を確立することができた．

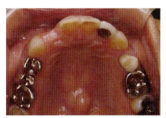
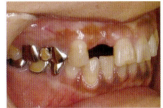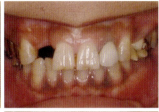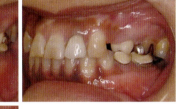
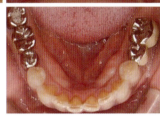

図1 術前口腔内写真．2| は欠損スペースの拡大，|4 の遠心転位，|7 の挺出が認められる．口蓋隆起，骨隆起，歯の咬耗から咬合力の強さが疑われる．

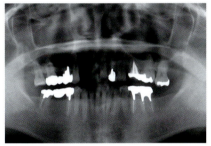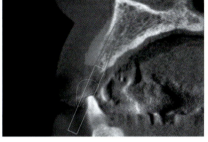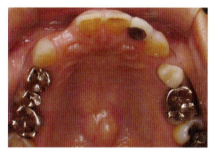

図2 術前パノラマエックス線写真．顎関節頭の吸収，歯槽骨の吸収は認められない．

図3 術前CTシミュレーション．唇側の骨吸収を極力防ぐために，インプラントの埋入方向は，歯槽骨中央ではなく，基底結節の方向となるようにシミュレーションする．唇側の骨が不足しており，GBRが必要である．

図4 咬合面観．2| のスペースは 10.2 mm と |2 の 7.2 mm に比べ，3.0 mm 幅径が大きい．4 3|，|4 の位置異常が認められる．

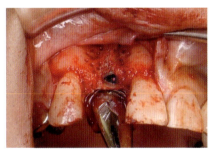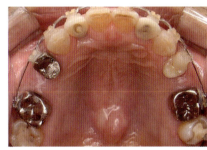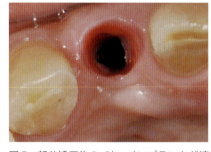

図5 術中インプラント埋入時．ステントを使用し正確な位置に埋入する．骨幅が不足しているため，骨補塡材と自家骨，吸収性メンブレンを用いてGBRを行った．

図6 部分矯正中の咬合面観．2| のインプラントをアンカーとして，4 3|，|4 の位置異常を4カ月で改善させた．

図7 部分矯正後の 2|．インプラントが適正な位置に埋入され，唇側のボリュームも増している．3| の近心移動も行われ，2| 欠損部の幅径が改善されている．

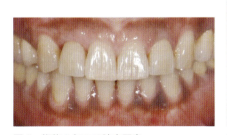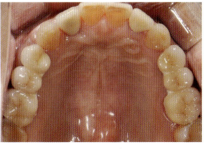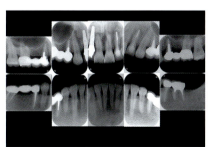

図8 術後3年の口腔内写真．

図9 部分矯正治療およびオールセラミックブリッジ修復により，歯列弓の左右対称性，連続性が得られている．

図10 術後口腔内10枚法．齲蝕，歯周組織の改善が診られる．「7 欠損は，後日インプラント治療を行う予定である．

04 インプラントと矯正

上顎小臼歯の残根に矯正的挺出を用いたインプラント治療の1症例

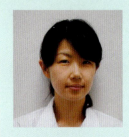

久野歯科医院　百目鬼智香子

I．緒言

抜歯後の治癒過程で骨吸収が生じ，インプラント埋入が困難となることが多い．今回，抜歯予定の残根に対し，矯正的挺出による歯槽骨のリモデリングを期待したインプラント治療を行い，良好な結果を得たので報告する．

II．症例の概要

患者：30歳，女性．
初診：2008年12月．
主訴：5|5 の残根による咀嚼障害．
既往歴：特記事項なし．
全身所見：特記事項なし．
口腔内所見：5|5 が残根状態であった．口腔衛生状態は概ね良好であった（図1a）．
エックス線所見：|5 の近遠心に軽度の歯槽骨吸収を認めたが，全顎的には異常は認められなかった（図1b）．
診断：5|5 の残根．

III．治療内容

諸検査より保存不可能と診断したため，5|5 の抜歯の必要性，欠損部の補綴処置ならびにインプラント治療の利点，欠点を説明したところ，インプラント治療を希望し，それについてのインフォームドコンセントを得た．

2009年1月，rectangular wire 0.017"×0.025" でフックを作製し，抜歯予定の根管内にセメントで装着した．両隣在歯を固定源とし，同 wire を近遠心的にスーパーボンドで固定した．elastic thread にて約30〜50gで牽引し，3週間に1回，調節を行った．6カ月で歯を約6mm挺出させ，骨添加と付着歯肉の増大を図った．

同年7月，5|5 を抜歯し，8月，CBCT 撮影にて 5| 相当部は遠心側歯槽頂縁部に欠損があるものの骨の幅径 7.0 mm × 長径 13.0 mm で，|5 相当部は骨の幅径 6.0 mm × 長径 24.0 mm で抜歯窩に骨添加が認められた（図2）．

同年10月，局所麻酔下で 5|5 相当部にそれぞれφ3.3 mm × 10.0 mm（Mk III，TiU，NP〈Nobel Biocare〉）を埋入した．

2010年8月に二次手術を施行し，11月に陶材焼付鋳造冠にて上部構造を装着した．

IV．経過と考察

上部構造装着後，3カ月ごとにメインテナンスを行い，3年1カ月経過した現在，咬合，口腔衛生状態，インプラント周囲の骨レベルに変化はなく炎症所見も認められていない（図3）．

V．結論

矯正的歯根挺出の応用で抜歯後の骨吸収を極力避け，根尖側，骨頂部の歯槽骨添加に加え，付着歯肉の増大も期待でき，インプラントの埋入位置に制限を受けることなく埋入が可能となることが示唆された．

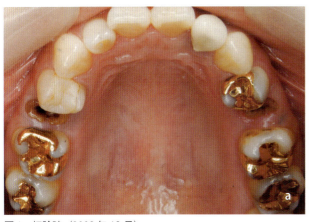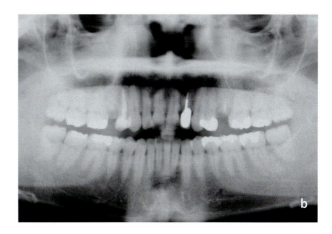

図1　初診時〈2008年12月〉．
a，b：5|5は残根状態であるが，動揺はなく，歯周ポケットは3mm，口腔衛生状態は良好である．

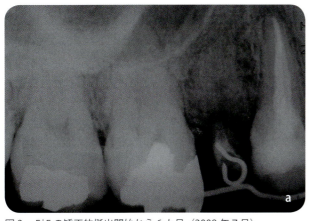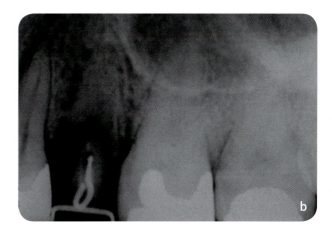

図2　5|5の矯正的挺出開始から6カ月〈2009年7月〉．
a：挺出前よりも骨頂部，根尖側に骨が添加された．b：残根周囲に骨の添加が認められる．

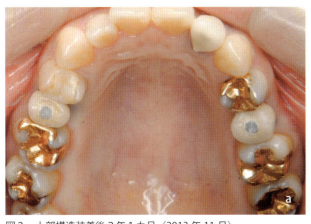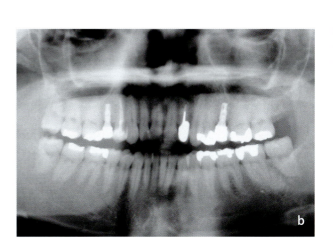

図3　上部構造装着後3年1カ月〈2013年11月〉．
a：インプラント周囲炎もなく，上部構造の破折も認められない．b：骨レベルの低下は認められず，経過は良好である．

05 メインテナンス

インプラント周囲炎に対する予防と治療
Prevention and treatment for peri-implantitis

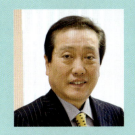

入江歯科医院　　入江修充

　オッセオインテグレーションインプラント治療が日本に上陸してから30年以上が経とうとしている．そして現在では欠損補綴の手段として認知されたといってもよいと考えられる．しかしながら比較的近年ではインプラント周囲炎が目立ってきている．インプラント周囲炎のリスクファクターとしては，口腔衛生状態，歯周疾患の既往，喫煙，糖尿病，角化粘膜の存在，インプラントの表面性状が挙げられる．なかでもインプラントの表面性状はインプラント周囲炎に大きな影響があると考えられている．スウェーデンのBrånemark先生が提唱した機械研磨型のインプラント体から現在のラフサーフェースのザラザラした表面性状に変わり，プラークや細菌を除去する事が困難であるためである．

　世界中のたくさんの歯科医がインプラント歯周炎の対処法を研究しているが，決め手となる方法はいまだ見つかっていないというのが現状である．

　インプラント周囲炎の診査には，

① プラークコントロールの状態
② 周囲粘膜の状態およびプロービング時の出血（BOP）
③ プロービングの深さ（PD）
④ 排膿の有無
⑤ エックス線診査
⑥ インプラントの動揺
⑦ 歯肉溝滲出液
⑧ 細菌検査
⑨ 咬合関係
⑩ インプラント周囲の角化粘膜

　これらの総合判断が必要であり，診査で病的な状態を示した場合に状態に応じた治療を決定するためのCISTの表がある．これはプラークの有無・プロービングデプス・排膿の有無・レントゲンでの骨吸収を評価しそれぞれの条件に対してA：機械的デブライトメント B：殺菌療法　C：抗生物質による療法　D：切除または再生療法とA〜Dの4つ治療法を決定していくマニュアルのようなものである．

　当医院ではハンドプラスチックスケーラー，超音波プラスチックスケーラー，スターチップITMシステム，グリシン配合のエアーフローペリオ，ペリオフロー，炭酸ガスレーザー，ペリオウェーブなどを導入し治療をしている．

　また，インプラント周囲炎の発症予防には，術前の口腔内環境の整備，外科治療での器材における洗浄・滅菌などの器材処理の環境整備，清掃性の良い補綴物を患者に提供，そしてメインテナンスの重要性を常に患者に情報提供し，リコール時にインプラント周囲粘膜炎やインプラント周囲炎発症を早期に治療解決していかなければならない．

05 メインテナンス

過大な埋入トルク値によりインプラント体が変形した1症例

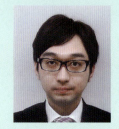

氷川参道デンタルクリニック　井上雄二

I. 諸言

今回，インプラント埋入時に過大なトルク値を与えたためインプラント体の一部が破損した症例を経験したので報告する．

II. 症例の概要

患者：63歳，男性．
初診：2010年6月30日．
主訴：咀嚼障害．
既往歴：高血圧．
現病歴：左右下顎の大臼歯部欠損による咀嚼障害を訴え当院に来院した．
現症：6|，7|，|6，|7が欠損しており，部分床義歯などの補綴は施されていなかった（図1，2）．

III. 治療内容

患者は左右下顎大臼歯の欠損による咀嚼障害を訴えていたため欠損歯補綴の必要性を説明した．患者はインプラント治療を希望したため，2010年9月に|6，|7相当部にNobel Biocare社製リプレイスセレクトを使用しインプラント埋入手術を一回法にて行った．|6，|7相当部に埋入したインプラントは2011年2月にプロビジョナルレストレーションを装着した後，上部構造の製作に取り掛かった．しかし，上部構造のフレーム試適の際，デンタルエックス線撮影により|6相当部インプラント体のプラットフォームと上部構造のフレームの間にわずかな間隙が存在している事が確認された（図3）．まず上部構造の不適を疑い，|6，|7連結部を切断して装着しデンタルエックス線撮影を行なったが再び間隙が認められた（図4）．さらに，ヒーリングアバットメントを装着し再びデンタルエックス線撮影を行なっても間隙が存在していたため，インプラント体の変形が疑われた（図5）．精査の結果インプラントプラットフォーム部が一部破損しており，インプラント撤去を行うこととなった．インプラント撤去を行った|6相当部は骨の回復を待った後，インプラント体の再埋入を行った．約3カ月後に印象採得を行い，プロビジョナル期間を経た後，2012年1月に上部構造を装着した．

IV. 経過と考察

|6，|7相当部に埋入したインプラントは上部構造装着後，現在まで問題なく経過している（図6）．

今回，|6相当部インプラント体のプラットフォームが一部破損した原因として，埋入時のトルク超過が考えられる．インプラント手術部位はLekholm & zarbの分類でtype2相当であり骨質が硬かったため，理想的な埋入深度を得る際にハンドレンチにより45N/cm以上のトルク値がインプラント体にかかった可能性がある．その他の理由として，インプラント埋入時にインプラント体内面と埋入器具が正確に適合していなかったことによりインプラント体の一部に過剰な力が加わり破損した可能性も考えられる．Nobel Biocare社リプレイスセレクトインプラントはインプラント体に過大なトルクが加えられた場合プラットフォームが縦に破断してしまいカバースクリューおよびヒーリングアバットメントの装着が不可能になることが多く，その場で撤去，再埋入することがほとんどである（図7）．今回の場合はプラットフォームの一部のみ破損したためインプラント体の変形に気づくことなく上部構造の試適の段階まで経過してしまったと考えられる．

V. 結論

インプラント体の変形を見落とすと患者に余分な負担をかけることになるため，できるだけ早期に発見し，撤去，再埋入することが重要であると考えられた．そのためには目視はもちろんのこと埋入直後のデンタルエックス線やCTの撮影などにより精査することが有効であることが示唆された．

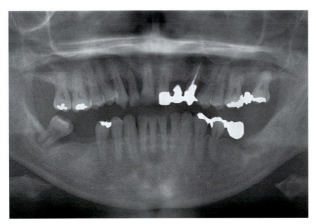

図1 初診時パノラマエックス線写真〈2010年6月30日〉.

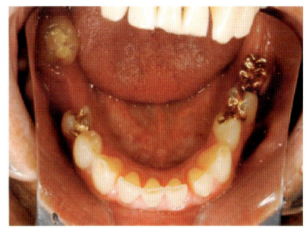

図2 初診時口腔内写真〈2010年6月30日〉.

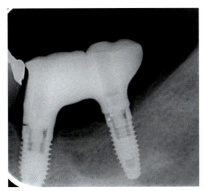

図3 上部構造試適時デンタルエックス線写真.

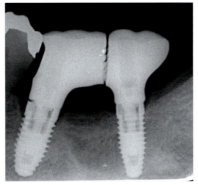

図4 上部構造切断後デンタルエックス線写真.

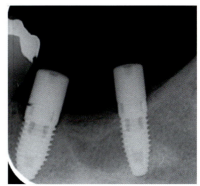

図5 ヒーリングアバットメント装着後デンタルエックス線写真.
ヒーリングアバットメントとインプラント体連結部に間隙が認められる.

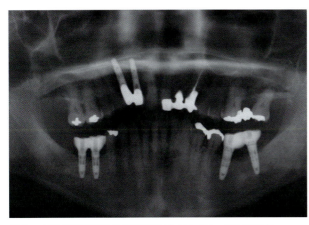

図6 上部構造装着後2年経過時パノラマエックス線写真.

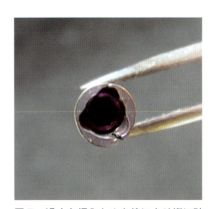

図7 過大な埋入トルク値により縦に破断したフィクスチャーの一例.

05 メインテナンス

インプラントと連結した天然歯が長期経過後保存不能となったときに患者負担の軽減を考え対応した1症例

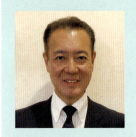

勝沼歯科クリニック　勝沼孝臣

I．緒言

現在ではインプラントと天然歯との連結は基本的に禁忌とされているが，約20年前においてはそのエビデンスは確立されていなかった．今回私はインプラントと連結された天然歯が約20年経過後保存不可能となった症例において，患者への負担軽減を考え抜歯同時のインプラント埋入で対応した症例を報告する．

II．症例の概要

患者：54歳，女性．
初診：1993年10月．
主訴：臼歯部欠損による咀嚼障害．
既往歴：特記事項なし．
現病歴：左下大臼歯はかなり以前に抜歯（時期不明）後放置，今回右下のブリッジが脱離し咀嚼障害が著明となる．
現症：全身所見は特記事項なし．
口腔内所見：上顎には 5|，4|，3|，2|，|1，|2，|3，|7 支台のテレスコープデンチャーが装着され，下顎は |7，|6，|5欠損，5|，4|，|4，|6，|7 は補綴物が脱離していた．
エックス線所見：5|，|7 の周囲に歯周疾患によると思われる透過像が認められたが，下顎は全体的に比較的緻密な骨梁を認めた（図1）．
診断：|7，|6，|5欠損．

III．処置および経過

1993年11月，|6，|7 相当部位に φ3.3mm長さ10mmのITI充実スクリューインプラント2本を埋入した．その後残根状態であった |5 は患者の強い希望により保存することとし支台築造を行い，1994年4月前装鋳造連結冠を装着した（図2）．2004年11月，|5 は歯肉縁下カリエスのため抜歯となったが，上部構造はそのままとし，経過観察を行った（図3）．

2013年1月，|4 も抜歯することとなった．患者の希望もありインプラントによる治療を計画したが，|5 相当部は骨幅が狭く骨造成が必要と考えられ，また，|4 の頬舌側の骨も保存されていたので，既存の上部構造を一時外して |4 相当部にStraumann社製スタンダードプラスインプラント φ4.1mm×10.0mmを抜歯と同時に埋入した（図4，5）．埋入後の免荷期間は，既存の上部構造を再装着した（図6）．その後通法通り |4，|5 相当部の上部構造を作成し，既存の上部構造と口腔腔内でパターンレジンにて固定後，それらを蠟着して前装部は全て新製した．2013年7月最終補綴を装着した（図7）．

IV．経過と考察

現在では，インプラントと天然歯の連結は推奨されていない．その主な理由としては歯根膜を有する天然歯と連結するとその動揺によりインプラントのオッセオインテグレーションが壊れる可能性があるということだ．幸いにもこの症例においてインプラントは20年間オッセオインテグレーションを壊すことなく機能してきた．

1993年当時は，インプラントと天然歯との連結はエビデンスに乏しく，必ずしも禁忌とは考えられていなかった．もし，現在のようなはっきりとしたエビデンスがあったなら欠損部はインプラントのみでの補綴処置を行ったであろう．天然歯と連結した長期症例は非常に少ないと思われるが，このような処置も選択肢に入れることで，患者の希望により対応できるのではないかと考えられる．

V．結論

インプラントと天然歯が連結された症例において天然歯が保存不可能となったとき，今回のような対応は肉体的，精神的，経済的にも患者負担の軽減という意味でその効果が示唆された．

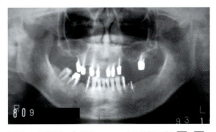
図1 初診時パノラマエックス線写真．7̲,6̲,5̲欠損．上顎はテレスコープデンチャー，5̲,4̲および4̲,6̲,7̲は補綴物が脱離している〈1993年10月〉．

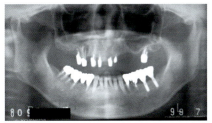
図2 6̲,7̲相当部位にφ3.3mm×10.0mmのITI充実スクリューインプラント．2本埋入，上部構造装着5年3カ月経過後のパノラマエックス線写真〈1999年7月〉．

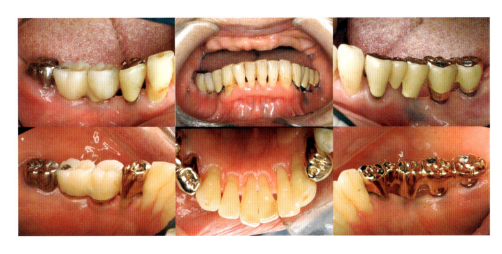
図3 6̲,7̲相当部位にインプラント埋入手術後11年2カ月経過，上部構造装着後10年9カ月経過時の口腔内写真〈2005年1月〉．

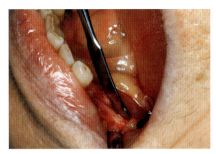
図4 4̲抜歯と同時にStraumann社製スタンダードプラスインプラント，φ4.1mm×10.0mmを埋入．埋入時の口腔内写真〈2013年4月〉．

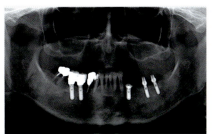
図5 4̲相当部位にインプラント埋入直後のパノラマエックス線写真．術中は6̲,7̲相当部位の既存の上部構造は一時撤去している〈2013年4月〉．

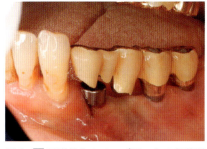
図6 4̲相当部位のインプラントの免荷期間には既存の上部構造を再装着し，患者の咀嚼障害を防止した．そのときの口腔内写真〈2013年6月〉．

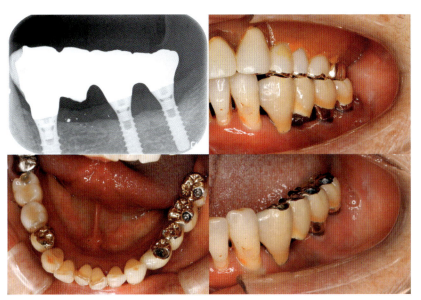
図7 6̲,7̲相当部位のインプラント埋入手術より20年8カ月経過．通法どおり4̲,5̲相当部位の上部構造を作成し，既存の上部構造と口腔内でパターンレジンにて固定後，それらを蠟着して前装部はすべて新製した．そのときのデンタルエックス線写真および口腔内写真〈2013年7月〉．

05 メインテナンス

ビスフォスフォネート製剤使用により骨が増量したと思われる症例

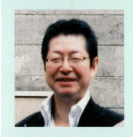

木村歯科医院　　木村憲一

Ⅰ．緒言

上顎インプラント，補綴物装着後数年して，骨吸収，動揺が起こってきた．その後，本人が骨粗鬆症となりビスフォスフォネート製剤（以下BP剤と略す）を服用し，骨の増量および，骨の動揺が収まった症例である．

Ⅱ．症例の概要

患者：74歳，女性．
初診：1991年2月8日．
主訴：上顎の義歯をインプラントにしたい．
既往歴：特記事項なし．
現病歴：特記事項なし．
現症：全身的には特に所見なし．
口腔内所見：下顎はインプラント3本によるオーバーデンチャー，上顎は総義歯が装着されている．口腔衛生状態は良好であった．咬合状態，顎関節の状態に異常は認められなかった（図1）．

Ⅲ．治療内容

3 1|1 部にインテグラルインプラント3.25×13mmを3本，7| にBrånemarkインプラント4×13mm，6|，|5 6 に3.75×10mmを3本，|7 に3.75×13mmを1本埋入後，連結ブリッジとした（図2）．

Ⅳ．経過と考察

1993年10月29日補綴物装着後，定期的に検診を行っていたが，2002年3月の検診時に少々ではあるが，上顎全体に動揺がみられた．

口腔衛生状態としては，高齢ということもあり，やや不良であった．2003年より，骨粗鬆症のBP剤の服用を始めた．2005年9月の検診時には動揺が収まり（図3），2007年6月にはパントモ上ではあるが，骨ができているようにみえる（図4）．

この時には，家族の協力もあり，口腔衛生状態は良好であった．

2010年，94歳となっても，骨の状態に変化はみられず，良好な状態を保っている（図5，6）．

Ⅴ．結論

BP剤の服用患者が増えていることを考えても，これから多くの患者の観察が必要となってくると思われる．

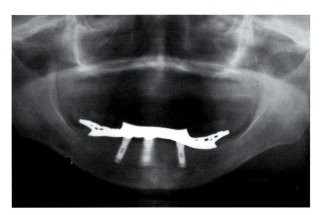

図1　初診時〈1993年〉．

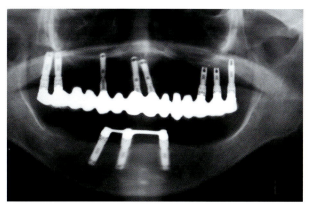

図2　上顎全体に少々の動揺あり〈2002年〉．

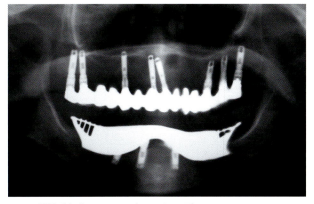

図3　動揺が収まっている〈2005年9月〉．

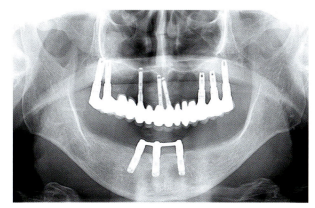

図4　骨ができているようにみえる〈2007年6月〉．

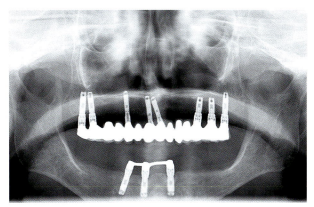

図5　骨に変化はみられない．

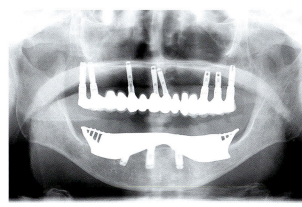

図6　インプラントに全くの動揺なく良好な状態である．

05 メインテナンス

多数歯欠損によるインプラント治療の長期症例

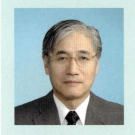

久野歯科医院　　久野敏行

I．緒言

今回，多数歯欠損に対しインプラントと残存歯を支台にしたコーヌステレスコープブリッジを装着し，長期間良好に経過している症例について報告する．

II．症例の概要

患者：71歳，女性．
初診：1998年2月（図1）．
主訴：咀嚼障害．
既往歴：特記事項なし．
口腔内所見：7 2 1|1 2 ならびに 7 6 5|4 5 6 7 が欠損している．歯周組織は軽度の歯周炎が認められ，3|，4|は残根であった（図1a〜c）．
エックス線所見：欠損部の歯槽骨は，おおむね良好であった（図1d）．

III．治療内容

患者の年齢を考慮し，インプラント埋入手術は今回のみと考えた．上部構造はその後のトラブルを想定し残存歯とインプラント体とを連結した術者可撤式のコーヌステレスコープブリッジの製作を計画した．

まず歯周基本治療を行い，保存不可能な 4|1 を抜歯し，残存歯の保存治療を行った．その後，咬合が不安定なためプロビジョナルクラウン，局部床義歯にて咬合高径を決定し咬合の改善を行った．

上顎：1998年6月，5| にφ3.75 mm × 10.0 mm 1本と，2|2 にφ3.3 mm × 13.0 mm 2本のBrånemark（Nobel Biocare社）インプラントによる埋入手術を行った．

二次手術は1999年7月に行い，2000年8月に，上部構造は 5 2|2 のインプラント支台と，残存歯支台による 6+6 の術者可撤式コーヌステレスコープブリッジを装着した．

下顎：1998年8月に，|6 7 にφ3.75 mm × 10.0 mm のBrånemarkインプラントを2本埋入した．

1999年6月に二次手術を行い，8月に |3 と |6 7 のインプラント支台による |3〜7 のコーヌステレスコープブリッジを装着した．

1999年5月，|5 にφ3.75 mm × 10.0 mm，|6 にφ5.0 mm × 10.0 mm のBrånemarkインプラント2本を埋入した．9月に二次手術行い，12月に 8 3| と 6 5| のインプラント支台による 8〜3| のコーヌステレスコープブリッジを装着した．

上顎前歯部歯頸部に空隙による発音障害が認められたため，レジンで可撤式の床を装着した（図2）．

IV．経過と考察

術後2週間ごとに来院し，メインテナンスを行い13年経過しているが経過は良好である（図3，4）．

患者が高齢でインプラント治療を行ったため，将来に抜歯などの何らかのトラブルが生じたときに対応でき，メインテナンスが容易なためコーヌスタイプブリッジを選択した．

V．結論

患者は高齢で多数歯欠損であったが，コーヌスタイプブリッジを装着することにより，長期にわたり経過が良好であった．

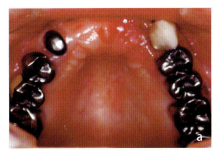
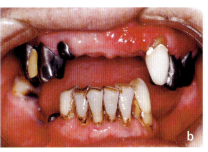
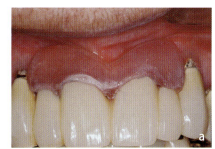
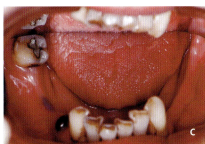
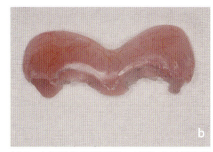

図1 術前〈1998年〉.
a〜c：口腔内写真〈2月〉.
d：パノラマエックス線写真〈5月〉.

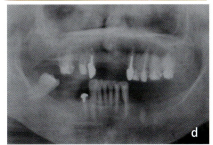

図2 上顎前歯部歯頸部の空隙による発音障害があったためレジンで可撤式の床を装着した.

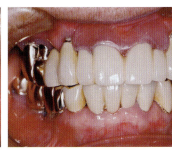
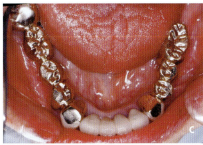
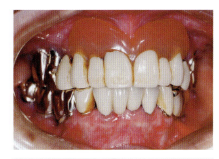
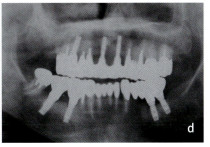
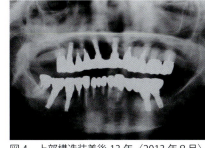

図3 上部構造装着後〈2000年8月〉.
a〜c：上部構造装着後の口腔内写真.
d：パノラマエックス線写真.

図4 上部構造装着後13年〈2013年8月〉.

05 メインテナンス

各種インプラントを用いた長期症例
―昭和から平成，令和への軌跡―

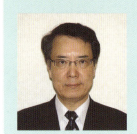

こやた歯科医院　小谷田 宏

I．緒言

インプラント治療は1900年代後半にオッセオインテグレーションの概念を導入して以来，それ以前のマイナスイメージを払拭し，予知性の高い治療オプションとして歯科医療の一分野を確立した．筆者はSIAの初期のメンバーとして，京セラのバイセラム，リンコーブレイド，骨膜下インプラントの時代を見聞してきた．その後，1987年（昭和62年），イエテボリ大学Brånemark・クリニックでの研修や米国などでの研修を通じて，長期的予後を保証する科学的実証性を認識でき，新時代の到来を目撃できたことを幸せに思う．長期間にわたる当時の症例を報告する．

II．症例の概要

【症例1】
患者：74歳，女性．
初診：1986年9月．
主訴：咀嚼障害，咬合不全．
治療内容：1987年1月，|7 欠損部位にITI・Hタイプを埋入し，|3 5 支台と連結しブリッジした（図1）．その後，5 6 7| 喪失に伴い，1988年4月，Brånemark φ4.0 mm×10.0 mm 1本，φ4.0 mm×13.0 mm 1本を埋入しブリッジにした．しかし，1999年11月に|2 3 5 に外傷性歯根破折が発生したため抜歯し，当該部にBonefit φ4.1 mm×13.0 mmを3本埋入し，2000年1月に|2 3 5 7 支台のブリッジを装着した（図2）．2002年6月に|6 を歯根膜炎にて抜歯し，Bonefit φ4.1 mm×10.0 mmを埋入して単独補綴した．2003年1月には 1| と |1 の連結冠，および 6 3| 支台ブリッジを歯周病により抜歯し，1|1 にはbonefit φ4.1 mm×13.0 mm 2本，7 5 4| 部位にBonefit φ4.1 mm×13.0 mm 1本，φ4.1 mm×10.0 mm 2本を埋入し，それぞれブリッジした．2005年7月に |4 を歯根膜炎により抜歯し，Bonefit φ4.1 mm×10.0 mm 1本を埋入し単独補綴した．2010年2月，|5 歯根破折のため抜歯し，|3 と |6 部位インプラントでブリッジした（図3，4，5）．

現在歯数は9歯であるが，咬合維持は安定し，咀嚼機能も問題なく現在に至っている．

【症例2】
患者：83歳，女性．
初診：1983年9月．
主訴：歯牙欠損による咀嚼障害．
治療内容：患者は1980年代に 1| を欠損したため京セラバイオセラム1本を埋入し，|3 と |2 と連結しブリッジ補綴を行った．残存歯数は上顎7歯（7 5 4 3|，|3 5 7）でブリッジされ，下顎は4歯（|1 3 4 8）であった．その後，|3 5 7 が歯根膜炎や歯周病のため抜歯を行い，ITI充実スクリュータイプφ4.1 mm×13.0 mm 1本と骨膜下インプラントで，ブリッジにて咬合機能を回復した（図6）．1990年には下顎残存歯も歯周病により抜歯を行い無歯顎となったが，インプラントを希望した．1990年12月，3十3 部位にIntegral φ3.25 mm×13.0 mm 4本，Sustain φ4.0 mm×10.0 mm 1本を埋入し，5十5 カンチレバーブリッジを装着した．その後，上顎骨膜下インプラントは歯肉裂開が進行し撤去した．左上ITI充実スクリューは問題ないため，既存のブリッジを切断し延長ブリッジとして使用を継続できた（図7）．その後，7 5| を歯根膜炎および歯周病のため抜歯し，平成16年10月，5 4| にBonefit φ4.1 mm×10.0 mm 2本を埋入し，上下顎とも5番までのインプラントブリッジとなった（図8，9，10）．

患者は現在86歳と高齢であるが，年2回の検診を欠かさず，口腔内清掃状態も良好である．

III．結論

天然歯の喪失に伴いインプラントを追加して，咬合の維持安定に努めた結果，患者の健康寿命の延伸に貢献できていると考える．

【症例1】

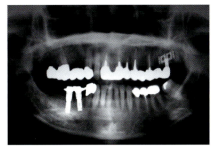

図1 ITI Htype と Brånemark.

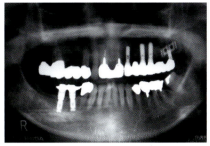

図2 Bonefit 追加.

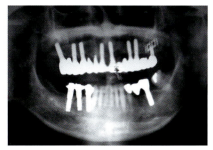

図3 Bonefit 追加.

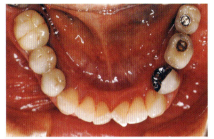

図4 症例1 下顎ブリッジ.

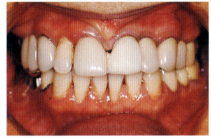

図5 症例1 正面観.

【症例2】

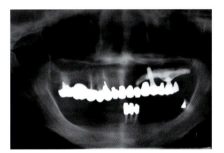

図6 バイオセラムとサブペリ.

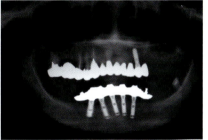

図7 Integral と Sustain.

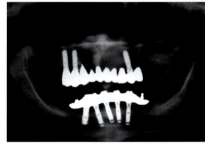

図8 Bonefit 追加.

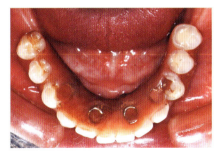

図9 症例2 カンチレバーブリッジ.

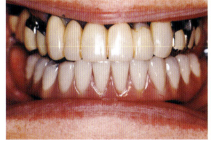

図10 症例2 正面観.

05 メインテナンス

ガルバニー電流により上部構造を変更した1症例

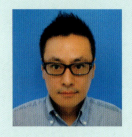

入江歯科医院　佐々木秀人

Ⅰ. 緒言

近年，インプラント体や上部構造に使用できる材料はさまざまな種類がある．今回，下顎臼歯部のインプラント治療に対し，ガルバニー電流が生じたため，上部構造と対合補綴物を同種の材質で製作し，良好な結果が得られたので報告する．

Ⅱ. 症例の概要

患者：71歳，女性．
初診：2012年9月．
主訴：下顎左側臼歯部に違和感がある．
既往歴：特記事項なし．
現病歴：10年前に他院で埋入した7⏋相当部のインプラント体に違和感があり，当院を受診した．
現症：全身所見は特記事項なし．
口腔内所見：5⏋，7⏋相当部にインプラント体が埋入されており，5⏋，6⏋，7⏋相当部にブリッジの上部構造が装着されていた．7⏋相当部の歯肉は発赤，腫脹を認め，一部の歯周ポケットは8mmあり，出血，排膿を認めた（図1）．
エックス線所見：パノラマエックス線写真で，7⏋相当部のインプラント体周囲に骨吸収を認め，保存不可能と診断した．また6⏋，7⏋に挺出が認められた（図2）．

Ⅲ. 治療内容

7⏋相当部のインプラント体は，インプラント周囲炎のため保存不可能で撤去が必要であった．そこでインプラントの利点，欠点，治療期間，メインテナンスの必要性を十分説明したところ，患者は再びインプラント治療を強く希望した．また6⏋，7⏋が挺出しているためクリアランスが不十分であり，削合が必要であると患者に説明し同意を得た．2012年10月，7⏋相当部のインプラント体を撤去し，同年11月に6⏋，7⏋を削合し，テンポラリークラウンを仮着した．同年12月に患者の希望により，6⏋，7⏋に金銀パラジウム合金の連冠のクラウンを合着した．2013年6月，7⏋相当部にNobel Biocare社製φ4.3mm×10.0mmのインプラント体を二回法にて埋入した．プロビジョナルレストレーションを経て，同年11月に5⏋，6⏋，7⏋相当部の上部構造のチタン製メタルフレームの試適の際，咬合時に患者が疼痛を訴えた．そのためさらに詳しく問診および精査をした．インプラント体，歯肉，メタルフレームなどに問題がないことから，疼痛の原因はガルバニー電流であると診断した．同部において，ジルコニアポーセレンクラウンで対応しようと考えたが，5⏋相当部のインプラント体はアストラテック社製であり，規格の問題で製作ができなかった．患者にこのことを十分に説明し同意を得て，5⏋，6⏋，7⏋相当部にゴールド製メタルフレームの頬側ハイブリットレジンの上部構造を装着した．また，6⏋，7⏋にはゴールドの連冠クラウンを再製し合着した（図3，4）．

Ⅳ. 経過と考察

上部構造を装着後には，6カ月ごとのメインテナンスで歯周組織検査，口腔衛生指導，咬合接触状態の確認，クリーニングを行い，また1年ごとにエックス線写真にてインプラント体周囲骨の状態を確認していく予定である．

Ⅴ. 結論

口腔内に異種金属が混在する場合は，問診および精査を確実に行いインプラント体の上部構造と対合補綴物を同種金属で製作することは，ガルバニー電流を抑制する有効な治療方法であることが示唆された．

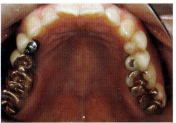
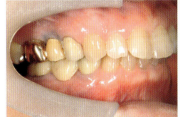
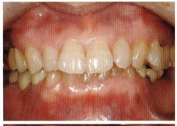
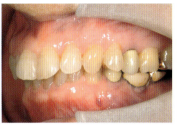
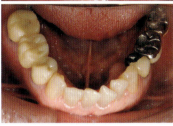

図1　初診時の口腔内写真〈2012年9月〉.

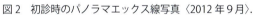
図2　初診時のパノラマエックス線写真〈2012年9月〉.

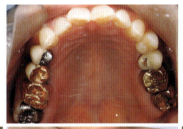
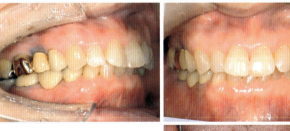
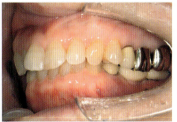
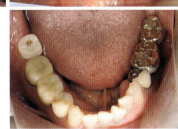
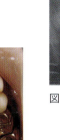

図3　上部構造装着後およびゴールドクラウン合着後の口腔内写真〈2014年5月〉.

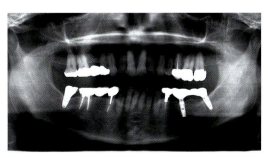
図4　上部構造装着後およびゴールドクラウン合着後のパノラマエックス線写真〈2014年5月〉.

05 メインテナンス

下顎両側臼歯部欠損部にITI Hタイプインプラントを埋入し，上下コーヌスクラウンフルブリッジを装着，26年以上経過した症例

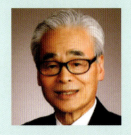

鈴木歯科医院　鈴木正臣

I．緒言

ITI H タイプインプラントを埋入し，コーヌスクラウンフルブリッジ症例の長期経過を報告する．筆者がインプラント臨床を手がけた初期に行った症例である．

II．症例の概要

患者：43歳，女性．
初診：1982年7月．
主訴：7| の歯肉腫脹と全顎補綴の再製希望．
既往歴：特記事項なし．
現病歴：他医院にて，金のモリソンクラウンによるブリッジ装着．
現症：全身所見に異常は認められない．
口腔内所見：残存歯は上8本，下9本であり，歯周検査において4mm以上のプロービングデプスが多く，7| は10mmであり，BOPは随所に認めた．咬合関係は安定し，顎関節に異常はみられない（図1）．
診断：不良補綴物による慢性辺縁性歯周炎．

III．治療の内容

治療計画：7| は抜歯，上顎は残存歯5本支台のコーヌスクラウンデンチャー，下顎は 852|，|2348 を支台とし，5|6 部にITI H タイプロングを埋入，コーヌスクラウンのフルブリッジを装着することにした．

1986年8月，上顎コーヌスクラウンデンチャーを装着後，同年11月右下にインプラントを埋入，術式は通例に従って行った（図2）．

1987年1月，左下にインプラント埋入，経過は良好であった．同年5月，コーヌスフルブリッジを装着，メインテナンスに入る（図3）．

IV．経過と考察

1999年上部構造装着後12年，患者は，定期検診には必ず来院し，歯科医師による咬合状態の検査の後，歯科衛生士による歯周病検査，口腔衛生指導，SPTを受け，検診間隔も6カ月を目安に行っているにもかかわらず，過重負担のためか，8| を智歯周囲炎のため抜歯，|8 も骨吸収が強く，|8 も抜歯に至った．

上部構造装着後21年，上顎コーヌス支台歯は 3| を残してすべて抜歯，総義歯を新製した（図4，5）．

2013年12月，上部構造装着後26年，2|2，|8 は脱落しているが，上部構造の簡単な修理で患者は満足している（図6）．

最新のパノラマエックス線写真で，8| の骨吸収が進行している（図7）．

V．結論

現在，定期的メインテナンスに来院しているインプラント症例中，着脱可能なコーヌスインプラントフルブリッジを装着し，最も長い26年以上経過した症例を紹介した．下顎両側臼歯部に埋入した2本のITI Hタイプインプラントは，咬合を安定させ残存歯を長期にわたって維持できることが示唆された．

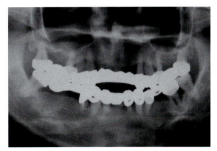

図1 初診時．上下不適合補綴物による，歯槽骨の水平性吸収がみられる．7̲| は根尖付近まで垂直性吸収している．

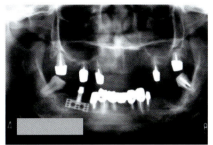

図2 |5̲6̲| 部インプラント埋入時．上顎はすでにコーヌスクラウンフルデンチャーを装着している．

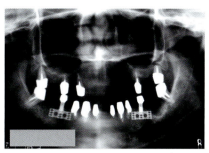

図3 下顎コーヌスクラウンフルブリッジ装着時，上顎はコーヌスクラウンフルデンチャー．上部構造を外して撮影．

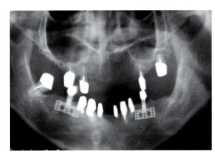

図4 上部構造装着後21年．過重負担のために |8̲, 8̲| が喪失している．|8̲ も骨吸収が強い．

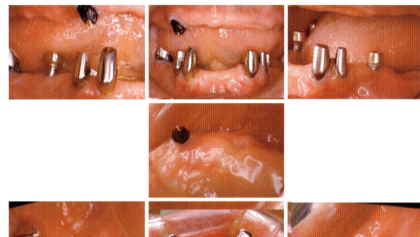

図5 上部構造装着22年．2̲|2̲ は脱離したが，残存歯はインプラントとともに健在，プラークコントロール良好．

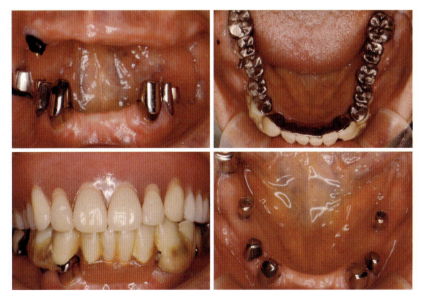

図6 下顎上部構造装着後26年．2̲|2̲，|8̲ 欠損部は部分的に床裏装している．

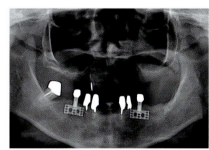

図7 下顎上部構造装着後26年6カ月．残存歯，インプラントともに健在ではあるが，|8̲ の骨吸収が進行している．

05 メインテナンス

歯の欠損部にはインプラント，問題歯は生活習慣の改善と根管治療により保存した1症例

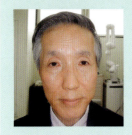

中川歯科医院　　中川哲夫

Ⅰ．緒言

インプラント治療を行うにあたり，口腔内の環境を整えるのは，いうまでもない．本症例では，インプラント治療を行うため患者に徹底したブラッシング指導を行い口腔内環境を整えた結果，欠損部にインプラントを埋入できた．それにより安定した咬合が確立され保存困難な歯を保存することが可能になり良好な機能回復が得られたので報告する．

Ⅱ．症例の概要

患者：52歳，女性．
初診：2000年7月．
主訴：右下の歯が噛むと痛い．右下欠損部にインプラントを入れたい．
既往歴：特記事項なし．
欠損状態：7̄．6̄．7̄．6̄，7̄欠損（図1）．

Ⅲ．治療内容

初診のエックス線写真より 5̄ は保存困難と考えたが，生活習慣の重要性とブラッシングの努力による口腔内の改善を理解させるために，食生活の改善と長時間ブラッシングを励行させ，咬合調整と根管治療を行い（図2～6），5̄ の骨が安定したところで補綴処置を行い（図7），欠損部には，2002年3月，Straumann社製φ4.1 mm×10.0mmのインプラントを埋入した（図8）．同7月，上部構造を装着した（図9）．

Ⅳ．経過と考察

最終補綴装着後の経過は2008年5月，臨床上の症状はなく，歯周組織，デンタルエックス線所見（図10）においても異常は認められなかった．患者は機能的に十分満足している．

5̄ の根管治療には10カ月を要した．そしてインプラントを植立することにより，保存困難な歯を保存することができた．さらに生活習慣の改善と長時間ブラッシングの重要性に患者が気づいたことは有意義と考える．

Ⅴ．結論

口腔内環境が悪い状況でインプラント治療を行った場合，その後インプラント周囲炎を発症することが少なくない．今回保存困難歯が予後良好になったのは，口腔内環境の改善，インプラント治療を行うことにより咬合の安定が得られたことによるものである．

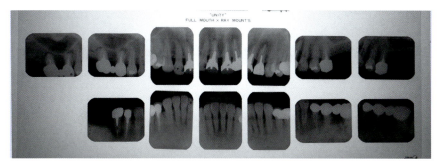

図1 2000年7月21日.

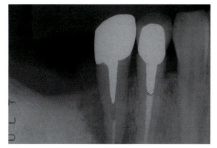

図2 2000年7月21日.

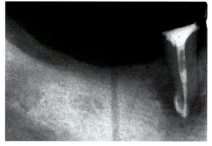

図3 2000年11月28日.

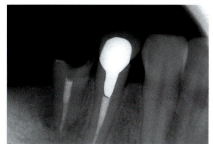

図4 2001年1月17日.

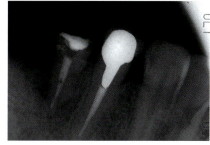

図5 2001年5月29日.

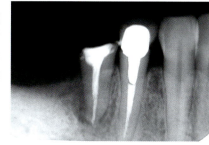

図6 2001年8月2日.

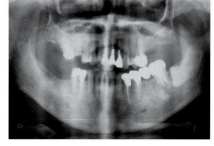

図7 2002年3月8日.

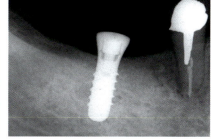

図8 2002年3月8日.

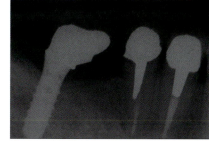

図9 上部構造装着〈2002年7月23日〉.

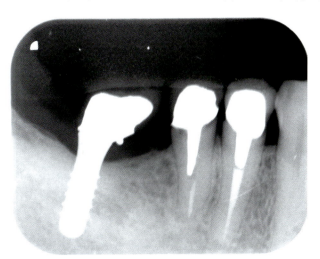

図10 術後〈2008年5月〉.

05 メインテナンス

11年を経過した1症例

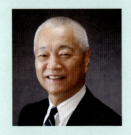

アポロ歯科医院　宮坂　伸

Ⅰ．緒言

上顎両側遊離端欠損に対し，一般的には可撤性部分床義歯で補綴されることが多い．しかし装着時の違和感や発音障害などの問題もさることながら，鉤歯に問題を発生させてその機能が落ちることもある．

今回，上下顎欠損にインプラント治療を行い，11年以上を経過している患者が，ライフスタイルのなかでインプラントの快適さから，さらに他部への埋入をみずから希望された興味深い症例が得られたので報告する．

Ⅱ．症例の概要

患者：70歳，男性．
初診：2002年11月（図1）．
主訴：上顎部分床義歯の鉤歯脱離による義歯不適．
既往歴：高血圧症はあるがコントロールされており，特記事項なし．
現症：上下顎の部分床義歯は不適であり，残存歯はほとんど補綴がなされている．
エックス線所見：骨質良好（図1）．
臨床診断： 7 6 5 4 ｜ 6 7 ／ 4 5 6 7 欠損．

Ⅲ．治療内容

各種資料をもとに患者に治療計画を示したところ，インプラント治療を希望され，2002年11月に，上下暫間義歯装着．同年12月に 7 6 5 4｜ に，近心より，POI37-18F，POI37-14FN，POI37-12FN，HAC42-08NN（日本メディカルマテリアル）を埋入．

2003年2月には ｜6 7 に近心より POI37-14FN，POI37-12FN，HAC42-08NNを埋入．

同年3月には，｜4 5 6 7 に近心より POI37-14F，POI32-10FN，POI37-10FN，POI32-10F，POI32-12F を埋入．十分な治癒期間をおき，同年6月から8月にかけて上部構造すべてを装着完了した（図2，3）．

約10年6カ月後の2013年6月に右下ブリッジ動揺にて来院．インプラントの快適さから，さらに同部もインプラント治療をみずから希望したため，2014年1月，7 6 5 4｜ に，近心よりPOI32-14FN，POI32-12FN，POI37-10TP，POI42-12TP，POI42-12TP の5本を埋入した（図4，5）．

Ⅳ．経過と考察

インプラント上部構造は，装着後10年以上経過しているが，インプラント周囲粘膜，骨の状態などに大きな問題はなく，患者満足度も高く良好に推移している．

Ⅴ．結論

遊離端欠損症例において可撤性部分床義歯と比較すると，インプラント補綴治療は鉤歯の保護，機能的咬合回復を得るとともに，心理的負担も軽減することができ，より有効であると考える．

今回のような，経年的に新たな欠損が発症した場合において，信頼関係を保つことが，インプラント治療では最も重要であると確信する．

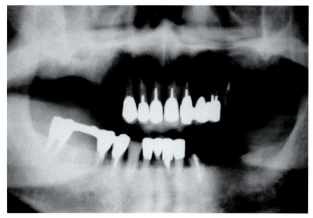

図1 初診時〈2002年11月1日〉.

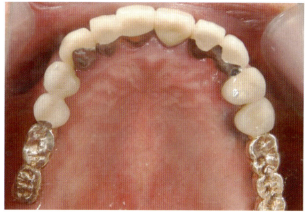

図2 上部構造装着時〈2003年8月26日〉.

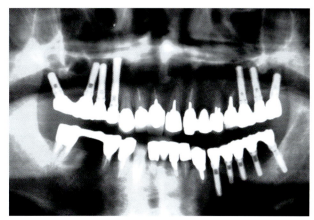

図3 上部構造装着時のパノラマエックス線写真.

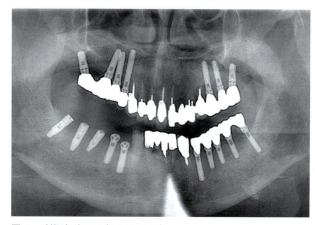

図4 手術時〈2014年1月19日〉.

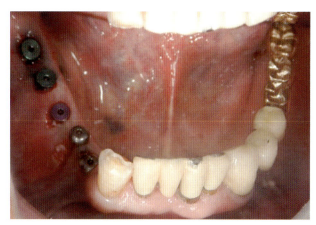

図5 術後10日〈2014年1月29日〉.

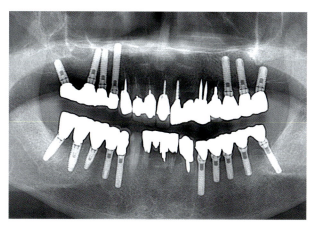

図6 右下補綴完了3年半後.

06　デジタルソリューション

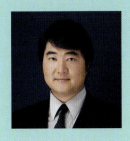

デジタルソリューション

デンタルオフィス武蔵浦和　栗原一雄

　近年，デジタル化の流れは歯科にも来ておりCT（Computed Tomography）やCAD/CAM（Computer Aided Design / Computer Aided Manufacturing）が席巻してきている．

　特にインプラント治療へのCTの応用は重要となってきている．診断においてCTは必須とされており，パノラマエックス線写真やデンタルエックス線写真だけでは一方向からの2次元情報しか得られなかったものが，3次元的に骨の形態や内容を把握することが出来るようになった．公益社団法人 日本口腔インプラント学会としてもその必要性を認め治療指針には以下の通りの記載がある．

　「顎骨の解剖学的構造，下顎管，オトガイ孔，上顎洞，鼻腔の状態，残存歯，顎骨内の病変の有無の三次元的な位置関係や骨量を検査する場合に用いられる．上顎洞，下顎管，オトガイ孔，鼻腔に近接するインプラント体の埋入や骨幅の計測には必要である．また安全・安心なインプラント治療においては必要な検査である」

　「インプラント術前検査において，単純エックス線撮影（口内法エックス線撮影，パノラマエックス線撮影）にCTを組み合わせる事を推奨している．近年のインプラント治療では①骨量と骨形態，②骨質，③疾患の鑑別を正確に判定するため，CTまたはコーンビームCT（CBCT）を使用してエックス線学的精密検査が行われる．CTデータをDICOM形式で保存する事により，インプラント治療の解析コンピューターソフトを利用する事が出来るようになった．これらソフトの使用は，診断，治療計画の立案，手術のシミュレーション，サージカルガイドプレートの製作，インフォームドコンセントに有効である」（「口腔インプラント治療指針2012」公益社団法人 日本口腔インプラント学会より抜粋）

　CTは今後のインプラント治療にはなくてはならないものとなってきているのが分かる．

　またCTを応用したインプラント治療においては生体内の確認だけに留まらずコンピューター上でシミュレーションを行い，さらにそれを具現化させるためのガイドシステムが多くのメーカーから提供されてきている．

　ガイドシステムは精度が年々上がっており信頼できるレベルに達している．

　しかし，ガイデッドサージェリーで起こりえる問題として以下のことが考えられるため，その診断に際し細心の注意が払われるべきである．

・冷却不足による骨火傷
・クリアランスが少なくなるためドリルが入らない
・サージカルガイドの適合不良による埋入位置の過誤
・切削金属片の迷入
・治療費の拡大

　デジタルの流れはフェイシャルスキャンとの組み合わせで治療前診断から術後の予想を視覚にて確認できるようになり，診断やガイデッドサージェリーだけにとどまらず，デジタル画面上に咬合器機能を組み込むことで複雑な補綴設計をデジタル咬合器上で行えるようになってきている．またinter oral scannerを使用することで模型を介在させることなくCAD/CAMで最終補綴完成までの流れが行える．

　診断に始まり治療計画，補綴設計，補綴物完成までの流れがデジタル上のみで行うことが出来るフルデジタルトリートメントの時代となってきている．精度やデジタルソフト，ハードウェアの価格の面でまだ課題が残る部分もあるが世界的な流れでデジタル化が止まることはないであろう．

06 デジタルソリューション

上顎洞を避けてインプラント埋入を行った1症例

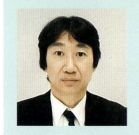

のざわ歯科医院　北爪昭彦

I．緒言

上顎臼歯部においては，既存骨の高径不足によりインプラント埋入が困難と診断される症例にしばしば遭遇する．

そのような場合，サイナスリフトや骨移植を併用することが多い．しかし，このような方法は外科的侵襲が大きくなり，高齢で有病者の患者に応用することは，リスクが高くなる可能性がある．

今回，高血圧により抗凝血薬を服用中の患者に上顎洞を避けてインプラントを意図的に傾斜埋入させた症例を提示する．

II．症例の概要

患者：76歳，男性．
初診：2009年1月13日（図1）．
主訴：右上奥歯動揺による咀嚼障害．
既往歴：高血圧，脂質異常症．

III．治療内容

初診時，6 3｜支台のブリッジが装着されており，診査の結果，6｜は歯根破折を認め保存不可能と判断した．しかし，高血圧による抗凝血薬を服用していたため，主治医に対診後休薬せずに抜歯した．抜歯後出血，感染もなく経過良好であった．

その後，患者がインプラント治療を希望したため，同部位のCT撮影を行った結果，埋入予定部位が，上顎洞と近接していた（図2，3）．患者の年齢や全身状態を考慮し，サイナスリフトや骨移植などの外科的侵襲を避けた埋入計画が必要と思われたため，シムプラントによる埋入シミュレーションを行った（図4～6）．

2009年6月，上顎洞を避けて 5 4｜の口蓋側寄りに2本，上顎洞中隔，上顎結節部にそれぞれ1本ずつサージガイドを用い，4本のインプラント（φ3.3 mm×10.0mm，φ3.3 mm×11.5 mm，φ5.0 mm×8.5 mm，φ4.0 mm×11.5 mmのSpeedy Groovy〈Nobel Biocare〉）を埋入した（図7，8）．

同年12月に二次手術を行い，2010年3月にネジ固定式陶材冠を装着した．

IV．経過と考察

今回，インプラント埋入を行うにあたり上顎洞の位置，骨幅の骨量不足が認められた．インプラント埋入するためには，サイナスリフト，骨移植を併用する必要も考えられた．

しかし，高血圧により抗凝血剤を服用しているため，できるだけ外科的侵襲の少ない方法を考える必要があった．

その際CT撮影を行い，シムプラント画像を使い慎重に骨の状態を観察し上顎洞を避けてインプラント埋入できる既存骨を捜し，サージガイドを使うことにより短時間で適正な位置に意図的傾斜埋入が可能となり，外科的侵襲を少なくできる有効な方法と思われた（図9～11）．

V．結論

高齢者や有病者が上顎臼歯部にインプラントによる欠損補綴を希望された場合，既存骨の骨量が重要である．

今回，CT撮影を行い三次元的に骨の状態を精査し，それをもとに作製したサージガイドを用いることにより，低侵襲なインプラント埋入，欠損補綴を行うことができた．

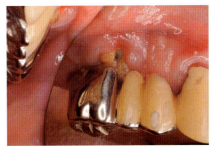

図1 初診時.
6 3|支台のブリッジが装着されており，6|の歯根破折が認められた．

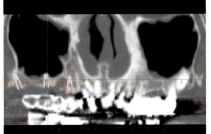

図2 術前のCTパノラミック写真.
7 6 5 4|のインプラント埋入予定部位が上顎洞と近接していた．

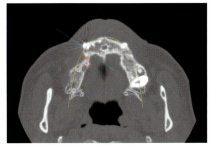

図3 CT撮影後，シムプラントにて埋入計画を行う．5 4|は骨の狭窄が認められるが，口蓋側寄りに既存骨が存在している．6|においては，上顎洞中隔が存在していた．7|後方には上顎結節も認められた．

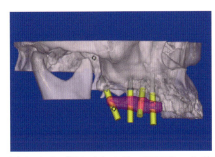

図4 シムプラントによる，3D画像．5 4|を口蓋側寄り 6|を上顎洞中隔，7|後方の上顎結節にインプラントを埋入しても，アクセスホールがすべて咬合面上にできることが確認できた．

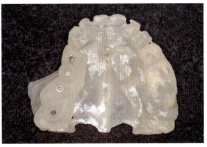

図5 シムプラント画像により，サージガイドを作製した．

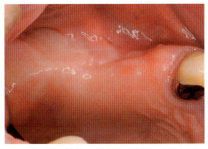

図6 術前の状態で粘膜の状態は良好だが，5 4|の狭窄が認められた．

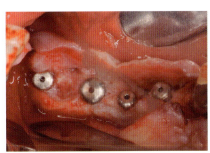

図7 サージガイドを用いてインプラント埋入を行った．サージガイドを用いることにより短時間で正確な位置に埋入が行えた．

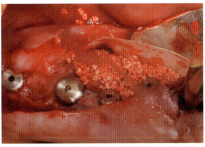

図8 5 4|の狭窄部に骨補塡材を塡入し，吸収性メンブレンを用いGBRを行った．

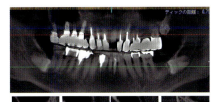
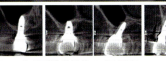

図9 上部構造装着後のCT写真.
5 4|は，口蓋側よりの既存骨内，6|は上顎洞中隔に，7|は上顎結節にそれぞれ埋入できた．上顎洞に炎症は認められない．

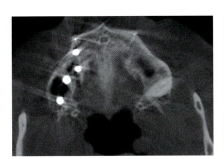

図10 上部構造装着後のアキシャル画像．術前計画どおりに埋入できた．

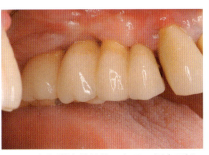

図11 上部構造装着後4年目の側方面観．インプラント周囲に炎症は認められず安定している．

06　デジタルソリューション

下顎片側遊離端部にインプラント治療を行い咀嚼機能の回復を確認した症例

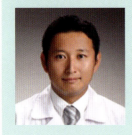

東歯科医院　東　高士

Ⅰ. 緒言

口腔インプラント学会の口腔インプラント治療指針2016では「口腔インプラント治療の目的は歯の欠損に対して生体適合性を有する材料で作られたインプラント体を用いて口腔組織に支持を求め，これに支持された上部構造を用いて長期間の機能と審美性の回復を図ること」と記載されている．口腔における機能とは，咀嚼・嚥下・発音機能である．そのなかでも咀嚼は顎口腔系機能の主要な部分を占めており，科学的治療においては咀嚼能力の客観的な評価パラメータが必要となる．しかしながら，インプラント治療前後で咀嚼能力を評価した論文はいまだ数少ない．そこで本症例では下顎片側遊離端欠損症例で，インプラント補綴治療前後で咀嚼能力検査を行い，術前術後で評価した1症例を提示する．

Ⅱ. 症例の概要

患者：68歳，女性．
初診：2013年12月．
主訴：左下Br動揺による咀嚼困難．
既往歴：特記事項なし．
現病歴：②③④5̄ 6̄ Brは数十年前に装着し，その後，特に問題なく咬めていた．約1年前から，しっかり噛むと揺れるような感じを自覚していたが，痛みがなかったのでそのままにしていた．2～3日前に食事時にバキッと音がしてBrがグラグラになり，「ここしばらくは右でばかり噛んでいたので両側でしっかり噛めるようになりたい」と来院した（図1，2）．
診断：下顎左側臼歯部欠損（5̄・6̄・7̄欠損）欠損分類　下顎 Kennedy Ⅱ級　Eichnerの分類　下顎B 2　宮地の分類　咬合支持数10　第一エリア．

Ⅲ. 治療内容

左下欠損部に対してブリッジ・部分床義歯・インプラントについて利点，欠点を十分に説明した結果，患者はインプラントによる欠損補綴を希望した．また上顎左側犬歯および臼歯部，下顎左側側切歯部および犬歯部の冠不適合部も同時に修復を希望した．診断用ワックスアップ模型で作製したサージカルステントを用いてCT検査を行い埋入位置を決定した．2014年3月インプラント埋入手術を行い，それぞれ 5̄ にJMM社製POI-EX φ3.7mm×10.0mm，6̄ にφ4.2mm×10.0mm，7̄ にφ4.2mm×10.0mmを埋入した．

3カ月経過後通法に従って二次手術を行い，印象採得および咬合採得後にプロビジョナルレストレーションを装着した（図4～5）．プロビジョナルレストレーションにて欠損回復後，自覚的，他覚的に咀嚼機能の回復を評価するために，咀嚼能力測定検査を行った．患者の咀嚼能力が回復したのを確認後，プロビジョナルの形態をコピーイングしてMBファイナルレストレーションを作製，装着した（図6～9）．なお，自覚的な検査にはVAS（ビジュアルアナログスケール）法，他覚的な検査には咬合力検査と下顎運動検査ならびにグミゼリーを用いた咀嚼能力検査を用いた（図3，10，11）．

Ⅳ. 経過と考察

上部構造装着後，3カ月おきにメインテナンスを行っているが，現在のところインプラント上部構造の破損，インプラント周囲の炎症は認められない．また患者も非常によく噛めると満足している．今後も患者の全身疾患などに留意しながら注意深くメインテナンスを行っていく予定である．

Ⅴ. 結論

下顎左側遊離端欠損症例にインプラント治療を行い，良好な結果が得られた．インプラント治療前後に咀嚼能力の評価を行うことは有用であることが示唆された．

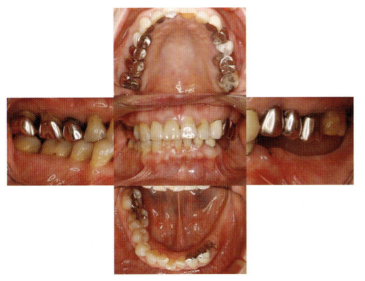

図2 術前パノラマエックス線写真. 顎関節頭, 下顎左側欠損部には歯槽骨の吸収は認められない. |4 部に垂直性の骨吸収, |7 部には遠心にカリエスが認められる.

図1 術前口腔内写真. Br を除去したあとの状態. |4 部は歯根が認められる.

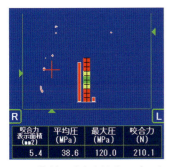

図3 術前の咬合力検査. デンタルプレスケール（50H・タイプ R・サイズ L, GC）を採得し, 咬合力測定装置（オクルーザー FPD-709, GC）にて歯列全体の最大咬合力を測定した. その結果, 咬合力は 210.1N で右側に偏在したデータを示した.

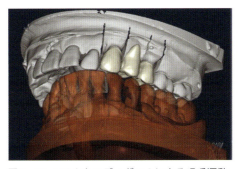

図4 Kavo アルカスディグマ2 による咀嚼運動, 側方滑走運動などの下顎運動記録データを CAD/CAM ソフトに代入し, プロビジョナルレストレーションのデザイン, 下顎運動のシミュレーションを行った.

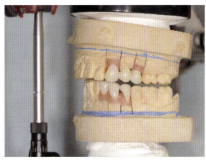

図5 CAD/CAM 上で PMMA を削り出し, 作業模型上で完成させたプロビジョナルレストレーション.

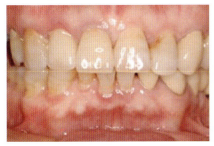

図6 ファイナルレストレーション装着時正面観.

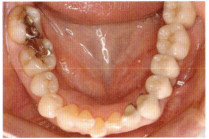

図7 ファイナルレストレーション装着時下顎咬合面観.

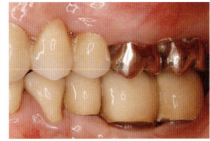

図8 ファイナルレストレーション装着時左側側方面観.

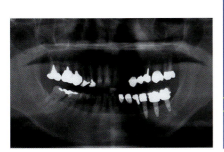

図9 術後パノラマエックス線写真.

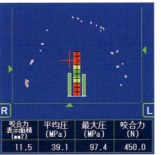

図10 術後の咬合力検査. 最大咬合力は 450.0N で, 力は術前と比べて中央付近に戻っておおむね均衡状態を保っている.

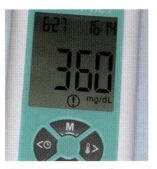

図11 咀嚼粉砕したグルコラムを GC 社製グルコセンサー GS-II を用いてグルコース濃度を測定した結果, 360 と高い値を示した.

07　訴訟対策・同意書

安心安全なインプラント治療を行うために

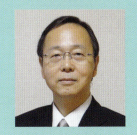

渡沼歯科医院　　渡沼敏夫

近年，インプラント治療の普及と共にトラブルも急激に増加し，定期的にマスコミでも取り上げられるようになっており，国民生活センターも以下のような歯科インプラント治療に係る問題点を挙げている．
1. 症状や治療が長期間にわたる恐れがある．
2. 歯科医療機関や歯科医師によって治療の水準に差があるおそれがある．
3. 歯科医師の説明が不十分な場合がある．
4. 歯科医療機関の対応が不十分・不適切と感じている消費者がいる．
5. 歯科インプラント治療の広告の中には不適切な広告が見られた．
6. 消費生活センターでのあっせん，解決は困難であり消費者自身が複数の窓口に問い合わせざるを得ない．

このような社会環境の中で，インプラント治療に対する社会的関心も非常に高まっている．また近年，患者さんの権利意識の高まりとともにインターネットの普及により医療事故の賠償金額等の情報も簡単に入手できるようになり，対応の難しい患者さんが増え，一部だが悪質なクレーマーも歯科医院に来院するようになっている．

そこで，私達インプラント治療に携わる歯科医には，高度な知識と確実な治療技術が要求されるだけでなく，コミュニケーション能力を高め，しっかりとしたインフォームド・コンセントを行い，文書等を使って事前に起こりうる危険性や結果を説明し，万一事故が起こってしまった場合や，苦情を受けた時には，正確な状況の説明と今後の対応を説明することが求められている．

そこで，本頁ではインプラント事故・トラブルを避けるための具体的な注意点と事故やトラブルが起きてしまった場合の対応を説明する．

インプラント治療を行うために必要な知識と技術

インプラント治療は以下のような各分野の知識と技術を必要とする総合的な治療である．
1. 病理・歯周病・放射線等の基本的医学知識の習得．

2. 確実な基本手技の習得．サイナスリフト，歯槽骨造成，骨移植，顎骨再建などの応用手技は患者の同意の下で慎重に適応する
3. 上顎洞への迷入，上顎洞粘膜損傷，下顎管損傷，出血，感染症などの合併症に対するリカバリーの知識と技術の習得．
4. チーム医療の重要性は医科と同様．医療体制の整備が必要．（口腔外科，補綴，歯周，歯科麻酔，放射線などの専門医との連携が不可欠）
5. 熟練した歯科衛生士の育成．
6. 患者との間に信頼関係の構築．
7. アフターケアの充実．

日常手順の再確認

日常手順については，常にスタッフとともに繰り返し再確認を行う習慣をつける．
① まず，主訴に対応する．
② 問診を十分に行いカルテに記載する．（かかりつけ医への照会が必要な場合がある．全身状態は変化しているので，再来の際も必要）
③ 麻酔・手術・投薬等は患者の全身状態を十分に把握してから慎重に行う．
④ 患者の希望を良く聞き，それに対応して現症，治療内容，治療期間，費用等について説明し，承諾（同意）を得る．
⑤ 個々の診療にあたっても必要に応じて，その日に行う治療についての説明をする．特に観血的処置・歯牙の切削を伴う処置については，十分な説明をする
⑥ 治療上，起こる可能性のある危険や後遺症について説明し，納得してもらう．
⑦ 補綴物の装着に際しては，その特性を説明し，「何年もつか？」等の質問には安易に対応しない．保証すると義務が生じる．
⑧ カルテは正確に記載し，整理保管する．
⑨ 前医の治療については安易な批判を行わない．

153

⑩ エックス線撮影については，よく説明をし，防護エプロンを使用する．

⑪ 患者との人間関係を大切にする．

⑫ 自分の能力に応じた範囲の治療を心がけ，専門外の時は，転医を勧めたり専門医を紹介する．

⑬ 最新の知識や技術の研鑽に努める．

⑭ 酸素吸入器，救急薬品，血圧計など救急救命処置に必要なものは必ず用意しておく．

⑮ 救急を要する事故に備えて，あらかじめ搬送先の病院や最寄りの病院と懇意にしておく．

⑯ 診療拒否や無診察診療をしない．電話での指示や診断も誤解のもとになるので，十分に注意する．

法的責任

充分な準備と細心の注意を払っていても事故やトラブルは起きることがある．そのような場合，責任を問われる法律には以下のようなものがある．

民法415条，644条，709条，715条

（a）債務不履行（民法415条）時効10年

・診療の契約が完全に果たされていない．

・善管注意義務（民法644条）を負う．

・説明義務違反や自己決定権，期待権の侵害

（b）無過失の立証責任が歯科医師側にある．

（c）不法行為(民法709条)時効20年(知ってから3年)

・故意又は過失によって患者に損害を生ぜしめる行為

・使用者の責任（民法715条）

医療法

（a）開設・管理者が監督義務を負う．（医療法）

刑法204条，211条，246条

（a）傷害（刑法204条）

（b）業務上過失致死傷（刑法211条）

（c）詐欺罪（刑法246条）

行政上の責任

（a）医道審議会の裁定により免許取消し，業務停止等

具体的対応

では実際に紛争になった場合の具体的な対応について説明する．

① カルテの開示を求められた場合

・患者あるいは代理人（弁護士を含む）に開示を求め

られた場合,カルテ開示を拒む特段の理由がない場合には，開示を拒否できない．（個人情報保護法）

・カルテに記載してある情報は患者のものであるが，カルテ自体の所有権は歯科医師側にある．

・カルテの開示方法は，閲覧，コピーのうち，同意した方法による．トラブルが予測される場合は，開示請求書を申請してもらう．手数料を徴収できる．

・診療情報の提供は，口頭による説明や要約書（診療経過説明書）等の文書や診療記録の開示による．

② 「証拠保全の申し立て」があった場合

・裁判所の決定を得て，患者側がカルテなどを入手する法的手段

・「証拠保全決定」が下りると「証拠調期日呼出状」が送達されて執行される．任意の執行であるが拒否はしない．

・通知から執行までは1時間前後で，裁判官，事務官，代理人（弁護士）がカルテやX線写真等診療記録の写しを採っていく．

③ 「通知書」等文書で回答を求められた場合

・相手側弁護士の照会を含め回答する法的義務はない．

・治療の経過や，医学的見解を簡単に回答した方が良い場合もある．

・相手側に弁護士が受任している場合は，県歯科医師会に連絡し，医事処理委員会顧問弁護士への委任手続きを取る．

④ 裁判所から「調停期日呼出状」が送達された場合

・調停とは，裁判官と調停委員のもとで話合いにより互譲の精神で紛争を解決する方法

・呼出期日前に，速やかに歯科医師会や顧問弁護士に連絡し，手続きをとる．

⑤ 裁判所から「口頭弁論期日呼出，答弁書催告状」が送達された場合

・呼出期日前に速やかに歯科医師会や顧問弁護士に連絡し，手続きをとる．

・定められた期日を過ぎると，相手側の申し立てどおりで判決が確定してしまう．

⑥ 明らかに言いがかりと認められる場合

・金銭的解決は絶対しない．毅然とした態度で臨む．

・医療に対する理解不足や誤解に起因していることも多いので一度は丁寧に説明する機会を持つ．

⑦ 医療過誤が明らかな場合

・誠意をもって事情を説明し，謙虚に反省の意を表しお詫びする．

・交渉の窓口になる人をはっきりさせて，相手側との接触を絶やさない．

・事後の治療が必要な場合は，専門医や大学病院に責任を持って紹介する．

・治療費は医療側の負担とする．

・治療に専念してもらうことを第一義に考え，慰謝料等の金銭の話は，治癒あるいは症状固定をもって交渉に入るのが望ましい．

⑧「送付嘱託書」が送付された場合

・他の訴訟となっている場合で，相手方の申し立てにより，治療に通った医院のカルテ・レントゲン等の診療記録の一切の期日までに送付するように裁判所より嘱託されることで拒否はしない．

⑨ 診療報酬明細書等の開示について

・保険者より明細書の開示についてその適否（開示，部分開示，不開示）の回答を求められることがある．紛争になっている場合には原則として開示に同意することが望ましい．

これらの対応は実際に行われたもので，今後ますます増加することが予想されている．そのため，私達インプラント治療を行う歯科医は，確実な知識と治療技術を修得するだけでなく，エビデンスに基づいた詳細な説明を通じて患者さんとの信頼関係を築くことが求められている．

Ⅱ　特別寄稿

インプラント治療における咬合と顎口腔機能診断
（第 14 回 SIA インプラントコロキウム事後抄録）

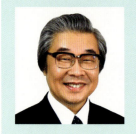

インプラント治療における咬合と顎口腔機能診断

日本歯科大学新潟生命歯学部歯科補綴学第1講座 主任教授
日本歯科学大学院新潟生命歯学研究科機能性咬合治療学 主任教授　　小出　馨

　歯科医療の役割は，歯列をはじめとする顎口腔系の再建と保全による諸機能の維持です．維持する機能は，咀嚼，嚥下，呼吸，発音，口腔感覚，審美，姿勢維持，身体運動能力，さらに前頭前野の脳機能を活性化し，学習・記憶能力や，生きることへの意欲の回復，精神・心理状態の改善にまで影響します（図1）．これらはいずれも日々の生活の質を左右して，健康寿命や人生の満足度の観点からもきわめて重大な役割を果たしています．

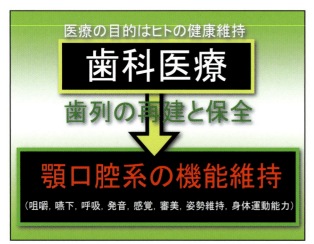

図1　歯科医療の役割は，歯列をはじめとする顎口腔系の再建と保全による諸機能の維持である．

　現在，歯の欠損に対するインプラント治療の有効性は高く評価され，部分欠損から無歯顎症例にまで広く適用されています．すでに超高齢社会を迎えた日本では，100歳以上の人口が約7万人，65歳以上の高齢者は3.6人に1人で世界最多，20年後には高齢者数が現在の2倍以上に急増することが将来推計で示されています．今後さらに部分欠損歯列の患者数は増加し，インプラントを含めた欠損補綴治療のニーズが増大します．

　特にインプラントにおいては，患者さんの加齢に伴う長期的予後をふまえた治療と管理が重要で，Implant-Protected Occlusionの概念（図2）でも示されてきましたが，今後はこれまで以上に顎口腔系の経年変化に対応

図2　Implant-Protected Occlusion.

した力のコントロールと細菌への対応を的確に図ることが強く求められます．特に力のコントロールの点では，高精度の口腔内スキャナーによる歯根膜被圧変位量の診断（図3）にとどまらず，何といっても術前に適正な顎機能診断を行い，顎口腔系と調和した咬合構成を確実に行うこと，すなわち咬合を顎関節や咀嚼系筋群の機能と調和させることが重要・不可欠です（図4）．

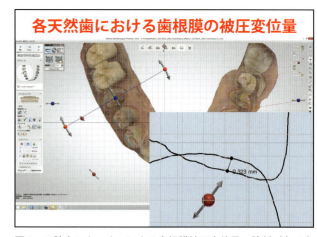

図3　口腔内スキャナーによる歯根膜被圧変位量の診断（白石大典：湘南セラミックによる）．

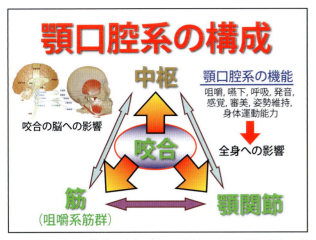

図4 顎口腔系の構成．咬合は筋，顎関節，そして脳，全身にまで影響を及ぼす．

さらに，経年的な咬耗や諸組織のリモデリングなどによる咬合と顆頭位の変化に対して，インプラント治療部分とインプラント以外の歯における力の評価を行い，全顎的なメインテナンスケアを継続することが大切です．

このように予知性を高く保つには，私達歯科医師が咬合に関連する診断と治療，そしてメインテナンスケアを患者さん一人一人の状態に対応して的確に行えることが必須なのです．

これらを踏まえて本稿では，アンダーグラジュエートでは学ぶことがないインプラント治療を含めた歯科治療時に認識していなければならない咬合と顎口腔系の診断にかかわる重要項目を，臨床に即して以下に述べさせていただきます．

1．顎口腔系の不調和と圧痛

―圧痛は何で起こるのか？―（図5）

歯科の専門領域は顎口腔系であり，その構成要素である筋と顎関節に対する機能診査は，治療に先立つ病態診断としてはもちろんのこと，治療の評価や予後の評価にあたっても必要不可欠です．そして，日常臨床で初診時のスクリーニングとして行う顎関節と筋の触診は，特殊な検査機器も必要なく，しかも重要なデータを20秒程度の短時間で手際よく収集できる機能診査として，臨床上とても有効です．

咬合に問題があり，顎関節と調和していない状態になると筋や顎関節に圧痛が発現します．その主な要因は，①早期接触や臼歯部の咬合低位，②平衡側や作業側の咬頭干渉，③側方ガイドにおける後方へのブレーシングイコライザーの欠如，以上3つが主要因として挙げられます．これらにより，筋に過緊張が生じたり顎関節部に負荷がかかり，触診で圧痛が認められるようになります．従って，触診による圧痛の発現が，臨床で有効な咬合不調和の指標となります．

図5 咬合に問題があり，顎関節と調和していない状態になると，筋や顎関節に圧痛が発現する．

1）早期接触や臼歯部の咬合低位【圧痛の要因1】（図6）

要因1は，臼歯部の咬合低位や前歯部の早期接触が存在する場合です．例えば，デンタルチェアを水平に倒した状態で犬歯のセラミッククラウンをセットした場合，患者さんが起き上がると通常800～1,100 μmほど犬歯の咬合が高い状態になっています．その早期接触が大きい場合は，セラミッククラウンが破損したり，歯周組織に咬合性外傷を起こします．

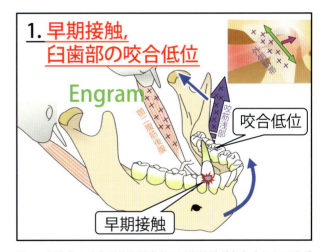

図6 臼歯部の咬合低位や前歯部の早期接触が存在すると圧痛が発現する．

しかし，通常600～800 μm程度までのわずかな早期接触が生じた場合は，それを避けるように下顎をずらした位置で噛むプログラムが習得されます．これをEngramと呼び，後方臼歯部が咬合低位の場合も同様の現象が起きます．つまり，他の部位よりも相対的に低い上下の臼歯部を接触させようとして，咬筋や顎二腹筋後腹は過剰に緊張して圧痛を認めるようになります．

また，顎関節では顆頭が後上方へ押し込まれ，粘弾性を示す顎関節円板には圧縮力が加わります（compression）．

外側靱帯も徐々に引き伸ばされて，微小外傷により顎関節外側部に圧痛が認められるようになります．これを放置していると，そのうち睡眠時のパラファンクションなどにより円板前方転位を起こすこともありますので要注意です．

2）平衡側の咬頭干渉【圧痛の要因2】（図7）

平衡側咬頭干渉では，機能咬頭どうしが接触するため，上下顎の歯にはさほど大きな損傷を生じない場合が多いです．しかし，パラファンクションとして生じた歯ぎしりにより，咬筋，側頭筋が収縮状態で強引に引き伸ばされて圧痛を認めるようになります．

また，この平衡側咬頭干渉は平衡側の顆頭を引き下げるため，外側靱帯も引き伸ばして微小外傷を生じさせ，顎関節部にも圧痛が認められるようになります．

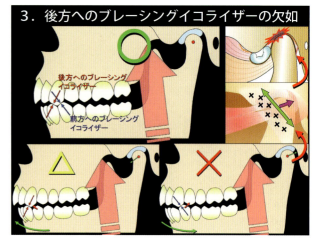

図8　側方ガイドに後方へのブレーシングイコライザーを備えていないと，顎関節に圧痛を生じる．

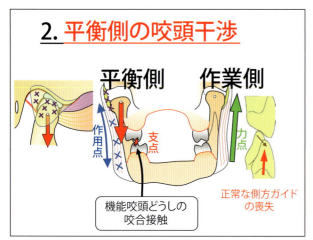

図7　平衡側咬頭干渉は平衡側の顆頭を引き下げ，外側靱帯や咬筋，側頭筋に圧痛が発現する．

3）側方ガイドにおける"後方へのブレーシングイコライザー"の欠如【圧痛の要因3】（図8）

顎関節によるポステリアガイダンスと調和して"後方へのブレーシングイコライザー"（ラテラルプロトゥルーシブ・トゥースガイダンス：Lateral protrusive tooth guidance，M型ガイド）が構成されていれば，外側靱帯に負担がかからず圧痛は生じません．

しかし，犬歯誘導で臼歯部がディスクルージョンするものの"後方へのブレーシングイコライザー"が構成されていないと，作業側顆頭は後方へ押し込まれて外側靱帯が引き伸ばされ，微小外傷が生じて圧痛を認めるようになります．そして，顆頭がディスク（円板）のポステリアバンドをほんの少しでも乗り越えると，円板前方転位を生じることになります．

このように"後方へのブレーシングイコライザー"を患者さんの顎関節の側方運動に調和させて的確に構成することが大切で，これが快適で安全な側方ガイドを構成する際の必須条件です．

2．筋触診を的確に行うための8項目

歯科医師が日常臨床で，全ての患者さんの病態を初診時や経過観察時に臨床診断するうえで，筋と顎関節の触診は必要不可欠です．

以下に示す8項目を押さえることにより，誰でも短時間でスクリーニングとしての筋触診を的確に行えるようになります．

1）診査時の患者さんの体位（図9）

筋触診時の体位は，日常臨床において一般検査や顎関節，筋，咬合に対する機能検査がいずれもスムーズに行え，その一連の流れを中断させず，しかも患者さんに違和感を抱かせない体位が求められます．その点で有効性の高い体位は，患者水平位・術者坐位です．

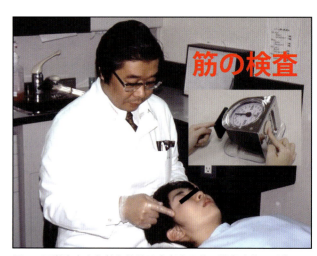

図9　日常臨床上有効な体位は患者水平位，術者坐位．手指圧は2kgのバネ計りを用いて訓練し，双指法で加える．

2）診査に用いる指種（図10）

　筋触診には，圧感覚がもっとも鋭敏な人差し指1本を用いるのが最適で，これにより適正な部位を的確に検査することができます．通常，指の腹部でちょうど爪の裏側の部分を使います（図10）．

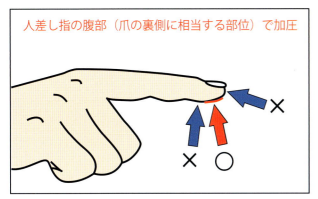

図10　筋触診には，圧感覚がもっとも鋭敏な人差し指を用いる．

3）手指圧のかけ方（図9）

　触診による圧痛検査の際の手指圧のかけ方は，作用と反作用の関係で左右の筋に均等な手指圧を加えることのできる双指法が基本です（図9）．これにより圧痛の左右差が明確となり，患者さん自身でもその徴候を認識しやすくなります．

4）適正手指圧（図10）

　左右の人差し指の腹部を用いる場合，適正手指圧は1,000 gを基本とします．適正手指圧の体得は，市販されている2 kgのバネ計りを用いてバイオフィードバックにより訓練すると（図9），通常数分で適正手指圧を修得できます．

5）診査する筋種と部位（図11）

　通常，スクリーニングで診査する筋は，a）咬筋，b）側頭筋，c）顎二腹筋の3種です．触診の部位と順序を図11に示しました．

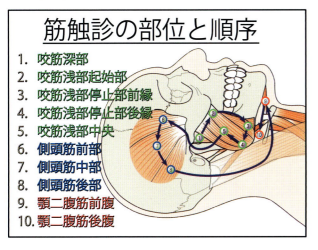

6）患者さんへの問いかけ方

　筋触診時には，はっきりと「左右どちらも痛くありませんか？」のように聞くと迅速に触診を行えて，評価するうえでも効果的です．

7）筋触診の評価基準（図12）

　筋触診の評価は5段階で行います（図12）．「＋＋：かなり痛い」は，痛い方の表情筋が収縮して眼瞼反射まで誘発する段階です．「＋＋＋：激しく痛い」は，圧痛から身体を避けるように体動が併発する段階です．

触診による圧痛の5段階評価

－	:	痛くない
±	:	異和感あり
＋	:	痛い
＋＋	:	かなり痛い（眼瞼反射の発現）
＋＋＋	:	激しく痛い（体動の併発）

図12　筋触診と顎関節触診の圧痛評価は5段階で行う．

8）機能診査における筋触診の順番

　顆頭の位置は耳珠の前方13 mmであり，そのすぐ前方の陥凹部に咬筋深部が位置します（図11）．したがって，スクリーニングとしての側方からの顎関節触診の後に，そのまま人差し指の先端を立てると通常咬筋深部の位置にくるので，スムーズに筋触診へ移行できます．

3．臨床で有効な顎関節の触診4種（図15）

　顎関節の病態診断にあたっては，まず顎関節とその周囲組織の詳細な形態と構造と機能の理解が不可欠です（図13，14）．顎関節は基本的に，側頭骨の下顎窩と関節結節に対して下顎骨の関節突起下顎頭（顆頭）が関節円板を介して接合する滑膜関節です．その周囲は，外側靱帯，関節包，関節円板の内側と外側停止線維，関節円板の前方停止線維（上葉と下葉），円板後部組織（レトロディスカルティシュの上部と下層と静脈叢）から構成されています．

図11　筋触診の部位と順序．咬筋，側頭筋，顎二腹筋の3種10カ所．

161

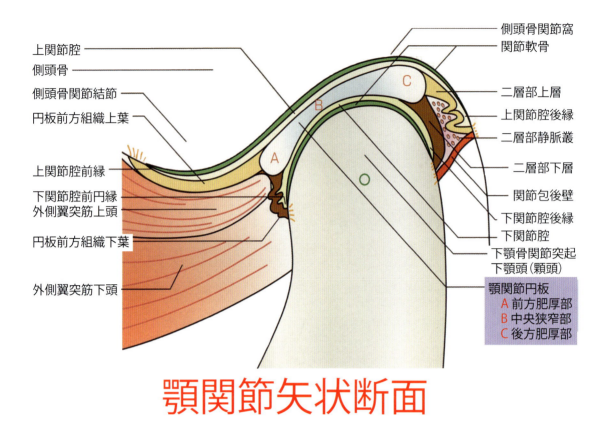

図13 顎関節の矢状断面.

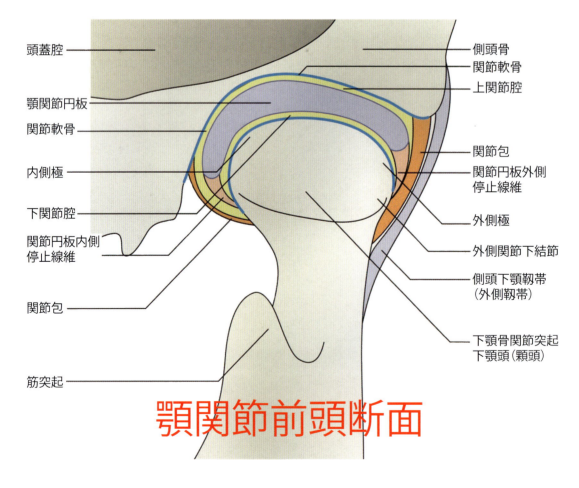

図14 顎関節の前頭断面.

顎関節の運動様式は、上関節腔における滑走と、下関節腔における回転で、その左右の顎関節による複合運動で、開閉口や前方、側方などさまざまな下顎運動が営まれています（回転滑走関節）。

　日常臨床で有効な顎関節の触診は、種々の病態をできるだけ漏れなく把握するために以下の4種で構成されています。

1）側方からの診査（図15）

　側方からの診査は、特に初診時のスクリーニングとして有効です。ここで問題があれば必要に応じてほかの3種の診査を組み合わせて行います。

　患者さんに中心咬合位から最大開閉口運動を行ってもらい、開口開始時における左右顆頭の滑走開始時期のズレ、最大開口時の左右顆頭の移動量と止まり方、更に左右顆頭の運動バランスから回転と滑走のタイミングをよみとります。最大開閉口運動時にクリックやクレピタスが発生する場合には、その発生状態と時期をよみとります。

2）後方からの診査（図15）

　後方からの診査は、咬頭嵌合における左右顆頭の頭蓋に対する前後的なバランスの診査や顎関節円板転位の診査に有効です。はじめに患者さんには開口状態をとってもらい、小指を外耳道に挿入して左右均等に前方へ牽引した状態で、患者さんにゆっくりと中心咬合位まで閉口してもらいます。その際の左右の圧迫度合いの違いから左右顆頭の頭蓋に対する前後的バランスを触知し、顆頭の押し込みや顎関節円板の前方、後方、内側、外側転位の臨床診断を行います。

3）下方（下顎角部）からの診査（図15）

　下方（下顎角部）からの診査は、特に顆頭安定位付近におけるラクセイションクリックの診断にはきわめて有効です。まず、患者さんに大開口を指示し、開口相のクリックを側方から確認します。次いで下顎角部に手を添えて上方へ牽引し、左右の顆頭部を加圧しながら患者さんに咬頭嵌合位までゆっくりと閉口してもらうことにより、ラクセイションクリックが明瞭に触知可能となります。

4）上関節腔における滑走状態の診査（図15）

　上関節腔における滑走状態の診査は、開口量の増加した陳旧性のクローズドロック（非復位性顎関節円板前方転位）症例の診断に有効です。関節結節と顎関節円板との間の上関節腔に滑液が介在すると、同部の摩擦係数は0.006程度できわめて小さく、滑らかな滑走状態を示します。関節円板の復位を伴わない前方転位では、関節腔と顆頭との間に関節円板ではなく二層部が介在するため、摩擦が大きく滑らかな滑走状態は触知できません。

　診査手順は、まず下顎前方歯の唇頬側面に拇指を置いて下顎を把持し、できるだけ閉口した状態から最大開口運動を行ってもらい、上関節腔における滑走状態を加圧下でよみとります。正常顎関節における顆頭最前方位での制御は外側靱帯によってなされるため、「ストン」と止まりますが、陳旧性クローズドロック症例では、外側翼突筋や前頸筋による開口力と二層部上層との綱引きの様相を呈し、両者の釣り合った位置で止まるので、ストンとは止まらず「ググググッ」と徐々に止まる感触があります。

顎関節の触診4種

① 側方からの診査

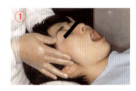

② 後方からの診査

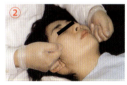

③ 下方（下顎角部）からの診査

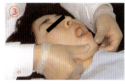

④ 上関節腔の滑走状態の診査

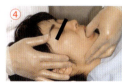

種々の病態をできるだけ漏れなく把握するため、側方からの触診の後に必要に応じて他の3種の触診を組み合わせて施行する。

図15　臨床で有効な顎関節の触診4種。

4. 顎関節の診断に不可欠な重要事項

―各種病態と顆頭運動経路の特徴―

初診時から患者さんの顎関節の状態を触診によって臨床診断することはきわめて重要で、これにより必要に応じてMRI検査やCT・3D検査による確定診断を行う必要性を見極めることができます。以下に、正常顎関節と各種病態における顆頭運動の特徴を図示して解説します。これらは、臨床診断を行ううえできわめて重要な鑑別基準となります。

1）正常顎関節の顆頭運動（図16）

正常顎関節では開口初期に左右の顆頭が同時に動き始め、最大開口まで関節結節に沿って下方へ彎曲した屈曲のない滑らかな経路で約20 mm前方へ滑走します。閉口時も左右の顆頭は調和して同時に移動し、往路と復路はほぼ一致します。開閉口運動時にクリックやクレピタスなどの異常な関節音を生じることなく、顆頭は最大開口位でエミネンス（関節結節）を越え、外側靱帯の後方線維束によって制御されストンと停止します。

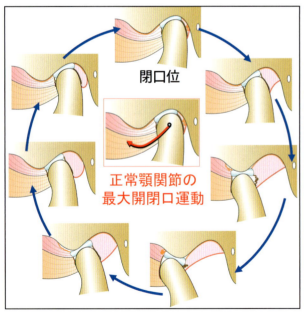

図16　正常顎関節の顆頭運動．

2）復位性顎関節円板前方転位の顆頭運動（図17）

復位性顎関節円板前方転位（Ⅲa型）では、レシプロカルクリック（開閉口時の相反性クリック）を認めます。開口時に大きく明瞭なリダクションクリック（顎関節円板が顆頭に復位する際のクリック）が発生し、閉口時には比較的不明瞭なラクセイションクリック（顎関節円板が顆頭から転位する際のクリック）が発生します。"顎関節の下方からの触診"により不明瞭であったラクセイションクリックが明瞭な振動となって術者の手指に伝わり、適正な臨床診断ができます。

顆頭運動経路が"8の字形"にずれるのは生体の恒常性によるもので、リダクションクリックの発生位置はレトロディスカルティシュ（顎関節円板後部組織）上部の伸展度合いに由来します。また、ラクセイションクリックの発生位置は、レトロディスカルティシュ下層の伸展度合いに由来します。病態が陳旧化するにつれてクリック発生位置は、いずれも前方へ移動してきます。

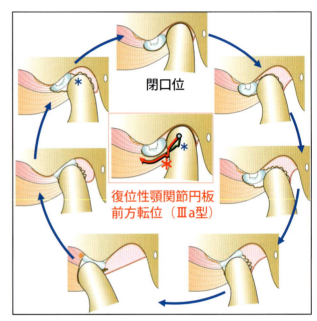

図17　復位性顎関節円板前方転位（Ⅲa型）の顆頭運動．

3）非復位性顎関節円板前方転位の顆頭運動（図18）

急性の非復位性顎関節円板前方転位（Ⅲb型、クローズドロック）では、突然開口域が20～30mm程度の比較的強度な開口制限が発現し、開口時痛も著明に認められます。開閉口時に顎関節円板は復位することがないので、クリックは生じません。急性期における顆頭の前方滑走量は5 mm程度ですが、効果的なマニピュレーションテクニックによって顎関節円板を復位させ、後処置を行って病態を改善させることができます[3]．往路と復路がずれるのは、Ⅲa型の"8の字形"と同様に生体の恒常性によるものです。

顎関節円板が復位することなく、病態が悪化して陳旧化すると、レトロディスカルティシュ上層の伸展に伴って開口量は増大していき、次に示す変形性顎関節症へ移行する場合があります。

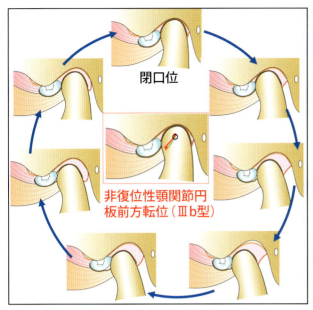

図18 非復位性顎関節円板前方転位（Ⅲb型）の顆頭運動．
急性期には5mm程度に滑走が制限される．

4）変形性顎関節症の顆頭運動（図19）

　変形性顎関節症（Ⅳ型）は，MRI検査やCT・3D検査で骨の変形が認められ，レトロディスカルティシュに穿孔が生じると開口時にクレピタス（ジャリジャリ音）が生じるようになります．変形した顆頭と関節結節の状態により，骨吸収と平坦化（erosion），骨変形（deformity），骨増生や骨棘形成（osteophyte）に大別されます．

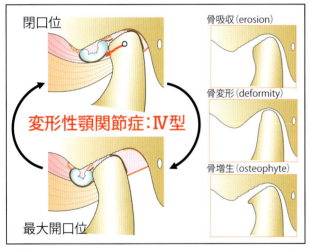

図19 変形性顎関節症（Ⅳ型）の顆頭運動と典型的な病態3種．

5）顎関節円板の転位はなく中央狭窄部に穿孔を認める顆頭運動（図20）

　顎関節円板の転位は生じていない状態で，後方臼歯部の咬合低位があり，継続的にクレンチングを行っていると，顎関節円板の特に厚さの薄い中央狭窄部（インターメディエイトバンド）の外側極寄り1/3の部位に穿孔が生じます．

　この円板狭窄部は，血管網が存在せず滑液によって栄養補給がなされて活性化している部分であり，過大な負荷が長期間加わって滑液が排除された状態が継続することにより，円板の同部が壊死に陥って穿孔が生じたものです．

　MRI検査では，顆頭の前後に顎関節円板の前方肥厚部（アンテリアバンド）と後方肥厚部（ポステリアバンド）の存在がそれぞれ黒く認められます．開口初期には，回転が先行して滑走遅延を起こしますが，最大開口時に顆頭の滑走制限は生じることなく，関節結節（エミネンス）を越えて正常に最大開口位まで滑走を認めます．円板転位はないものの，穿孔部で側頭骨と下顎骨が直接接して骨吸収が生じ，表層の繊維層と軟骨が吸収し，皮質骨が直接こすれ合って粗造化すると，クレペテーション（ジャリジャリ音）が発生するようになり，開口時痛も認められます（図20）．

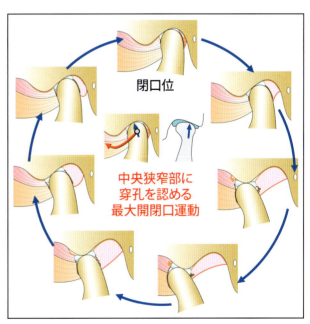

図20 顎関節円板の転位はなく，顎関節円板の中央狭窄部に穿孔が生じ開口時にクレペテーションを認める顆頭運動．

6）顎関節円板前方転位と上関節腔の癒着が生じた状態の顆頭運動（図21）

　顎関節円板が前方転位した状態で，上関節腔に癒着が生じると，1回の開閉口で片側顎関節に合計4回のクリッキングが生じ，複雑な顆頭運動経路を示します．開口路と閉口路の両方で，リダクションクリックの後にラクセイションクリック発生しますが，"顎関節の側方からの触診"と"下方からの触診"を併用することにより，適正な病態診断が行えます．

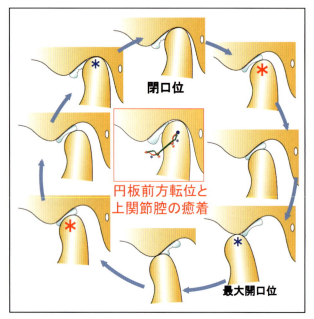

図21　顎関節円板前方転位と上関節腔の癒着．開閉口時に4回のクリックが発現．

7）中心位における上関節腔の癒着が生じた状態（スタックディスク）の顆頭運動（図22）

　中心位で上関節腔に癒着（スタックディスク）が生じると，開口時の顆頭の前方滑走に顎関節円板は追従できず，ラクセイションクリックが生じ，閉口末期の咬頭嵌合位付近で顕著なリダクションクリックが生じます．

　これも，"顎関節の側方からの触診"と"下方からの触診"を併用することにより，適正な病態診断が行えます．急性期は開口制限が著明ですが，陳旧化するにつれて顎関節円板の内・外側停止線維の伸展に伴って開口量が増大していきます．

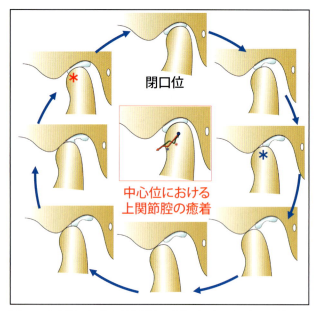

図22　中心位における上関節腔の癒着（スタックディスク）．閉口末期に著明なクリックが発現．

8）顆頭の後方偏位に伴う円板の変形（図23）

　顆頭の後方偏位に伴い，顎関節円板のポステリアバンド（後方肥厚部）付近に圧痕が形成されると，開口過程で顎関節円板のインターメディエイトバンド（中央狭窄部）にはまり込む際に小さなクリックが生じ，閉口時に再度後方の圧痕に戻る際にもかすかな関節音が生じます．顎関節円板は常時介在しているため，"顎関節の下方からの触診"を行ってもラクセイションクリックで生じる明瞭な振動は認められません．

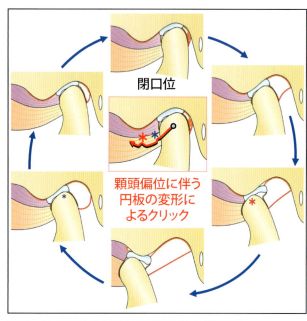

図23　顆頭後方偏位に伴う円板変形による顆頭運動．

9）エミネンスクリックの顆頭運動（図24）

エミネンスクリックは，顎関節円板の転位などは生じていない正常な顎関節にみられる関節音です．したがって，顆頭運動経路にも異常は認められません．開口時の関節結節を越えて大きく運動経路が変化する際に低いクリックが生じ，閉口時には閉口筋の作用により関節結節を越える速度が速くなるため，開口時よりも大きなクリックが生じます．閉口筋が発達しているケースでは，開閉口時の顎関節に加わる上方への圧が大きくなるため，特に閉口時のクリック音が大きくなります．

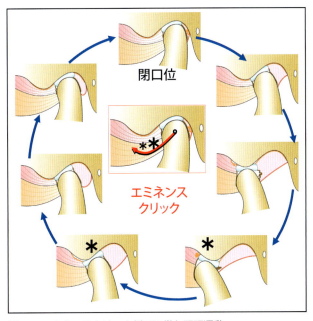

図24 エミネンスクリック例の正常な顆頭運動．

10）オーバーローテーション（復位性顎関節円板後方転位）の顆頭運動（図25）

オーバーローテーション（復位性顎関節円板後方転位；Ⅲa型）の病態は，復位が得られる顎関節の前方脱臼の状態です．最大開口位で顆頭がアンテリアバンド（顎関節円板前方肥厚部）を越えて顎関節円板の後方転位が生じることによって小さなラクセイションクリックが発生し，顆頭は外側翼突筋上頭に乗り上げて圧迫している状態です．最大開口位からの閉口初期には，いったんひっかかりが生じて閉口しにくい状態になりますが，その後に顎関節円板が復位する際には顕著で大きなリダクションクリック（オーバーローテーションクリック）が発生します．

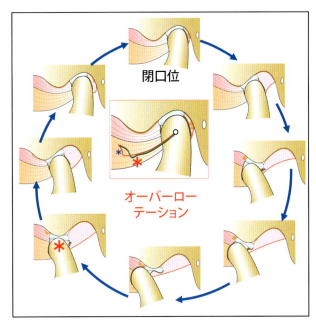

図25 オーバーローテーション（最大開口位での顎関節円板の後方転移）の顆頭運動．

11）非復位性顎関節円板後方転位の顆頭運動（図26）

非復位性顎関節円板後方転位（Ⅲb型）では，顆頭が外側翼突筋上頭を下方から突き上げた状態で圧迫しており，開口時と咬合時のいずれも顎関節部に強度の疼痛が発現します．下顎は健側へ偏位しており，患側顆頭は前方へ押し出されて患側臼歯部は離開し，健側犬歯部付近のみ咬合接触が認められます．最大開口が可能で，MRIの矢状断面画像により確定診断できます．急性期であれば，顎関節円板後方転位に対するマニピュレーションテクニックによって比較的容易に顎関節円板を復位させることができます[3]．

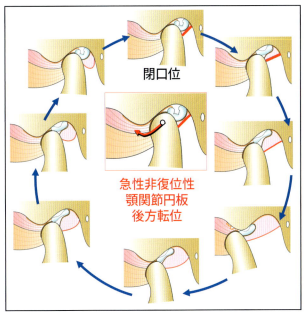

図26 急性非復位性顎関節円板後方転位の顆頭運動．

12）顎関節円板内側転位の顆頭運動（図27）

顎関節円板内側転位では，開口初期に患側で著明な滑走遅延が生じますが，開口中期には顆頭が円板の位置する内側へ移動してきて円板に乗り上げると，クリックは生じることなく顆頭は急速に前方滑走し，その後は円滑にエミネンスを越えて最大開口位にまで達します．

閉口時には両側顆頭がほぼ均等に後方へ滑走しますが，閉口末期の咬頭嵌合位付近で円板が再度内側へ転位するのに伴い，"側方からの触診"で患側顆頭がわずかに外側へ，健側顆頭は内側へ移動するのが触知できる場合があります．この臨床診断のもとで，MRIの前頭断面画像により確定診断します．

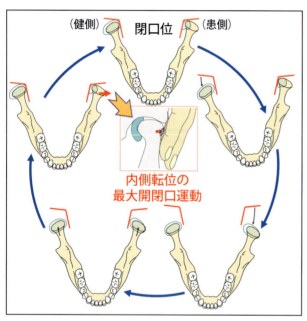

図27　顎関節円板内側転位の顆頭運動．

13）顎関節円板外側転位の顆頭運動（図28）

顎関節円板外側転位では，開口初期に患側でわずかに滑走遅延が生じますが，その後はクリックを生じることなく円板が復位し，円滑にエミネンスを越えて最大開口位まで達します．閉口時には両側顆頭がほぼ均等に後方へ滑走しますが，咬頭嵌合位付近で顎関節円板が再度外側へ転位してきます．

閉口状態からしっかりと嚙みしめると，患側顆頭の外側関節下結節部の上方から顎関節円板が外側に押し出されてくるのが触知でき，これによって的確に臨床診断できます．MRI検査の閉口時にはこの特徴を認識し，患者さんがしっかりと嚙みしめた状態で撮像した前頭断面画像により，適正な確定診断が可能になります．

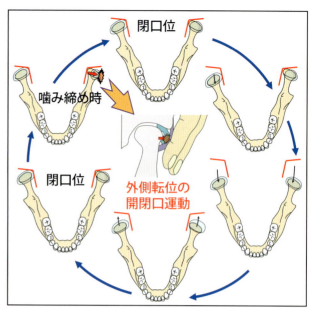

図28　顎関節円板外側転位の顆頭運動．

5. 体位や頭位が下顎位や咬合におよぼす影響

咬合構成や咬合管理にあたっては，体位や頭位の傾斜，回旋，前後移動等によって，下顎位や咬合が顕著に偏位することを認識している必要があり，臨床上重要です．

1）体位が坐位から水平位で，下顎は後方へ偏位（図29，30）

患者体位が坐位から水平位になると，顆頭位は後方へ $830\pm380\,\mu m$ 偏位します．これは，下顎に加わる重力の方向が下方から後方へ変化したことと，前頸筋（舌骨上・下筋群），広頸筋，前頸部皮膚が下顎を後方へ牽引することによって生じます．通常，正常咬合であれば，最後方臼歯部あるいは咬頭傾斜の大きい第一小臼歯部に早期接触が生じ，前歯部は離開します．

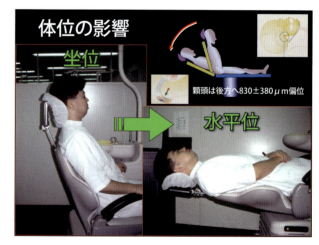

図29　患者体位が坐位から水平位になると，顆頭位は後方へ $830\pm380\,\mu m$ 偏位する．

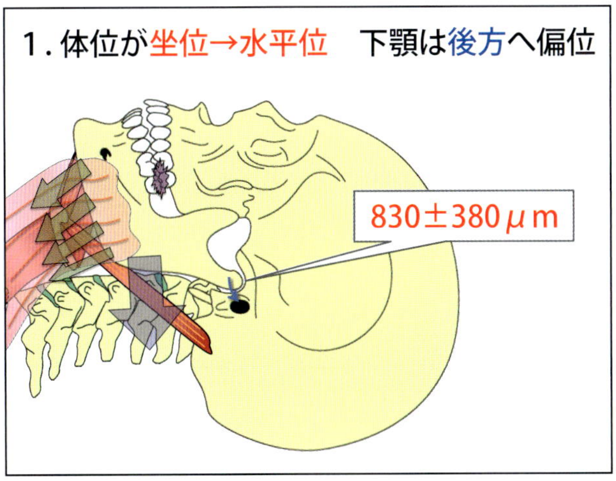

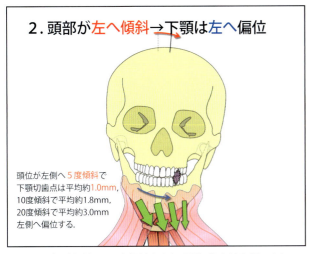

図30 水平位で顆頭は，前頸筋と重力により後方へ830±380μm偏位する．

2）頭部が左へ傾斜すると，下顎は左へ偏位（図31）

　頭位が左側へ5度傾斜すると，下顎切歯点は平均約1.0 mm，10度傾斜で平均約1.8 mm，20度傾斜で平均約3.0 mm左側へ偏位します．これは，下顎に加わる重力の方向が下方から左側下方へ変化したことと，頭位が左側へ傾斜すると，右側の舌骨上筋群，広頸筋，前頸部皮膚が伸展し，その反作用によって下顎を左側へ牽引することで生じます．通常，正常咬合であれば，傾斜側である左側の犬歯部付近に早期接触が生じ，臼歯部は離開します．

図31 頭部が左側へ20度傾斜すると下顎切歯点は左側へ3.0 mm偏位する．

3）頭部が右へ回旋すると，下顎は左へ偏位（図32）

　頭位が右側へ10度回旋すると，下顎切歯点の位置は平均約0.4 mm，30度回旋では平均約1.6 mm回旋方向とは逆の左側へ偏位します．これは頭位が右側へ旋回すると，左側の舌骨上・下筋群，広頸筋，前頸部皮膚が伸展され，その反作用によって下顎を左側へ牽引すること

で生じます．
　通常，正常咬合であれば，非回旋側である左側の犬歯部付近に早期接触が生じ，臼歯部は離開します．

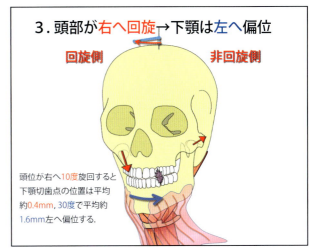

図32 頭部が右側へ30度回旋すると，下顎切歯点は逆に平均約1.6 mm左側へ偏位する．

4）頭位が後屈すると，下顎は後方へ偏位（図33）

　頭位が30度後屈すると，下顎切歯点は平均約0.5 mm後方へ偏位します．これは，舌骨上・下筋群，広頸筋，前頸部皮膚が下顎を後方へ牽引することによって生じます．通常，正常咬合であれば，最後方臼歯部あるいは咬頭傾斜の大きい第一小臼歯部に早期接触が生じ，前歯部は離開します．

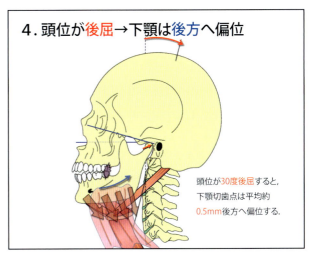

図33 頭位が30度後屈すると，下顎切歯点は平均約0.5 mm後方へ偏位する．

5）頭位が前屈すると，下顎は前方へ偏位（図34）

　頭位が10度前屈すると，下顎切歯点は平均約0.5 mm前方へ偏位します．これは，下顎に加わる重力の方向が下方から前下方へ変化したことと，舌骨上下筋群，広頸筋，前頸部皮膚，ならびに内舌筋，外舌筋が圧迫されて

169

干渉となり，下顎を前方へ圧迫することによって生じます．通常，正常咬合であれば，前歯部に早期接触が生じ，臼歯部は離開します．

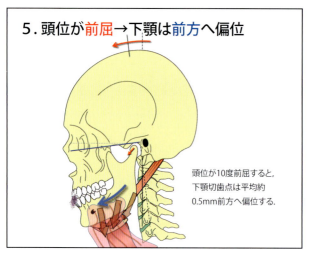

図34　頭位がわずか10度前屈すると，下顎切歯点は平均約0.5 mm前方へ偏位する．

6）頭位が前方へ平行移動すると，下顎は後方へ偏位（図35）

頭位が前方へ平行移動すると，その度合いに応じて下顎は後方へ偏位し，顆頭は後方へ圧迫されます．これは，舌骨上・下筋群，広頸筋，前頸部皮膚が下顎を後方へ牽引することによって生じます．通常，正常咬合であれば，最後方臼歯部あるいは咬頭傾斜の大きい第一小臼歯部に早期接触が生じ，前歯部は離開します．

スマートフォンや携帯型ゲーム，ノートパソコンに集中しているとこの頭位になっており，普段から開口して口呼吸を誘発し，姿勢は猫背で，顆頭が後方へ押し込まれます．この頭位が習慣化すると，顎関節への負担のみならず，脊椎が歪んでストレートネックになったり，口呼吸により細菌感染のリスクも高まります．

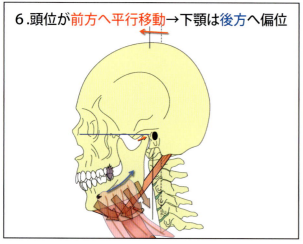

図35　下顎が前方へ平行移動すると下顎は後方へ偏位し，顆頭は後方へ圧迫される．

7）頭位が後方へ平行移動すると，下顎は前方へ偏位（図36）

頭位が後方平行移動すると，その度合いに応じて下顎は前方へ偏位します．これは，舌骨上・下筋群，広頸筋，前頸部皮膚，ならびに内舌筋，外舌筋が圧迫されて緩衝となり，下顎を前方へ圧迫することによって生じます．通常，正常咬合であれば，前歯部に早期接触が生じ，臼歯部は離開します．

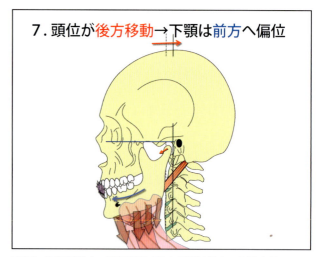

図36　下顎が後方へ平行移動すると下顎は前方へ偏位する．

まとめ

"人生100年時代"を迎え，オーラルフレイルの予防，さらに生きることへの意欲の回復にまで，咬合は大きく影響を及ぼしています．本稿では，インプラント治療を含めた歯科治療時に私達歯科医療者が，顎口腔系の経年変化に対応して顎関節と筋の診断を的確に行い，顎口腔系と調和した咬合を維持して行くうえで必須の重要事項を示しました．

皆様方の明日からの臨床に活かしていただければ幸いです．

参考文献

1）井出吉信・小出 馨 編，チェアサイドで行う顎機能診査のための基本機能解剖－第7版－，医歯薬出版，2017．
2）小出 馨 編，臨床機能咬合学－咬合の7要素によるオクルージョンの臨床－第2版－，医歯薬出版，2014．
3）小出 馨 監修，新版・小出 馨の臨床が楽しくなる咬合治療，デンタルダイヤモンド，2019．

Ⅲ 症例報告資料

1. エックス線写真
2. 口腔内規格撮影の注意点

1. エックス線写真

渡沼歯科医院　渡沼敏夫

顎骨内に埋入されるインプラントにおいてはエックス線を利用した画像診断が必須となりますが，インプラントの画像診断の目的としては以下の項目が治療指針の中で挙げられています．

1. 術前の顎骨の骨量，骨質の検査
2. 治療計画シミュレーションへの利用
3. ガイドサージェリーやCAD/CAMの応用
4. インプラント治療の障害となる疾患のサーベイ
5. インプラント治療へのインフォームドコンセント
6. インプラント治療後の経過観察

そして，特にパノラマエックス線写真については，「パノラマエックス線検査は口内法エックス線検査とともに，インプラント治療に必要不可欠な画像検査法の1つである．特に最大の特徴である，総覧像による画像検査は治療計画の立案や患者へのインフォームドコンセントおよびインプラント治療の妨げとなる疾患のサーベイとしても重要な検査法である．しかしながら，拡大像であり，頬舌的な骨量の把握が困難であり，断層撮影であるため含気空洞などの独特の障害陰影が生じることも熟知して，インプラント治療に利用する必要がある」と述べられており，学会発表や論文，専門医等の受験，資格更新の際の症例報告ではほとんどの場合にパノラマエックス線写真が必要となりますが，日本口腔インプラント学会では提出されるエックス線写真に必要な注意事項を付けています．

パノラマエックス線写真についての注意事項

1. 症例ごとにインプラント体埋入術前と上部構造装着後3年以上経過時のパノラマエックス線写真に，症例番号，撮影年月日，上顎・下顎，治療内容分類記号を記載すること．

2. 術前のパノラマエックス線写真とは，インプラント治療部位に歯のない状態を指し（抜歯即時埋入は除く）．歯のあるパノラマエックス線写真（図1）の場合は，欠損の状態を確認したデンタルエックス線写真もしくはCT写真（図2）を添付すること．

3. パノラマエックス線写真においては両側顎関節が写っていることを原則とする．ただし撮影機種によっては顎関節部が十分に写らない場合がある．その場合は機種名等を記載すること．

※術前とは，必ずしも初診時のパノラマエックス線写真ではなく，診断の根拠とした欠損部位の状況が判読できるエックス線写真を指す．

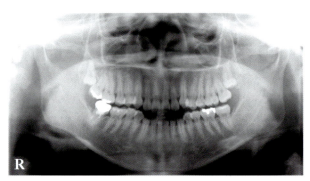

図1　初診時のパノラマエックス線写真．

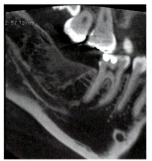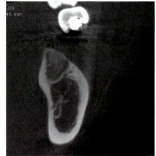

図2　抜歯後欠損状態の確認のためのCT写真．

2. 口腔内規格撮影の注意点

丹野歯科医院　丹野　努

1．口腔内規格写真

5枚法は日常臨床で最も使用頻度が高い撮影法であり，診査診断の資料として欠かすことのできない記録である．

5枚法では，口腔内の全体像を一目で見渡せることができるように5枚の写真を上下左右中央に配置するのが一般的である．

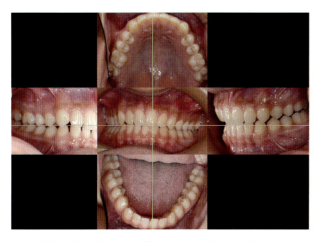

図1　撮影の仕方が悪いと5枚の写真を配置したときに，バランスが崩れてしまう悪い例．

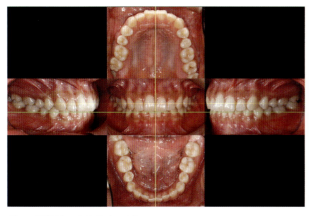

図2　規格性のとれた良い例．

口腔内の情報を適切に把握する上で最も重要な撮影部位は正面感である．

2．正面観（倍率1/2）

＜適正に撮影された写真＞

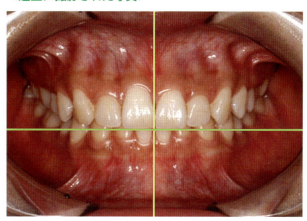

□咬頭嵌合位でしっかりと咬合している．
□写真の縦の中心線が顔貌の中心（顔貌正中線）と一致している（患者によってはミッドラインが写真の中心にこないこともある）．
□写真の水平的傾きが瞳孔線または水平線と一致している．瞳孔線が斜めの時は水平線に合わせる．
□正面からの撮影角度がFH平面とほぼ一致している．
□臼歯部までピントが合っている．

3．側方面観倍率1/2

＜適正に撮影されたオリジナル写真＞

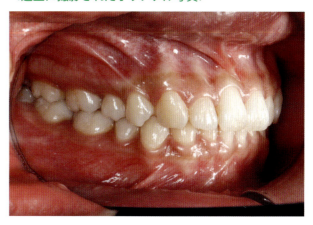

□咬頭嵌合位でしっかりと咬合している．
□上顎第一小臼歯または上顎犬歯が写真の上下左右の中央に位置している．
□上下顎第二大臼歯まで写っている．
□上下前歯部の歯根部が口唇で隠れておらず，その突出具合が把握できる．

＜適正に撮影されたオリジナル写真＞

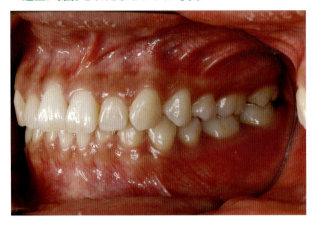

4．上顎咬合面観倍率1/2

＜適正に撮影されたオリジナル写真＞
□中央に歯列が収まっている．
□切歯乳頭が横幅中央に位置している．
□第二大臼歯が遠心まで写り込んでいる．

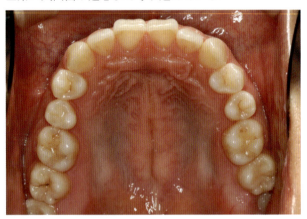

5．下顎咬合面観倍率1/2

＜適正に撮影されたオリジナル写真＞

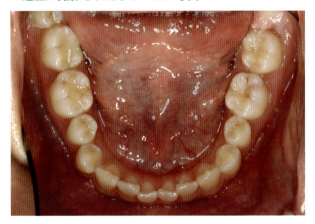

□写真の縦横中央に歯列が収まっている．
□前歯部の舌側面が歯頸部まで写っている．
□臼歯部の舌側咬頭がしっかり写っている（舌がしっかり排除できている）．
□第二大臼歯の遠心が写り込んでいる．

6．専修医・専門医の提出症例について

　最後臼歯など施術部位が写らない場合は，ミラーなどを使用してインプラント埋入部位や治療内容が確認できる写真を追加すること．術前とはインプラント埋入術前であり，必ずしも初診時ではない．抜歯即時を除いてインプラントを植立できる状態になった状態を指す．

　専門医のプレゼンテーション症例については，多数歯欠損で上部構造装着時（セット後3カ月以内，適合状態を確認できるデンタルエックス線写真やパノラマエックス線写真を提示），上部構造セット後3年以上経過を求められる．

　参考資料として診断用ワックスアップ，CTなどの画像診断写真，術中手術写真（手術所見の判断できる写真），上部構造写真（プロビジョナル装着写真，上部構造設計所見すなわち模型など）を用意しておく必要がある．

　公益社団法人 日本口腔インプラント学会の専修医・専門医・指導医の認定試験に当たってのエックス線写真や口腔内写真についての要項はしばしば変更が行われるので，ホームページを注意深くチェックする必要がある．

Ⅳ　NPO法人 埼玉インプラント研究会のあゆみ

1. 年表編
2. アルバム編

1. 年表編

1979 年 11 月	尾澤文貞先生を中心に発足（当時の名称は埼玉セラミックインプラント研究会）	
1992 年 4 月	総会・学術講演会	
6 月	定例会	
	「高周波レーザーについて」	津田　忠政　先生（国際レーザー学会正会員）
	「サステインとインテグラルの臨床」	根岸　邦雄　会員
	「GTR の最新情報」	小谷田　宏　会員
7 月	SIA 会報発刊（季刊）	
	第 22 回日本口腔インプラント学会	
	「臨床におけるインプラント補綴希望患者の意識調査」	佐野　慶克　会員
	「ITI ボーンフィットの臨床成績について」	盛島　美智子　会員
	「サイナスリフトの臨床応用」	根岸　邦雄　会員
9 月	定例会	
	「歯科インプラントの術中モニター」	住友　雅人　先生（日本歯科大学歯学部歯科麻酔学講座助教授）
	「POI 2 ピースタイプインプラントの臨床」	勝沼　孝臣　会員
10 月	定例会	
	「下顎無歯顎症例に於ける Bar Attachment System の応用及び考察」	榎本　善公　会員
	「サステインの臨床」	石本　光則　会員
	「インプラント術前準備」	佐野　慶克　会員
	「CM スペーサーテクニック」	杉井　信行　会員
	「抗菌薬剤の話」	安田　治男　会員
	第 6 回臨床コロキウム	
	特別講演	
	「歯科インプラントシステムの基礎的展望」	永井　教之　先生（岡山大学歯学部口腔病理学講座教授）
	「細胞培養試験及び組織観察から見た歯根膜の機能」	奥田　禮一　先生（東北大学歯学部歯科保存学第二講座教授）
	一般講演	
	「ボーンフィットとその症例報告」	森山　和朗　会員
	「スミシコンインプラントの臨床例」	盛島　美智子　会員
	「ボーンフィットの臨床評価」	安田　治男　会員
	「歯科インプラント植立時における外科的侵襲の影響に関する病理学的研究」	藤井　宰　会員
	「POI 2 ピース上部構造ネジ止め方式及びステリオスの紹介」	大関　豊寿　会員
	「インプラントに使用したゴアテックスの臨床」	根岸　邦雄　会員・佐野　慶克　会員
	「6 年間のインテグラルインプラント 650 本における臨床検討」	常見　隆明　会員
	「スミシコンの上部構造」	桜井　整　会員
	「ブローネマルクの臨床」	入江　修充　会員・杉井　信行　会員
12 月	Dr. スマイラーのセミナー（ロサンゼルス）に有志が参加	
1993 年 4 月	総会・学術講演会	
	「歯牙再植法について」	中川　寛一　先生（東京歯科大学歯学部歯科保存学第一講座）
	「ブローネマルクシステムを用いた下歯槽神経移動術」	波多野　尚樹　会員
	「POI 2 ピースタイプ症例報告」	盛島　美智子　会員
6 月	学術講演会	
	「歯牙周囲組織とインプラント周囲組織の病理」	井上　孝　先生（東京歯科大学病理学講座）
7 月	第 23 回日本口腔インプラント学会	
	「HA コーテッドインプラントの臨床成績」	須藤　宗彦　会員
	「骨狭窄部に対してのボーンフィットの応用と効果」	関根　智之　会員
	「インプラント併用のバーアタッチメントシステムの臨床応用」	榎本　喜公　会員
	「フィクスチャーの破折原因を探る（ITI を中心に）」	渡沼　敏夫　会員
	「抜歯直後，骨欠損部に G-TAM を使用したエントリー所見」	根岸　邦雄　会員

9 月	定例会		
	「インプラント治療と骨組織の代謝回転」	小森　成　会員	
	「マルチプル・ダイシステム」	浅賀　剛　会員	
	「Cranio Facial Implant の臨床的研究の報告」	小谷田　宏　会員	
11 月	定例会		
	「歯科—耳鼻科　境界疾患の 2 症例」	篠原　憲次　会員・馬場　道忠　先生 （大宮赤十字病院耳鼻咽喉科）	

1994 年 2 月	定例会	
	「消炎鎮痛薬を考える」	増田　紀男　会員
4 月	総会	
9 月	第 7 回 SIA コロキウム	
	特別講演	
	「硬組織再建の原理（第 3 生歯への道）」	久保木　芳徳　先生（北海道大学歯学部生化学講座教授）
	「骨内インプラントのための GBR の理論と臨床」	中村　社綱　先生
	一般講演	
	「骨欠損部インプラントにおけるヒト凍結乾燥硬膜（LYODURA）の使用経験」	勝沼　孝臣　会員
	「POI 2 ピースタイプの現状」	藤山　隆　会員
	「AZ3,000 を用いた術前術後の断層所見の検討」	秋山　博　会員
	シンポジウム	
	「基礎と臨床から Augmentation の可能性を探る」	

1995 年 2 月	Dr.William Becker 研修会開催	
3 月	定例会	
	「断層 X 線写真のインプラントへの応用」	岡　延綱　会員
	「AZ3000 を含めた断層撮影の原理」	秋山　博　会員
4 月	スタッフ研修会開催	
7 月	第 25 回日本口腔インプラント学会	
	「ヒト凍結乾燥脳硬膜を GBR 法に応用した際の病理組織学的検討」	勝沼　孝臣　会員
	「アサヒ AZ3000 を用いた術前術後の断層所見の検討」	秋山　博　会員
	「アサヒ AZ3000 を用いたリコール時の断層所見の検討」	岡　延綱　会員
	「抜歯直後インプラントに応用した GTAM による骨造成部の経時的組織変化」	小谷田　宏　会員
	「ブローネマルクインプラントの予後に対する統計学的考察」	入江　修充　会員
9 月	定例会	
	「インプラント診療における医療過誤・診療過誤訴訟について」	小澤　治夫　先生（東京弁護士会）
11 月	定例会	
	「リン酸カルシウムコーティングチタンインプラントの基礎と臨床」	黒山　裕士郎　先生
	「CO2（炭酸ガス）レーザーの臨床」	勝沼　稔　会員
	「GBR の有用性について」	高橋　伸児　会員
	「失敗から学ぶもの　その報告」	瀬川　正臣　会員
12 月	定例会	
	「口腔インプラント学 20 年の経験」	小嶋　榮一　先生
	「下顎骨歯槽部骨切りによる審美的改善」	松本　英彦　会員
	「小澤歯科クリニックにおけるインプラントの現状」	小澤　重雄　会員
	「ITI インプラントを用いた GBR の臨床」	小池　基之　会員

1996 年 2 月	定例会	
	「歯科インプラント治療における全身疾患への対応」	白川　正順　先生（日本歯科大学口腔外科学第一講座教授）
	「顎変形症について」	久野　敏行　会員
	「医学的問題を持つ患者さんの歯科臨床について」	吉田　美昭　先生（日本大学板橋病院歯科）
4 月	総会	
	スタッフ研修会	
	「咬合と全身のチェック」	山田　智子・加藤　千晴・桜井　圭子 （尾澤歯科医院）
	「目白塾で学んだこと」	前田　一恵（森山歯科医院）
	「インプラントを安全に行うための滅菌と消毒」	宇佐美　麗子・古澤　房世（中川歯科医院）

	「歯周病患者におけるキャンセル防止作戦」	府川　美佐子・玉村　真砂子・関根　利恵子（医）鈴木歯科医院）
	「せがわ歯科医院の往診システム」	山本　京子（せがわ歯科医院）
9月	第26回日本口腔インプラント学会	
	「インプラント構造の破折」	渡沼　敏夫　会員
	「3年間のAstra Implantの予後と経過」	斉藤　存　会員
	「8年間のインテグラルの臨床評価」	中川　哲夫　会員
	「ITIボーンフィット3.3mmの臨床評価」	小池　基之　会員
	「ITI 6mmショートタイプの臨床評価」	篠木　毅　会員
10月	定例会	
	「小手術の基本手技について」	千葉　博茂　先生（東京医科大学口腔外科教授）
12月	定例会	
	「アストラテック　インプラント」	ジェームス・シェリダン　他
1997年2月	定例会	
	「インプラントの予後の評価」	小山　修司　会員
	「インプラントを長期間正常に機能させるため，当医院で行っている手順について」	大八木　陽一　会員
	「吸収性GTR膜　コーケンティッシュガイドについて」	（株）高研
	「インプラントのメンテナンスにおける，歯周病菌検査薬　ペリオチェックの利用の可能性」	サンスター（株）
6月	定例会	
	「インプラントのトラブルとその後の処置」	根岸　邦雄　会員
	「新情報サービス　KD Net　について」	岩上　猛（京セラ（株））
7月	第27回日本口腔インプラント学会	
	「インプラントを長期間安定させるための一考察」	大八木　陽一　会員
	「臨床におけるインプラント希望患者の意識調査（第2報）」	加藤　気白　会員
	「インプラント支持による下顎オーバーレイデンチャーの臨床」	松本　英彦　会員
9月21日	日本口腔インプラント学会　第17回関東・甲信越支部総会　主催	
	大会長　根岸　邦雄	
	実行院長　大関　豊寿	
	事務局長　渡沼　敏夫	
	特別講演	
	「顎骨をめぐる微小循環」	高橋　和人　先生（神奈川歯科大学口腔解剖学講座教授）
	「インプラント療法と国民性」	小宮山　彌太郎（ブローネマルク・オッセオインテグレイションセンター所長）
	第8回SIAコロキウム（会員ケースプレゼンテーション，ロビーにて）	
	「インプラントを固定源として前歯部フレアーアウトを矯正した症例」	斎藤　悦郎　会員
	「下顎片側遊離端の症例」	古田　和也　会員
	「下顎遊離端症例に応用したブローネマルクインプラント」	小巻　健二　会員
	「中間欠損シングルスタンディング」	玉木　仁　会員
	「左下顎遊離端症例に応用したITIインプラント」	塩浜　康輝　会員
	「AQBインプラント上顎洞底挙上術例」	三原　一男　会員
	「審美性を考慮し上顎前歯部にインプラントを適応した症例」	梅澤　誠二　会員
	「下顎臼歯部遊離端欠損にインプラントを用いた症例」	寺田　伸一　会員
	「平行性のとれないインプラントにアングルヘッドを利用した症例」	勝沼　稔　会員
	「ワイヤーステントを利用した一例」	大田　和雄　会員
	「私の経験した難症例」	山口　清　会員
	「インプラント埋入直後から高カロリー栄養飲料食を用いた一症例」	久野　敏行　会員
11月	定例会	
	「エムドゲインによる組織再生法」	安田　治男　会員
1998年2月	定例会	
	「上顎犬歯埋伏歯抜歯症例」	加藤　気白　会員
	「私の失敗症例」	小巻　健二　会員
	「マイティス・インプラント」	（株）ブレーンベース
4月	総会	
	「最新歯科薬理事情－エムドゲイン」	春日井　昇平　先生（東京医科歯科大学歯科薬理学講座助教授）

第4回 WCOI（国際口腔インプラント会議）

「Efficacy of Bone Trap」 根岸 邦雄 会員

「Statistical Consideration of Endosteal Implant」 渡沼 敏夫 会員

シンポジウム

「骨内インプラントの統計的考察」に関東地区の臨床施設の1施設として参加

5月 スタッフ研修会

「存在感あるデンタルスタッフでいるために」 安生 朝子 先生

「口腔ドックを中心とした口腔診断，指導システム」 松村 早苗・佐藤 茂子・土屋 麻梨子（松本歯科医院）

「TBI 動機づけ法見直しによる患者啓蒙」 阿部 幸代・宇津木 聡子・根岸 由美子（勝沼歯科医院）

「原因除去医療，さわやか診療，長持ち療法」 向川 真紗美（森山歯科クリニック）

「コンタクトは大丈夫ですか」 吉成 雅子（小山歯科医院）

6月 定例会

「各種インプラント関連小器具の有効性について」 奥寺 元 先生（東京形成歯科研究会会長）

「インプラントを手がけて19年」 大関 豊寿 会員

「症例報告」 玉木 仁 会員

「新型鼻カニューレとインプラントへの応用」 （株）セキムラ

「AQB インプラントシステム」 （株）アドバンス

9月 第28回日本口腔インプラント学会

「バーアタッチメント応用におけるオーバーデンチャーの臨床経過その3」 久野 敏行 会員

「1-4-12・ITI ボーンフィットインプラント 3.3mm 臨床評価 第2報」 瀬川 正臣 会員

「シングルスタンドインプラント各種臨床報告 その1」 三原 一男 会員

「バーンアウトテクニックによる ITI インプラント上部構造の製作」 安田 治男 会員

「矯正の固定源に利用したインプラントの臨床報告」 斎藤 悦郎 会員

コ・デンタル部門

「インプラント手術時のアシスタントワーク」 大野 いづみ（根岸歯科クリニック）

「インプラント治療における歯科衛生士の役割」 菅原 真由美（入江歯科医院）

大野 いづみ（根岸歯科クリニック）

府川 美佐子（鈴木歯科医院）

11月 定例会

「インプラントを長期安定させるための一考察」 青沼 直 会員

12月 定例会

「各種歯科用レーザーの比較評価」 篠木 毅 会員

「狭窄部位に対するインプラントの臨床術式」 根岸 邦雄 会員

1999年 2月 定例会

「インプラントにおける X 線診断の要点」 代居 敬 先生（日本歯科大学放射線科教授）

5月 スタッフ研修会

「Welcome to heart full dentistry」 黒田 陽子 先生

「DH の卵たちと教育係の10年から」 前田 一恵（森山歯科医院）

「当医院におけるメンテナンス成功への道」 田中 佐和（須藤歯科医院）

「ブローネマルクインプラント上部構造の製作」 中村 忍（入江デンタルラボ）

「歯科手術時における薬物投与」 西藤 由里（根岸歯科クリニック）

「患者さんからみたインプラントの評価」 田中 麻紀（大八木歯科医院）

総会

「咬合の新しい考え方」 尾澤 文貞 会員

「テンドンコラーゲン，アテロコラーゲンを使用した動物実験の経過」 根岸 邦雄 会員

7月 第28回日本口腔インプラント学会

「ソケットリフトの長期経過観察について」 岡村 勝利 会員

「エナメルマトリックを用いた歯周組織及び骨組織への応答と臨床」 根岸 邦雄 会員

「シングルスタンドインプラント各種臨床報告 その2」 佐野 慶克 会員

「審美・メンテナンス性を考えた ITI インプラントの臨床」 安田 治男 会員

9月 日本口腔インプラント学会第19回関東・甲信越支部総会

「動物実験による Tendon-Collagen と Atelo-Collagen の組織再生に関する病理学的比較検討」 篠木 毅 会員

「各インプラントシステムのバーンアウトテクニックにおける適合性の SEM 像による比較検討」 小池 基之 会員

	「天然植物抽出液の殺菌効果について」	盛島　美智子　会員
	「ITI ナローネックインプラントを用いたオーバーデンチャー」	安田　治男　会員
	「Split Crest Technique の臨床的検討」	小澤　重雄　会員
	「上顎前歯，小臼歯骨狭窄部への骨内インプラント」	勝沼　稔　会員
	「インプラントを前提とした抜歯即時 GTR の一症例」	玉木　仁　会員
	「NNI Type waxing cylinder を用いた ITI ナローネックインプラントへの臨床応用と電顕による適合検査」	黒坂　光彦　会員
	「患者さん側からみたインプラントの評価」	田中　麻紀
	「メンテナンス成功への道」	山田　涼子
	「ブローネマルクインプラントの上部構造の製作について」	中村　忍

10 月　第 9 回 SIA コロキウム

特別講演

「上顎洞底挙上術の実際」	山本　美朗　先生（明海大学歯学部口腔外科学第一講座教授）
「歯周治療における咬合管理」	中村　杜綱　先生（インプラントセンター九州）

一般講演

「ITI インプラントシステムによる 4 年間の臨床経過」	小山　修司　会員
「動物実験によるエムドゲインの骨組織への応答」	加藤　気白　会員
「エムドゲインによる歯周組織再生の臨床評価」	青沼　直　会員
「インプラント臨床における筋過緊張に対する東洋医学的アプローチ」	松本　英彦　会員
「咬合崩壊における ITI インプラントの応用」	星野　元　会員
「フランス歯科事情」	加藤　喜一郎　会員
「開脚型イミディエートインプラントの臨床における有用性の検討」	高橋　伸児　会員
「咬合高径の低下に対し，インプラント・矯正治療及び顎関節治療を必要とした包括的治療の一症例」	藤田　達夫　会員
「歯周疾患の進行した症例にインプラントを応用した一症例」	田中　道子　会員
「前歯部におけるインプラント治療」	小巻　健二　会員
「GBR 法を併用した上顎 Bone Anchored Bdidge を行った症例」	辻内　基樹　会員
「オステオトームテクニックによる上顎洞底挙上術」	関根　智之　会員

11 月　講演会

「インプラント臨床を成功に導くための 9 章」	伊東　隆利　先生（九州インプラント研究会）

2000 年 5 月　総会

「インプラントの現状」	安田　治男　会員

6 月　定例会

「オステオトームテクニックのよる上顎洞底挙上術その後」	関根　智之　会員
「1．抜歯窩に応用したテルプラグの有用性」	岡村　勝利　会員
「2．嚢胞形成疾患・移植骨床に応用したテルプラグの臨床例」	岡村　勝利　会員
「自家歯牙移植・歯周外科手術に応用したテルプラグの臨床例」	加藤　気白　会員

9 月　第 30 回日本口腔インプラント学会

「エムドゲインによる歯周組織及び骨組織への応答と臨床的評価」	青沼　直　会員
「エムドゲインとアテロコラーゲンを併用した臨床的及び動物実験による評価」	勝沼　孝臣　会員
「インプラント臨床における筋過緊張に対する東洋医学的アプローチ」	松本　英彦　会員
「上顎洞底自家骨移植とインプラント同時埋入の臨床的検討」	小澤　重雄　会員
「ブローネマルクインプラントの予後に対する統計学的考察（第 2 報）」	加藤　喜一郎　会員
「Eichner の分類 B3 症例に対するインプラントの臨床応用」	高田　尚美　会員
「咬合高径の低下に対し，NTN・インプラントを必要とした包括的治療の一症例」	藤田　達夫　会員
「治療計画と治療費説明における受付の役割」	西ヶ谷　美智子
「当医院における消毒システムと感染予防対策」	辻　亜衣子
「上下ボーンアンカーブリッジ製作時に衛生士として関れること」	本間　圭
「オーラルケアからはじまるインプラント」	府川　美佐子
「術者可撤式インプラントに装着された補綴物内面の清掃についての一考察」	田中　麻紀

9 月　定例会

「科学に基づいた歯周治療—エムドゲイン療法—」	弘岡　秀明　先生（スウェーデンデンタルセンター）

11 月　定例会

「顎関節強直症を伴った顎変形症例」	久野　敏行　会員
「インプラントあれこれ」	川口　和子　会員

12月	定例会		
	「振り返って 15 年─私とインプラントー」	入江　修充　会員	
2001 年 2 月	定例会		
	「インプラント臨床においての一考察」	松本　英彦　会員	
	「私にとっての Implant　過去・現在」	小澤　重雄　会員	
	「治療にあたりインプラント，矯正を応用した一症例」	加藤　義浩　会員	
	「Esthetic site のインプラント治療」	半澤　栄一　会員	
5月	定例会		
	「グリーンフィールズ非抜歯法における臨床報告」	根岸　邦雄　会員	
	「なぜ今，睡眠呼吸障害が問題なのか」	中川　健三　会員	
6月	定例会		

会員発表　小池　基之，青沼　直，小澤　重雄，加藤　喜一郎，玉木　仁，勝沼　孝臣，篠木　毅

6月〜7月	5th World Congress for Oral Implantology		
	「Evaluation of a Method Employing a Combination of Atelo-Collagen and Enamel Matrix Derivative」	T.Katsunuma	
	「Er:YAG Laser Implant Treatment」	T.Shinoki	
	「Clinical Assessments of Enamel Matrix Derivative」	S.Aonuma	
	「Radiographic Follow-up of Sinus Lift with Simultaneous Placement of Implants」	S.Ozawa	
	「Statistical Consideration on the Prognosis of Branemark System Implants」	K.Kato	
	「Consideration of Single Standing Implants in Anterior and Posterior Teeth」	H.Tamaki	
	「Marginal Compatibility of Implant Abutment Interface for the Burn-out Technique」	M.Koike	
9月	第 31 回日本口腔インプラント学会		
	「オステオトームテクニックによる上顎洞底挙上術」	関根　智之　会員	
	「ITI ナローネックインプラント用 Waxing Cylinder の臨床応用」	高田　尚美　会員	
	「前歯部及び臼歯部における Single Standing Implant1 の考察」	玉木　仁　会員	
11月	定例会		
	「歯科治療時におけるモニタリングの必要性」	吉田　和市　先生（神奈川歯科大学麻酔学講座）	
12月	定例会		
	「歯科用小照射野 CT を用いた画像診断」	小木曽　文内　先生（日本大学歯学部保存学講座）	
2002 年 2 月	日本口腔インプラント学会第 21 回関東・甲信越支部総会		
	「ミダゾラムを用いた口腔内注射と笑気の併用による精神鎮静療法の臨床的評価─第 1 報アンケートによる検討─」	岡　延綱　会員	
	「ITI ナローネックインプラント用 Waxing Cylinder の臨床応用」	安田　治男　会員	
	「サイナスリフトに Platelet Rich Plasma を使用した効果について」	尾澤　文貞　会員	
	「上下ボーンアンカーブリッジ製作時に衛生士として関れること」	入江　修充　会員	
3月	定例会		
	「インプラントで今現在取り組んでいる事」	玉木　仁　会員	
	「多血小板血漿による骨増生促進効果のインプラントへの応用」	嶋田　純　先生（明海大学歯学部口腔外科第 1 講座教授）	
5月	総会		
	「Transitional Implant の可能性と Straumann 社製 Plastic Sleeve を利用したステント製作法」	西村　賢市　会員	
6月	定例会		
	「エステティックサイトに対するオンレーグラフトとサイナスリフトを同時使用した一症例」	加藤　義浩　会員	
	「ITI インプラントシステムを用いた審美修復」	安田　治男　会員	
7月	「画期的なスリープスプリント療法の進め方とその製作法実習セミナー」	中川　健三　会員	
9月	定例会		
	「私のホワイトニング」	勝沼　稔　会員	
	第 32 回日本口腔インプラント学会		
	「エステティックサイトに対するオンレーグラフトとサイナスリフトを同時使用した一症例」	加藤　義浩　会員	
	「ミダゾラムを用いた口腔内注射と笑気の併用による精神鎮静療法の臨床的評価─第 2 報 BIS モニタ等による検討─」	岡　延綱　会員	
	「インプラントを応用したリジットサポートデンチャー」	北爪　昭彦　会員	
	「サイナスリフト法にブロック骨とインプラントの同時埋入を行った 2 症例」	小澤　重雄　会員	
11月	日本口腔インプラント学会第 22 回関東・甲信越支部総会		
	「下顎無歯顎ボーンアンカード・フルブリッジの口腔清掃指導後のプラークの付着状態」	遠藤　亜紀子	

		「ミダゾラムを用いた口腔内注射と笑気の併用による精神鎮静療法の臨床的評価―第3報血圧及び脈拍等による検討―」	岡　延綱　会員
		「PRPの臨床評価」	矢富　政則　会員
		定例会	
		「インプラント体撤去後の再インプラントによるリカバリー症例」	盛島　美智子　会員
		「当院の予防とメンテナンス　20年の経緯」	須藤　宗彦　会員
	12月	定例会	
		「歯科用レーザーの選択」	篠木　毅　会員
2003年	2月	定例会	
	4月	第10回SIAコロキウム	
		実行委員長：入江　修充	
		ドクターセクション	
		教育講演	
		「インプラントの除去とリカバリー」	根岸　邦雄　会員
		豚頭蓋骨を用いたインプラント埋入実習	安田　治男　会員
		一般講演	
		「インプラント体破折症例のリカバリー」	盛島　美智子　会員
		「トラブルを回避する（NBM的）インプラント治療計画及び予防メンテナンス」	須藤　宗彦　会員
		「当院におけるオステオインテグレーションタイプインプラントの臨床成績とその検討」	勝沼　孝臣　会員
		「私の出会ったトラブル症例とその対処法」	玉木　仁　会員
		「前歯部多数歯欠損失敗症例から学ぶこと」	小池　基之　会員
		「フィクスチャーの撤去，その原因を探る」	関根　智之　会員
		「バーデンチャーからボーンアンカードブリッジに設計変更した一症例について」	高田　尚美　会員
		「長期症例から学ぶリスクファクター―力のコントロール―」	安田　治男　会員
		コ・デンタルセクション	
		教育講演	
		「咬合高径を失った場合の基準とその考え方」	尾澤　文貞　会員
		「インプラントシステムの基礎と臨床」	小谷田　宏　会員
		一般講演	
		「ダブル缶を用いた術者可撤式インプラント上部構造の製作過程について」	中村　忍（入江デンタルラボ）
		「バーンアウトテクニックを用いたインプラントの技工」	坂本　八宏（小池歯科医院）
		「当院の予防とメンテナンスシステム18年の経緯」	武士俣　智里（須藤歯科医院）
		「インプラント治療における三大成人病」	西塔　万里子（根岸歯科クリニック）
		「介護保険制度下の居宅療養管理への取り組み」	菅野　貴美子（盛島歯科医院）
		「インプラント治療における細菌検査の意義」	照　秀子（松本歯科医院）
		「ボーンアンカードブリッジ・フルブリッジを適応した上下無歯顎症例の口腔清掃指導前後のプラークの付着状態」	遠藤　亜紀子（小沢歯科クリニック）
		「若年性歯周炎に対するインプラント」	豊田　和美（安田歯科医院）
		「アバットメント選択ミスによるトラブルリカバリーの一症例」	角田　貴子（入江歯科医院）
		「患者利益のための歯科医療の実践を目指した歯科医院の現状」	長島　恵美子（鈴木歯科医院）
	5月	総会	
		「インプラント治療20年を省みて・3MIX-MP法・その他」	森山　和郎　会員
		「Er:YAGレーザーのインプラント周囲への応用」	渡沼　敏夫　会員
	6月	定例会	
		「日本大学付属板橋病院麻酔科研修での経験」	大関　豊岳　会員
		「歯牙移植歯再植」	青沼　直　会員
		「私の過去のインプラント」	大島　正秀　会員
	7月	第33回日本口腔インプラント学会	
		「歯周疾患を有するEichner B3の患者に対しインプラントによる咬合回復を行った一症例について―第1報―」	高田　尚美　会員
		「PRPの臨床評価―第2報―」	福井　直人　会員
		「ブローネマルク・インプラントの予後に対する統計学的観察」	沼澤　真一　会員
		「エムドゲインによる歯周組織及び骨組織への応答と臨床的再評価―第3報―」	栗原　一雄　会員
	10月	日本口腔インプラント学会第23回関東・甲信越支部総会	
		「PRPの臨床評価―第3報―」	矢富　政則　会員
		「自家歯牙移植，再植における予後と観察について」	海野　幸利　会員
		「ミダゾラムを用いた口腔内注射と笑気の併用による精神鎮静療法の臨床的評価―第4報201症例での検討―」	岡　延綱　会員

		「抜歯即時インプラントの臨床報告─第1報感染歯に対するアプローチ─」	安田　治男　会員
		「アバットメント選択ミスによるトラブルリカバリーの一症例」	橋本　奈弓
11月	定例会		
		「即時荷重とオステルについて」	玉木　仁　会員
		「エルビウム YAG レーザーを使用した症例」	神澤　一煕　会員
		「高周波歯科治療の実際」	牧田　道明　会員
12月	定例会		
		「インプラント治療が有効であった全般性不安障害患者の一例」	川口　和子　会員
		「12年間をふりかえる」	榎本　喜公　会員
		「当院でのインプラント治療─特に SIA 入会後に学んだこと─」	大八木　陽一　会員
2004年2月	定例会		
		「ISO9001 で学んだこと」	小巻　健二　会員
		「他歯科医院より依頼された上顎洞迷入症例の1例」	小澤　重雄　会員
		「簡単で，安価で，適度な精度を有するシリコン個歯トレーを用いた印象法」	岡　延綱　会員
3月	特別講演		
		「口腔顔面疼痛（歯科医のための鑑別診断及び治療法）」	今村　佳樹　先生（日本大学歯学部口腔診断学講座教授）
		「再生医療」	上田　実　先生（名古屋大学口腔外科学講座，東京大学医科学研究所教授）
4月	日本有病者歯科医療学会総会		
		「ミダゾラムを用いた口腔内注射と笑気の併用による精神鎮静療法を施した 200 症例での臨床的評価」	岡　延綱　会員
		「メンテナンス性を考えたインプラント補綴」	安田　治男　会員
		「歯科治療における全身疾患」	福井　直人　会員
5月	総会		
		「経路系情報による咬合診断法」	尾澤　文貞　会員
		「当院で行っている効果の出ている増患対策」	勝沼　稔　会員
	特別講演		
		「鮫歯の進化・発生─歯牙移植に利用可能か─」	山本　智康（サメの歯化石研究会・根岸歯科クリニック勤務）
6月	定例会		
		「インプラント埋入後 X 線透過像が認められた2症例」	勝沼　孝臣　会員
		「インプラントのリカバリー」	加藤　義浩　会員
		「感染根管に対し考慮していること・どこが病巣でどこが病変か」	高井　徹　会員
9月	定例会		
		「初期の HA コーティングインプラントの吸収例と，対合歯のオーバーデンチャー」	木村　憲一　会員
		「顎嚢胞の摘出とその後の経過」	矢富　政則　会員
	学会予演会		
	第34回　日本口腔インプラント学会		
		「上顎下顎遊離端欠損部に1回法インプラントを用いたイミディエートプロビジョナリゼーションの一考察」	玉木　仁　会員
		「インプラント植立後に一過性知覚鈍麻を伴った12年の経過例」	秋山　博　会員
		「下顎片側遊離端欠損に用いたインプラント補綴の長期経過例」	常見　隆明　会員
		「インプラントと天然歯を含めたテレスコープブリッジの1例」	森山　和郎　会員
		「インプラントを使用し Vertical Stop を得た症例」	佐野　慶克　会員
		「バーアタッチメントを下顎無歯顎患者に応用し長期経過観察を行った1症例」	久野　敏行　会員
		「多数歯欠損にインプラントを埋入した一症例」	藤田　達夫　会員
		「インプラント上部構造に磁性アタッチメントを応用した1症例」	勝沼　稔　会員
		「ITI ワイドネックインプラントを使用した症例」	加藤　義浩　会員
		「下顎両側遊離端欠損にインプラントを用いて咬合再構成を行った一症例」	北爪　昭彦　会員
		「下顎片側遊離端欠損症例にインプラント補綴を行った一症例」	大八木　陽一　会員
11月	定例会		
		「インプラント埋入時期を考える」	小池　基之　会員
		「主機能部位のある咬合面形態」	北爪　昭彦　会員
		「矯正治療における Micro-Implant Anchorage について」	久野　敏行　会員
	特別講演		
		「新しい唾液緩衝能評価法─チェック・バフ─」	北迫　勇一　先生（東京医科歯科大学大学院歯学総合研究科）

12 月	定例会	
	「咬合崩壊が予期された欠損部をインプラントにより改善した一症例」	島本　淳子　会員
	「接着性 Br を用いた上顎前歯部 1 歯欠損修復について」	東　高士　会員
	「骨量不足に対するアプローチ」	嶋田　淳　先生（明海大学歯学部口腔外科学第 1 講座教授）
2005 年 2 月	定例会	
	「歯科用レーザーの歩み」	篠木　毅　会員
	特別講演	
	「疾患別内科エマージェンシー対応」	大渡　凡人　先生（東京医科歯科大学歯学部口腔老化制御学講師）
4 月	研修会	
	「MDI ミニインプラント」	
5 月	総会	
	「ヘルスケア型診療所づくりを経験して学んだこと」	鈴木　正臣　会員
	「筋機能訓練器具パタカラの使用報告」	佐野　慶克　会員
	「初めてのインプラント」	海野　幸利　会員
6 月	「21 世紀友好研究会を祝して―インプラントの変遷―」	三嶋　顕　先生（北日本口腔インプラント研究会会長）
9 月	定例会	
	「細菌検査を導入した歯周治療の臨床」	須藤歯科医院
	「顎関節症と TCH」	関根歯科医院
	「訪問歯科診療を続けるかやめるか」	瀬川　正臣　会員
	学会予演会	
	第 35 回日本口腔インプラント学会	
	「上顎無歯顎のインプラント・オーバーデンチャー　―5 年フォローアップ / 成功と失敗―」	高田　尚美　会員
11 月	「インプラント周囲炎を見る」	宮下　元　先生（昭和大学歯学部歯周病学講座教授）
	学会予演会	
	日本口腔インプラント学会第 25 回関東・甲信越支部総会	
	「PRP の臨床評価第 4 報」	矢富　政則　会員
	「IPI インプラントの有用性」	根岸　邦雄　会員
	「インプラント体破折症例のリカバリー方法―第 1 報―」	盛島　美智子　会員
	「外科的侵襲を抑えた審美的 Early Flapless Implant 埋入の一症例」	玉木　仁　会員
12 月	定例会	
	「上顎無歯顎のインプラント・オーバーデンチャー　―5 年フォローアップ / 成功と失敗―」	高田　尚美　会員
	「インテグラル，スプラインを用いた下顎両側遊離端欠損 2 症例」	常見　隆明　会員
	「上下顎多数歯欠損症例にインプラント治療を施行した一症例」	藤田　達夫　会員
2006 年 2 月	定例会	
	「もう一つの ITI」	安田　治男　会員
	「レントゲンをデジタル化してみて」	中川　哲夫　会員
	特別講演	
	「真実の咬合平面を求めて」	西村　政仁　会員
5 月	総会	
	「インプラントの長期経過について」	根岸　邦雄　会員
	「症例報告」	中川　健三　会員
	「インプラント体破折のリカバリー」	盛島　美智子　会員
6 月	定例会	
	「歯科治療に便利な唾液の知識」	増田　紀男　会員
	「歯周病リスク診断への臨床的アプローチ」	松本　英彦　会員
	「インプラント長期症例・その他」	森山　和郎　会員
9 月	定例会	
	「Dr として取り組んだペリオの一症例について」	松野　武　会員
	「抜歯即時埋入インプラントの一症例」	栗原　一雄　会員
	「インプラント症例」	加藤　喜一郎　会員
	学会予演会	
	第 36 回日本口腔インプラント学会	
	「歯周サポート治療下のインプラント患者への歯周リスク評価の応用」	高田　尚美　会員
	「自施設における 17 年間のインプラント症例の臨床的検討」	勝沼　孝臣　会員

	「インプラント矯正を用いた審美治療の一症例」	入江　修充　会員
	「上顎洞に迷入したインプラントの一症例」	小澤　重雄　会員
	「長期経過した 2 パートインプラントのヘッド部スクリュー破折の 2 症例」	清水　礼子　会員
	「下顎臼歯部にインプラント治療を適応した一症例」	矢富　政則　会員
	「下顎臼歯中間欠損にインプラント治療を施した症例」	岡　延綱　会員
	「遊離端欠損にインプラント治療を適応した一症例」	小巻　健二　会員
11 月	「インプラント治療における CAS の潮流とその応用について」	井汲　憲治　先生（日本インプラント臨床研究会会長）

12 月	定例会	
	「初めてのインプラント埋入」	金子　昌豊　会員
	「抜歯後即時埋入の症例」	木村　宰己　会員
	「下顎臼歯部に埋入したインプラントの一症例」	栗原　和博　会員
	「当院におけるインプラント臨床の進め方」	渡沼　敏夫　会員
2007 年 2 月	「チタンインプラントの表面と骨伝導性」	宮崎　隆　先生（昭和大学歯学部歯科理工学講座教授）

4 月	第 11 回 SIA コロキウム	
	実行委員長：関根　智之	
	ドクターセクション	
	招待講演	
	「トラブル回避するための治療計画とその予後」	武田　孝之　先生（東京歯科大学インプラント科臨床教授）
	会長講演	
	「インプラントの長期経過におけるトラブルとリカバリー」	根岸　邦雄　会員
	会員発表	
	「歯科用 CT-3DX による，より的確な術前診断」	関根　智之　会員
	「インプラント埋入後，アバットメント連結後，上部構造装着後の，各々に遭遇した各種トラブル症例への対応」	小澤　重雄　会員
	「インプラントの，インプラントでリカバリー」	安田　治男　会員
	「インプラント関連のトラブル＆リカバリー」	入江　修充　会員
	「インプラント周囲炎に対する外科的アプローチ」	小池　基之　会員
	コ・デンタルセクション	
	教育講演	
	「インプラント術後評価とメンテナンス」	高田　尚美　会員
	「インプラント治療における外科アシスタントの心得」	安部田　暁子　先生
	「インプラントメインテナンス，そしてリカバリー」	入江　悦子　会員
	「インプラント上部構造」	中村　忍（入江デンタルラボ）
	会員発表	
	「鈴木歯科における禁煙支援」	杉本　絵美（鈴木歯科医院）
	「インプラントの上部構造におけるトラブルの原因」	坂本　八宏（小池歯科医院）
	「当院におけるインプラント患者のメンテナンス」	蛭間　聖花（須藤歯科医院）
	「インプラントの上部構造の現状とこれから」	金井　浩之（安田歯科医院）
	「当院におけるメンテナンスの実際」	遠藤　亜紀子（小沢歯科クリニック）
	「リコール率 100％を目指して」	出井　美紀（勝沼歯科医院）
5 月	総会	
	安田治男会員が会長代行に就任	
	定例会	
	「ミニスクリューインプラントを矯正治療に使用した症例」	清水　礼子　会員
	「前歯歯槽幅径不足部のインプラント治療に骨移植による増量術で対応した 2 症例」	原田　大輔　会員
	「もう一つの ITI」	安田　治男　会員
6 月	「顎骨再建と歯科インプラント」	又賀　泉　先生（日本歯科大学新潟生命歯学部口腔外科学第 2 講座教授）
9 月	学会予演会	
	「歯科インプラントにおける画像検査の時期と概要」	代居　敬　先生（日本歯科大学生命歯学部歯科放射線学教授）
	第 37 回日本口腔インプラント学会	
	一般口演	
	「無歯顎インプラント患者への歯周リスク評価（PRA）の応用　上顎オーバーデンチャーの 7 年経過報告」	高田　尚美　会員

	「歯周患者のインプラント生存率に関する臨床的検討」	村山　大悟　会員
	「下顎遊離端欠損部に口腔インプラント治療による咬合再建を行った一症例」	金子　昌豊　会員
	認定医ポスター	
	「抜歯即時埋入インプラントの一症例」	栗原　一雄　会員
	「下顎臼歯部欠損に対しインプラントで咬合機能回復を行った一症例」	栗原　和博　会員
	「片側遊離端欠損症例にインプラントを応用した一症例」	東　高士　会員
	「下顎小臼歯部にインプラント治療を行った一症例」	青沼　直　会員
	「上顎前歯部1歯欠損にインプラント治療を行った一症例」	福井　直人　会員
11月	「インプラント周囲炎について」	山田　了　先生（東京歯科大学歯周病学講座）
	日本口腔インプラント学会第27回東北・北海道支部総会	
	「矯正装置の固定源として利用した口蓋インプラントの臨床報告」	安田　治男　会員
12月	定例会	
	「シンプラントを用いイミディエートローディングを行った一症例」	北爪　昭彦　会員
	「眼症状を初発とした術後性上顎嚢胞の一症例」	加藤　義浩　会員
	「認定医更新時の注意点とチェックポイント」	安田　治男　会員
2008年2月	日本口腔インプラント学会第27回関東・甲信越支部総会	
	「経過不良によるインプラント治療をリカバリーした一症例」	久野　敏行　会員
4月	「最新歯科用CTの紹介および留意点とその実際」	新井　嘉則　先生（松本歯科大学客員教授）
5月	総会	
	根岸邦雄会長が施設長に就任	
	安田治男会員が会長に就任	
	定例会	
	「インプラントについて最近思うこと」	安田　治男　会員
6月	「インプラント治療の選択基準を再考する」	渡邉　文彦　先生（日本歯科大学新潟生命歯学部歯科補綴学第2講座教授）
9月	学会予演会	
	第38回（社）日本口腔インプラント学会	
	一般口演	
	「上顎無歯顎即時荷重インプラント：38例臨床報告」	玉木　仁　会員
	「抜歯後のインプラント埋入時期についての臨床的検討」	小池　基之　会員
	「PRAを用いた術後評価ペリオ患者およびペリインプラント患者への適応」	高田　尚美　会員
	「上顎無歯顎インプラント患者への歯周リスク評価（PRA）の応用　上顎ボーンアンカードブリッジの6年経過報告」	高田　尚美　会員
	ケースプレゼンテーション試験	
	「下顎無歯顎に磁性アタッチメントを応用したオーバーデンチャーの一症例」	清水　礼子　会員
	「下顎臼歯部にインプラント治療を行った一症例」	福井　直人　会員
	「下顎臼歯部1歯欠損症例にインプラント治療を施行した1例」	村山　大悟　会員
	「上顎右側中切歯部に口腔インプラント治療により審美的回復を行った一症例」	金子　昌豊　会員
	「下顎臼歯部遊離端欠損に対しインプラント治療にて咬合機能回復を行った一症例」	栗原　和博　会員
10月	定例会	
	「開業医における歯科インプラント治療―26年間の真実―」	堀田　康記　先生（愛知インプラントセンター）
11月	定例会	
	「Sybron Implantを使用してみて―サイナス・ソケットリフトに対するインプラントの選択を考える」	玉木　仁　会員
	「EAOに参加して感じたこと　今後の歯科界を展望する―SIAのあり方と活動方針―」	安田　治男　会員
12月	定例会	
	「最新のインプラント治療」	竹島　浩　先生（明海大学歯学部口腔外科講座）
2009年2月	「サイナス・ソケットリフト時のトラブルシューティング」	嶋田　淳　先生（明海大学歯学部口腔顎顔面外科学第1講座教授）
4月	非営利活動法人（NPO）法人埼玉インプラント研究会が発足	
	代表理事に安田治男会長が就任	
	「リスクファクターからみたインプラント治療のガイドライン」	荻原　芳幸　先生（日本大学歯学部付属歯科病院特殊診療部インプラント科）

	「私のインプラント臨床」		榎本　紘昭　先生（日本歯科大学新潟病院口腔インプラントセンター客員教授）
	「CT の活用法」		安田　治男　会員
5 月	「インプラントに必要な麻酔学」		吉田　和市　先生（神奈川歯科大学麻酔科教授）
6 月	「インプラントにまつわる金属アレルギーの話」		澤田　智慈　先生（神奈川歯科大学補綴学講座教授）
	定時総会		
	「当院におけるマグネットの臨床応用」		関根　智之　会員
	「当院におけるマグネットの臨床応用」		安田　治男　会員
	「インプラントに対するマグネットの臨床応用」		田中　譲治　先生（日本インプラント臨床研究会）
7 月	予演会		
	「インプラント治療の光と影」		春日井　昇平　先生（東京医科歯科大学歯学部教授）
8 月	予演会		
	日本口腔インプラント学会第 29 回関東・甲信越支部総会		
	リレーディスカッション：指定研修施設のインプラント教育への取り組み		
	「埼玉インプラント研究会の今後」		関根　智之　会員
	一般口演		
	「コーンビーム CT によるインターネットの術前診断―第 1 報下顎骨前方域―」		小宅　麗来　会員
	「糖尿病により重度歯周病に罹患した若年者に対する包括的アプローチ―12 年の経過報告」		小宅　宏史　会員
	「舌下動脈結紮切除後インプラント埋入を行った一症例」		北爪　昭彦　会員
	「オトガイ孔間に対するインプラント埋入」		安田　治男　会員
	「第二大臼歯単独欠損に対するインプラント治療についての検討」		大関　豊岳　会員
	「オステオトームを用いた上顎洞底挙上術後の骨改造パターン：CT 像による評価」		中島　和敏　会員
	ポスターセッション		
	「上顎側切歯癒合歯に再植を応用した長期経過の矯正症例」		鈴木　朋典　会員
9 月	定例会		
	「Aii-on-4 のコンセプト」		下尾　嘉昭　会員・木村　智憲　会員
	第 39 回日本口腔インプラント学会		
10 月	「下歯槽神経損傷および地殻障害の診査，診断，対処法」		高橋　義人　先生（独立行政法人国立病院機構高崎病院歯科）
	「安心・安全なインプラント治療」		加藤　仁夫　先生（日本大学松戸歯学部付属病院インプラント診療科教授）
11 月	「インプラント学会誌・投稿のテクニック―論文の書き方―」		加藤　純二　先生（東京医科歯科大学・東京歯科大学非常勤講師）
	「マイクロサージェリーの実際」		鈴木　真名　先生（東京 SJCD 会長）
12 月	「変化するインプラント治療―下顎優先から上顎優先へ―　臨床として，インプラントの有効活用」		武田　孝之　先生
2010 年 1 月	「抜歯即時埋入の実際」		林　揚春　先生
2 月	「HA インプラント表面性状の研究について」		中川　寛一　先生（東京歯科大学歯科保存学講座）
3 月	SIA 主催講演会		
	招待講演		
	「欠損補綴に対するマグネットの臨床応用」		田中　譲治　先生
	会員発表		
	「上下総義歯，下顎にインプラント 2 本磁性アタッチメントを応用したオーバーデンチャーの症例報告」		三原　一男　会員
	「下顎左側小臼歯部欠損にインプラントを応用した 1 症例」		濱川　知也　会員
	「臼歯部咬合崩壊に伴う前歯部フレアーアウト症例にインプラントとベッグタイプのリテーナーを用いて咬合再建を行った 1 症例」		権　里奈　会員
	「下唇に知覚異常をきたした下顎臼歯部へのインプラント治療		小澤　重雄　会員
	「下顎無歯顎に磁性アタッチメントを応用したオーバーデンチャーの 1 症例」		清水　礼子　会員
	「インプラント・マグネットを応用した義歯症例」		森山　和郎　会員
	「インプラントと天然歯が混在する歯列におけるマグネットを利用したオーバーデンチャー」		高田　尚美　会員
	「インプラントに対する磁性アタッチメントの臨床応用」		安田　治男　会員
6 月	定時総会		

		「CGF─増殖因子を用いた組織誘導と最近のトピックス」	黄　炳珍　先生（ハルピン医科大学，大連医科大学客員教授）

	8月	予演会	
	9月	第40回（社）日本口腔インプラント学会	
		「インプラント埋入空隙の不足した症例にMTMを応用しインプラント治療が可能となった2症例」	鈴木　智香子　会員
		「喫煙者のインプラント生存率に関する臨床的検討」	石川　まりも
		「ショートインプラントの生存率に関する統計学的検討」	村山　大悟　会員
		「上顎オーバーデンチャーの12年の経緯」	高田　尚美　会員
		「インプラント・マグネットデンチャーの維持力のついての研究」	村山　大悟　会員
		「コンピューター制御サージカルガイドを用いたインプラント埋入術の精度」	川口　和子　会員
	10月	定例会	
		「インプラント，今原点に戻って」	小宮山　彌太郎　先生（東京歯科大学臨床教授）
2011年1月		定例会・予演会	
		「MTMを用いたインプラント治療」	久野　敏行　会員
	2月	（公社）日本口腔インプラント学会第30回関東・甲信越支部総会	
		「骨移植や骨補填材を用いずに上顎洞挙上を行った一症例」	小宅　宏史　会員
		「Er:YAGレーザー照射によるインプラント体表面への影響」	渡沼　敏夫　会員
		「インプラント体の破折に対するリカバリー」	安田　治男　会員
		「ワイドインプラントの生存率に関する統計学的検討」	井上　雄二　会員
		「インプラント治療後良好な長期経過獲得のためのメンテナンスシステム」	須藤　宗彦　会員
	4月	日本口腔インプラント学会認定講習会開催（～2012年2月まで）	
	5月	定例会	
		「モダンペリオ─インプラント周囲組織のバイオタイプインプラント周囲組織のリカバリー症例─」	秋山　勝彦　先生（南アルプストレーニングインスティテュート）
	6月	定時総会	
		「インプラントと矯正」	勝沼　孝臣　会員
	7月	定例会	
		「予知性の高い審美修復」	高橋　登　先生（タカハシデンタルオフィス）
	8月	予演会	
	9月	第41回（公社）日本口腔インプラント学会	
		イブニングセッション	
		「骨造成を併用したインプラント治療」	小澤　重雄　会員
		女性インプラントロジスト育成のためのセミナー	
		「女性インプラントロジストへの道を阻むもの」	高田　尚美　会員他
		一般口演	
		「インプラント治療に対する継続的マルチレベル歯周リスク評価の応用　歯周病の既往がある部分欠損患者の7年経過症例」	高田　尚美　会員
		「上顎無歯顎患者の即時荷重インプラント暫間修復物における一考察」	玉木　仁　会員
		「高齢糖尿病患者に対するインプラント処置（第1報）」	常見　隆明　会員
		「傾斜歯に対し矯正用ミニスクリューとMTMを応用しインプラント埋入空隙を確保した2症例」	浅野　聖子　会員
		「インプラント患者におけるマウスピースの有効性」	青沼　直　会員
		ケースプレゼンテーション	小宅　宏史　会員
	10月	定例会	
		「発生・組織から考えるカリエス・ペリオ・インプラント治療」	秋山　勝彦　先生（南アルプストレーニングインスティテュート）
	11月	定例会	
		「CGFを用いた歯科再生医療の可能性」	黄　炳珍　先生（ハルピン医科大学,大連医科大学客員教授）
		第12回SIAコロキウム	
		大会長：勝沼　稔	
		メインテーマ：「今，原点にもどって─」安心・安全なインプラント」	
		ドクターセッション	
		会長講演	
		「もう一つのITI（開業医のインプラント）─長期症例に学ぶインプラント治療─」	安田　治男　会員

歴代会長講演

「インプラントを行う歯科医師（考え方と資格）」 根岸　邦雄　会員

「インプラントの必要性　インプラント歴 30 年の長期経過から」 尾澤　文貞　会員

招待講演

「今，原点に戻ってインプラント学を再考する」 三嶋　顕　先生（北日本口腔インプラント研究会会長）

「インプラント療法において "最新" と "最善" はリンクするのか？」 小宮山　彌太郎　先生（東京歯科大学臨床教授）

会員発表

「高齢糖尿病患者に対するインプラント処置（第 1 報）」 岡　延綱　会員

「インプラント患者におけるマウスピースの有効性」 金子　昌豊　会員

「低侵襲なサイナスリフト」 小巻　健二　会員

「機械加工インプラントと粗面加工インプラントの生存率に関する統計学的検討」 村山　大悟　会員

「最後方臼歯部における陶材焼付鋳造冠のフレーム設計に対する一考察」 栗原　一雄　会員

「GBR を併用して植立したインプラントをアンカーとして部分矯正治療を行った一症例」 丹野　努　会員

コ・デンタルセッション

招待講演

「医療安全確立のための感染管理―術前からメンテナンスまで―」 柏井　伸子　先生（有限会社ハグクリエーション）

「インプラント治療における Supportive Therapy の重要性―インプラント周囲炎をおこさないために―」 加藤　典　先生（スウェーデンデンタルセンター）

教育講演

「インプラントって何？」 高田　尚美　会員

「スウェーデン研修報告と現地におけるインプラントと歯科衛生士の関わり」 入江　悦子　会員

会員発表

「インプラント上部構造に使用する補助清掃用具についての臨床的検討」 八島　貴世（入江歯科医院）

「インプラント治療後良好な長期経過獲得のためのメンテナンスシステム」 池田　奈緒美（須藤歯科医院）

「インプラント関連の最新医療機器と対応―歯科衛生士としての知識と注意点―」 安田　佳子（安田歯科医院）

「リコール率 100 パーセントを目指して」 岡谷　幸恵（勝沼歯科医院）

12 月　定例会

「私の臨床」 中川　健三　会員

2012 年 2 月　定例会

「ここまで進化した CAD/CAM 先端技術」 田中　譲二　先生

日本口腔インプラント学会第 31 回関東・甲信越支部総会

一般口演

「最後方臼歯部における陶材焼付鋳造冠のフレーム設計に対する一考察」 栗原　一雄　会員

「高齢糖尿病患者に対するインプラント処置（第 2 報）」 岡　延綱　会員

「機械加工インプラントと粗面加工インプラントの生存率に関する統計学的検討」 村山　大悟　会員

「骨造成を併用したインプラント治療―骨造成 6 年目に腐骨形成を生じた一症例―」 小澤　重雄　会員

3 月　定例会

「サイナスアプローチを再考する」 嶋田　淳　先生（明海大学歯学部口腔顎顔面外科学第 1 講座教授）

4 月　日本口腔インプラント学会認定講習会開催（〜 2013 年 2 月まで）

6 月　定時総会

「上顎洞へのアプローチ，その注意点」 関根　智之　会員

8 月　定例会・予演会

9 月　第 42 回（公社）日本口腔インプラント学会

一般口演

「歯科用顕微鏡下で行った前歯部インプラントの 2 次手術 2 症例について」 高田　尚美　会員

「生活習慣病を持つ患者のインプラント治療」 金子　昌豊　会員

「下顎中切歯抜歯即時インプラントの 10 年経過症例」 玉木　仁　会員

「インプラント関連の事故・紛争・苦情・相談事例に関する検討―歯科医師会医事処理委員会で 19 年間に扱った事例―」 渡沼　敏夫　会員

「下顎管の変形を認める拇指等大の嚢胞摘出後にインプラント補綴を行った一症例」 小宅　宏史　会員

「Er:YAG レーザーのインプラント体表面に対する影響―陽極酸化処理したインプラント体の変化―」 勝沼　孝臣　会員

ケースプレゼンテーション

「上顎左側第一大臼歯中間欠損にインプラントを使用し機能回復を行った一症例」 木村　智憲　会員

		「上下顎臼歯部にインプラント治療を行った一症例」	俵木　勉　会員
		「下顎大臼歯単歯欠損にインプラント治療を行った一症例」	井上　雄二　会員
		「下顎両側遊離端欠損症例に対しインプラント補綴治療を行った一例」	浅野　聖子　会員
	10月	定例会	
		「下歯槽神経麻痺の診断と治療」	高崎　義人　先生
	12月	定例会	
		「インプラント手術における法的紛争」	山本　泰生　先生（顧問弁護士）
2013年1月		定例会・予演会	
	2月	（公社）日本口腔インプラント学会第32回関東・甲信越支部総会	
		一般口演	
		「エナメル上皮腫開窓術後にインプラント治療を行った一例」	栗原　和博　会員
		「当医院における過去6年間のインプラント治療に関する臨床的検討」	小巻　健二　会員
		「上顎洞底挙上術に超音波骨切削器具を使用して後上歯槽動脈損傷を回避した一症例」	須永　亨　会員
		「インプラント患者への歯周リスク評価の応用―歯周サポート治療の内容と頻度を決定する目安として―」	高田　尚美　会員
		「インプラント埋入により，重篤なペリオの歯を保存できた一症例」	中川　哲夫　会員
		「プラットフォームシフティングコンセプトのインプラント周囲辺縁骨高さのデンタルエックス線写真による評価」	中島　和敏　会員
		「片側遊離端欠損インプラント補綴の咬合支持域における咬合力の動態」	東　高士　会員
	3月	定例会	
		「世界の流れ」	安田　治男　会員
	4月	日本口腔インプラント学会認定講習会開催（～2014年2月まで）	
	6月	定時総会	
		「マイクロスコープの臨床応用」	栗原　一雄　会員・勝沼　隆之　会員
	8月	定例会・予演会	
	9月	第43回（公社）日本口腔インプラント学会	
		一般口演	
		「インプラント補綴処置後人工透析となった患者の長期経過（20年）報告」	安田　治男　会員
		「根尖部までおよぶ斜切痕により抜歯を行った上顎両側側切歯部に対しインプラント補綴を行った一症例」	小宅　宏史　会員
		「歯周炎に罹患した上顎中切歯に対する抜歯即時インプラント埋入症例」	小宅　麗来　会員
		「限局矯正治療後にインプラント治療を行った1症例」	玉木　仁　会員
		「他院で埋入後当院を受診したインプラント患者に対する臨床的検討」	井上　雄二　会員
		「インプラント治療における生活習慣病患者の留意点」	勝沼　稔　会員
		「上顎洞を避けてインプラント埋入を行った一症例」	北爪　昭彦　会員
		「インプラントを応用した上下顎義歯の2症例」	加藤　義浩　会員
		ケースプレゼンテーション	
		「下顎第二大臼歯欠損に対しインプラント治療を行った一症例」	浅野　聖子　会員
		「下顎第二小臼歯欠損に対しインプラント治療を行った一症例」	河原　正和　会員
		「下顎左側第一大臼歯一歯欠損に対しインプラント治療を行った一症例」	原　一史　会員
		「下顎左側第一大臼歯欠損に対しインプラント補綴治療を行った一症例」	勝沼　隆之　会員
		「下顎左側第二小臼歯部にインプラント治療を行った一症例」	海野　幸利　会員
		「下顎左側第二小臼歯中間欠損に対しインプラント治療を行った一症例」	須永　了　会員
		「下顎小臼歯先天欠如歯にインプラント治療を行った一症例」	濱川　知也　会員
	10月	定例会	
		「有病者に対するインプラント」	嶋田　淳　先生（明海大学歯学部口腔顎顔面外科学第1講座教授）
	11月	第13回SIAコロキウム	
		大会長：勝沼　孝臣	
		メインテーマ：インプラント治療のゴールとは？	
		ドクターセッション	
		招待講演	
		「インプラント治療の現状と将来」	渡邉　文彦　先生（（公社）日本口腔インプラント学会理事長・日本歯科大学新潟生命歯学部歯科補綴学第2講座教授）
		「安心・安全なインプラント治療―インプラント医療に対する社会的評価再構築のために―」	矢島　安朝　先生（東京歯科大学口腔インプラント学講座教授・水道橋病院病院長）

「歯周病とインプラント治療」 関野　愉　先生（日本歯科大学生命歯学部歯周病学講座　准教授）

会員発表

「下顎大臼歯部単歯欠損にインプラント治療を行った1症例」 井上　雄二　会員

「下顎第二小臼歯部位にインプラント治療を行った1症例」 海野　幸利　会員

「下顎左側第一大臼歯1歯欠損に対してインプラント治療を行った1症例」 原　一史　会員

「下顎左側第一大臼歯欠損に対しインプラント補綴治療を行った1症例」 勝沼　隆之　会員

「下顎左側第二小臼歯中間欠損に対しインプラント治療を行った1症例」 須永　了　会員

「下顎第二大臼歯欠損に対しインプラント治療を行った1症例」 浅野　聖子　会員

「下顎小臼歯先天欠如歯にインプラント治療を行った1症例」 濱川　知也　会員

「下顎第二小臼歯欠損に対しインプラント治療を応用した1症例」 河原　正和　会員

コ・デンタルセッション

招待講演

「あなたの口元みられています―表情筋のトレーニングとアンチエイジング」 宝田　恭子　先生（日本アンチエイジング歯科学会副会長）

「インプラントメンテナンスを考えよう―ハイジーンコントロールプラン立案と実際―」 小林　明子　先生

「二つの質問で読み取る相手の心―患者さまとのより良いコミュニケーションのために―」 新田　義治　先生

2014年1月　定例会・予演会

「インプラントトラブルの対応とリカバリー」 安田　治男　会員

「静脈内鎮静法の臨床応用」 小宅　宏史　会員

2月　（公社）日本口腔インプラント学会第33回関東・甲信越支部総会

一般口演

「自家歯牙移植の長期経過報告」 安田　治男　会員

3月　定例会

「矯正とインプラント―包括的な治療におけるオプション」 高田　尚美　会員

「歯槽頂を介した段階法上顎洞挙上術（FSD）の骨改造変化のCT評価」 中島　和敏　会員

「All-on-4のコンセプトと補綴について」 木村　智憲　会員

4月　日本口腔インプラント学会認定講習会開催（～2015年2月まで）

6月　定時総会

8月　定例会

「当院におけるCT画像並びにガイドシステムの応用」 栗原　一雄　会員

9月　第44回（公社）日本口腔インプラント学会

一般口演

「ジルコニアアバットメントの周囲粘膜組織に対する臨床報告」 福井　直人　会員

「17例で検討したConcentrated Growth Factorsの凝固不良に関する研究」 小宅　宏史　会員

「重度歯周病罹患歯の保存にインプラント治療が有効と思われた一症例」 玉木　仁　会員

「口腔癌により舌を半側切除した患者にインプラントオーバーデンチャーを装着した一症例」 浅香　淳一　会員

「カルシウム拮抗剤服用の患者の上顎前歯部欠損症例にインプラントを応用した1例」 東　高士　会員

「垂直的骨量の不足した上顎第一大臼歯欠損部にMTMを応用し骨造成を行った1症例」 久野　敏行　会員

「顆頭位を考慮したインプラント治療」 小巻　健二　会員

「Eichnerの分類C1症例に対するインプラント応用―1次固定と2次固定のコンビネーションデンチャーの長期経過報告」 安田　治男　会員

「上顎洞にサイナスリフトを行い機能回復した1例」 須永　了　会員

「インプラント周囲の歯槽骨頂部に新生骨の形成を認めたビスフォスフォネート治療患者の3症例」 根岸　邦雄　会員

「インプラント臼歯部に修復物として用いた2ケイ酸リチウムガラスセラミックス冠の長期予後」 中島　和敏　会員

「骨性癒着した上顎中切歯に対し第一小臼歯の自家移植を行った長期経過症例」 百目鬼　智香子　会員

10月　定例会

「骨の再生」 春日井　昇平　先生（東京医科歯科大学歯学部教授）

11月　定例会

「インプラントのための放射線学」 河合　泰輔　先生（日本歯科大学生命歯学部歯科放射線学講座准教授）

（公社）日本口腔インプラント学会第34回東北・北海道支部総会

「下顎骨プレート再建後既存骨にインプラント治療を行った1例」 栗原　和博　会員

2015年1月　定例会

「最新のインプラント周囲炎治療のレシピとエビデンス，―世界に通用するためのエビデンス構築とは―」 吉野　敏明　先生

3月	定例会		
	「ボーンスプレッダーを利用して埋入したインプラント症例」	大滝　祐吉　会員	
	「唇側骨壁を完全に喪失した，単独歯欠損部（上下）へのブロック骨移植症例について」	小澤　重雄　会員	
	「最近，疑問に思うこと」	岡　延綱　会員	
4月	日本口腔インプラント学会認定講習会開催（～ 2016 年 2 月まで）		
6月	定時総会		
7月	定例会		
	症例発表：木村智憲・小宅宏史・関根史剛・高田将生・関谷亘・熊田昌幸・浅香淳一の 7 名の会員		
8月	学会予演会		
9月	第 45 回（公社）日本口腔インプラント学会		
	一般口演		
	「上顎インプラントオーバーデンチャーの 1 症例―歯周サポート治療下における術後 15 年の経過―」	高田　尚美　会員	
	「濃厚血小板フィブリンジェルと骨補填材によって上顎前歯部にインプラント治療を行った 1 症例」	加藤　義浩　会員	
	ポスター発表		
	「上下無歯顎欠損に対してインプラント治療を行った 1 症例」	盛島　美智子　会員	
	ケースプレゼンテーション試験		
	「下顎両側小臼歯先天性欠損に対してインプラント治療を行った 1 症例」	熊田　昌幸　会員	
	「下顎片側遊離端欠損に対してインプラント補綴治療を行った 1 症例」	関根　亘　会員	
	「下顎両側臼歯部欠損に対してインプラント補綴治療を行った 1 症例」	関根　史剛　会員	
	「下顎右側第一大臼歯欠損にインプラント治療を行った 1 症例」	高田　将生　会員	
	「下顎右側大臼歯中間欠損にインプラント治療を行った 1 症例」	浅香　淳一　会員	
10月	定例会		
	「インプラント治療の問題を考える」	春日井　昇平　先生（東京医科歯科大学教授）	
2016 年 1月	定例会		
	「最新のインプラント周囲炎治療のレシピとエビデンス，世界に通用するためのエビデンス構築とは」	吉野　敏明　先生	
2月	（公社）日本口腔インプラント学会第 35 回関東・甲信越支部総会		
	主管：NPO 法人　埼玉インプラント研究会		
	大会長：渡沼　敏夫		
	実行委員長：勝沼　孝臣		
	会場：京王プラザホテル（新宿）		
	一般口演		
	「他院で既往のある患者に対して上部構造をリカバリーした 2 症例」	佐々木　秀人　会員	
	「インプラント治療における有病者へのアプローチ」	吉澤　景子　会員	
	「清掃性を考慮した上部構造を装着することにより長時間の安定を得た 1 症例」	八島　貴世　会員	
3月	定例会		
	「歯周補綴とインプラント」	青沼　直　会員	
	「インプラントを応用した下顎義歯の 2 症例」	加藤　義浩　会員	
	「上顎右側臼歯部にインプラント治療により機能回復を行った 1 症例」	金子　昌豊　会員	
	「インプラントを用いて咬合再構成した 1 症例」	北爪　昭彦　会員	
4月	日本口腔インプラント学会認定講習会開催（～ 2017 年 3 月まで）		
6月	定時総会		
	「下顎両側臼歯部欠損にインプラント補綴治療を行った一症例」	関根　史剛　会員	
	「ケースプレゼンテーション試験を受験して」	浅香　淳一　会員	
	「当院で行った根築一回法の臨床成績」	関谷　亘　会員	
	「要介護者のインプラント問題」	高田　将生　会員	
7月	定例会		
	「Application of the Microscope（ to the Soft tissue Management around the Implant ）」	栗原　一雄　会員	
	「インプラント上部構造と発音」	木村　智憲　会員	
8月	学会予演会		
9月	第 46 回（公社）日本口腔インプラント学会		
	モーニングセミナー		
	「インプラント周囲炎をどう予防するか―インプラント患者に対する歯周サポート治療―」	高田　尚美　会員	
10月	定例会		

| | | 「論文の読み方と書き方，早く読む方法と書く方法」 | 春日井　昇平　先生（東京医科歯科大学教授） |

2017 年 1 月	学会予演会
	2 月	（公社）日本口腔インプラント学会第 36 回関東・甲信越支部総会
		一般口演
		「人工歯肉付きインプラント上部構造における発音障害について」	木村　智憲　会員
		「Platelet Rich Fibrin（PRF）を使用したソケットリフトの 1 例」	浅野　聖子　会員
		「治療に対する不信感から証拠保全，訴訟となった事例」	渡沼　敏夫　会員
		「外科的侵襲を抑えた審美的 Early Flapless Implant 埋入の 13 年経過症例」	玉木　仁　会員
		「高齢者への全顎インプラント治療　87 歳からの 5 年経過」	小宅　宏史　会員
		ポスター発表
		「下顎にコーヌスタイプブリッジを使用した高齢者の長期症例」	久野　貴史　会員
	3 月	定例会
		「インプラント周囲炎に対する治療」	入江　修充　会員
		「1．咬合挙上を行ったインプラント症例」
		「2．インプラント周囲炎症例」	久野　敏行　会員
		「下顎骨プレート再建後既存骨にインプラント治療を行った一例」	栗原　和博　会員
		「サイナスエレベーションの新たな選択肢 Socket-Vent double approach」	関根　智之　会員
	4 月	日本口腔インプラント学会認定講習会開催（～ 2018 年 3 月まで）
	6 月	定時総会
		「インプラント周囲炎をどう予防するか―インプラント患者に対する歯周サポート治療―」	高田　尚美　会員
	7 月	定例会
		「反省点を次につなげるために」	浅野　聖子　会員
		「前歯部 1 歯欠損インプラント症例の考察」	玉木　仁　会員
		「オステオトームによる段階法上顎洞底挙上術（FSD）」	中島　和敏　会員
		「咀嚼能力検査を用いたインプラント治療の術後評価」	東　高士　会員
	8 月	学会予演会
	9 月	第 47 回（公社）日本口腔インプラント学会
		モーニングセミナー
		「インプラント周囲炎に対する予防と治療」	入江　修充　会員
		一般口演
		「垂直的骨量の不足した上顎骨に矯正治療を用いてインプラント体埋入を行った 2 症例」	大森　裕斗　会員
		「インプラント精密印象後に突如発症した顔面神経麻痺の 1 症例」	村山　大悟　会員
	10 月	定例会
		「インプラント治療の問題を考える」	春日井　昇平　先生（東京医科歯科大学教授）
	11 月	定例会

2018 年 2 月	（公社）日本口腔インプラント学会第 37 回関東・甲信越支部総会
		一般口演
		「2 型糖尿病を有する重度歯周炎患者に対しインプラント治療を行った 1 症例」	勝沼　隆之　会員
		「上顎にコーヌスタイプブリッジを使用した高齢者の長期症例」	久野　貴史　会員
		「ブレードタイプインプラントの長期症例とそのリカバリー」	栗原　慎幸　会員
	3 月	定例会
		「極度に嘔吐反射の強い患者にインプラント治療を行った 1 症例」	村山　大悟　会員
		「30 年に渡るインプラント治療とトラブル症例のリカバリーについて」	盛島　美智子　会員
		「当院における上顎洞底挙上術」	福井　直人　会員
		「多数歯欠損の 1 症例」	矢島　章秀　会員
	4 月	日本口腔インプラント学会認定講習会開催（～ 2019 年 3 月まで）
	6 月	定時総会
		「サージカルガイドについて」	入江　修充　会員
	7 月	定例会
		「本院に於けるインプラントの歴史と臨床」	大滝　祐吉　会員
		「歯周治療とインプラント補綴」	青沼　直　会員
		「インプラント上部構造装着後，OK と思ったあとの落とし穴」	岡　延綱　会員
		「ピエゾを用いたソケットリフトの一例」	浅野　聖子　会員
	8 月	学会予演会
	9 月	第 48 回（公社）日本口腔インプラント学会

		「3D コンピューターシミュレーションによるインプラント手術の精度の向上」	高田　尚美　会員
		「上顎右側臼歯部にインプラント治療を行い 7 年経過した 1 症例」	金子　昌豊　会員
		「訴訟となった 3 例のインプラント治療」	渡沼　敏夫　会員

10 月　定例会

「骨の再生と骨補填剤について」　　　　　　　　　　　　　　　　　　　　　　　春日井　昇平　先生（東京医科歯科大学教授）

12 月　コロキウム前夜祭

第 14 回 SIA コロキウム

大会長：高田　尚美

メインテーマ：インプラントの長期的成功のために―今までのインプラント，これからのインプラント―

ドクターセッション

招待講演「インプラント治療における咬合診断と咬合構成」　　　　　　　　　　小出　馨　先生（日本歯科大学新潟生命歯学部歯科補綴学第 1 講座主任教授）

会員発表

「下顎右側臼歯部中間欠損にインプラント治療を行った一症例」	関根　大介　会員
「下顎左側第二小臼歯にインプラント治療を行った一症例」	海野　幸利　会員
「下顎臼歯部中間欠損にインプラント治療を行った一症例」	馬場　惠利子　会員
「下顎右側第一大臼歯にインプラント治療を行った一症例」	高田　将生　会員
「下顎小臼歯先天欠如にインプラント治療を行った一症例」	濱川　知也　会員
「下顎両側小臼歯先天性欠損に対しインプラント治療を行った一症例」	熊田　昌幸　会員
「左下第一大臼歯相当部にインプラント治療を行った一症例」	小山　知子　会員
「ガイドを用いてインプラント埋入を行った一症例」	笠井　雄太　会員
「下顎両側臼歯欠損にインプラント補綴治療を行った一症例」	関根　史剛　会員
「下顎片側遊離端欠損に対してインプラント補綴治療を行った一症例」	関根　亘先　会員
「内視鏡下副鼻腔手術後，上顎洞底側方開窓挙上術を施しインプラント治療を行った一症例」	原　一史　会員
「口腔癌により舌を半側切除した患者にインプラントオーバーデンチャーを装着した一症例」	浅香　淳一　会員
「矯正的組織造成法を用いた前歯部インプラント治療の提案」	丹野　努　会員

コ・デンタルセッション

「ベロ回し体操が健康寿命を変える健康と美容の観点からベロ回し体操を徹底解説」	小出　晴子　先生
「インプラントを守る科学的プラークコントロール」	諸星　裕夫　先生
「インプラント治療のためのアシスタントワーク―術前～術後に於いての環境管理―」	武智　圭子　先生
「インプラント患者のホームケアにおけるソニッケアー・ウォーターピックの有効性」	成澤　香那　先生
「メンテナンス，SPT のプロトコール Guided Biofilm Therapy について」	加藤　あゆみ　先生
「生涯にわたりお口の健康を維持していくために」	杉山　幸菜　先生

2019 年 1 月　定例会

「唇側骨板喪失抜歯窩にブロック骨移植を施行した 3 症例の移植骨片の帰趨」　　小澤　重雄　会員

2 月　（公社）日本口腔インプラント学会第 38 回関東・甲信越支部総会

一般口演

「内視鏡下副鼻腔手術後，側方アプローチを用いた上顎洞底挙上術を施行しインプラント治療を行った 1 症例」　　原　一史　会員

ポスター発表

「下顎遊離端欠損部にブレードインプラント治療を行った 30 年経過症例　　　　清澤　仁　会員

3 月　定例会

「矯正用インプラント（アンカースクリュー）の臨床」	勝沼　孝臣　会員
「インプラントオーバーデンチャーの臨床―ロケーターと磁性アタッチメントー」	勝沼　稔　会員
「インプラント周囲炎」	久野　敏行　会員
「高齢者有病者に対するインプラント治療」	小宅　宏史　会員

2. アルバム編

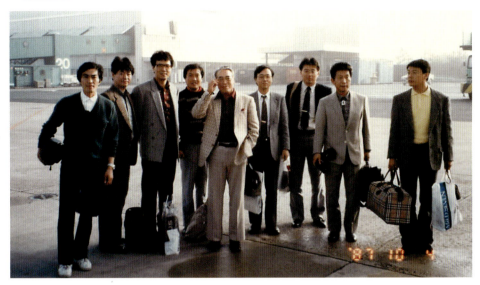

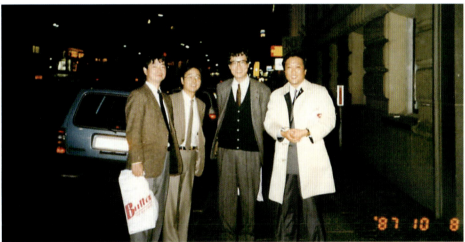

1987年イエテボリ研修旅行

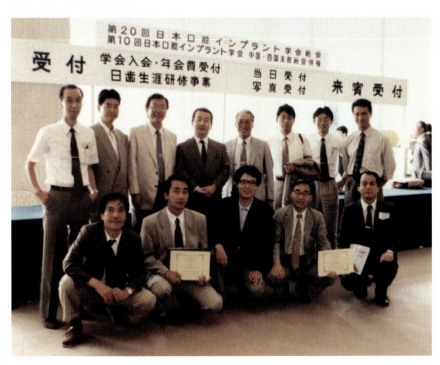

1990年第20回JSOI総会

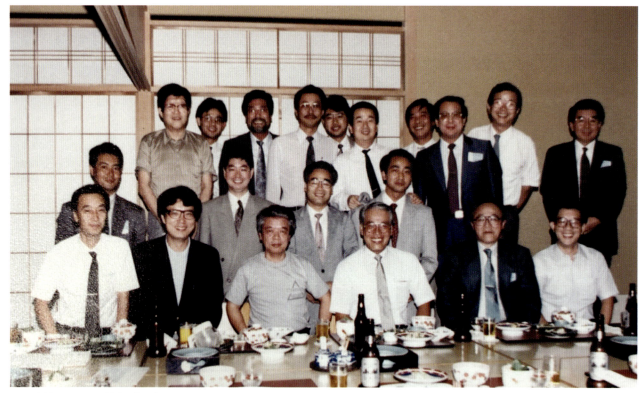

1995 年第 25 回 JSOI 総会（福岡）

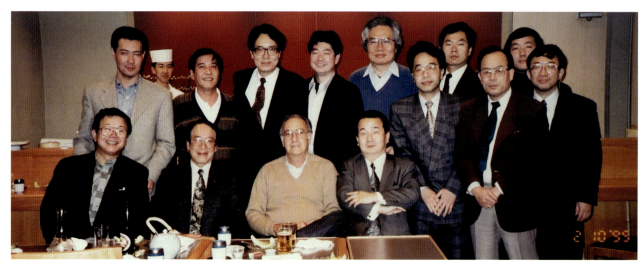

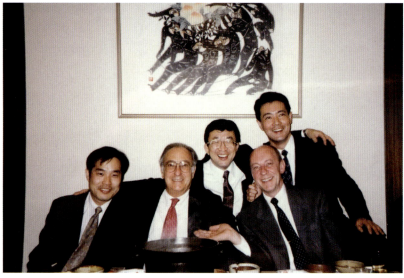

1995 年 Dr. Becker 研修会

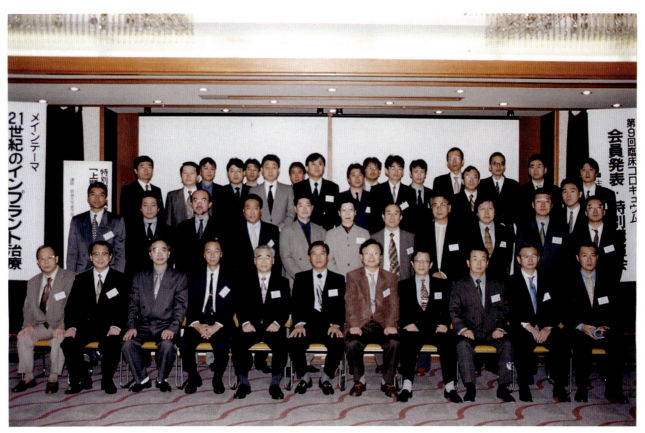

1999年第9回コロキウム

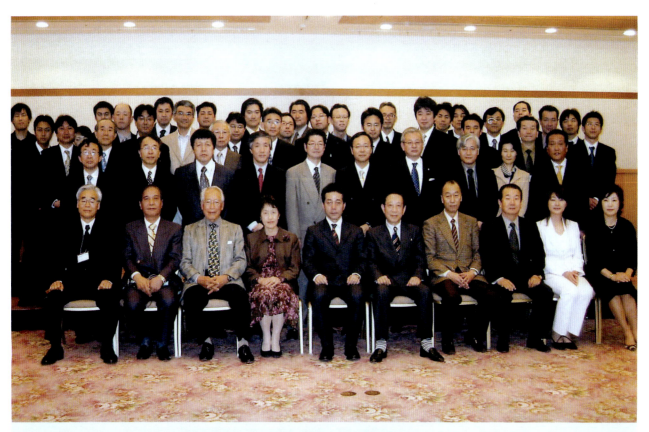

2007年第11回コロキウム

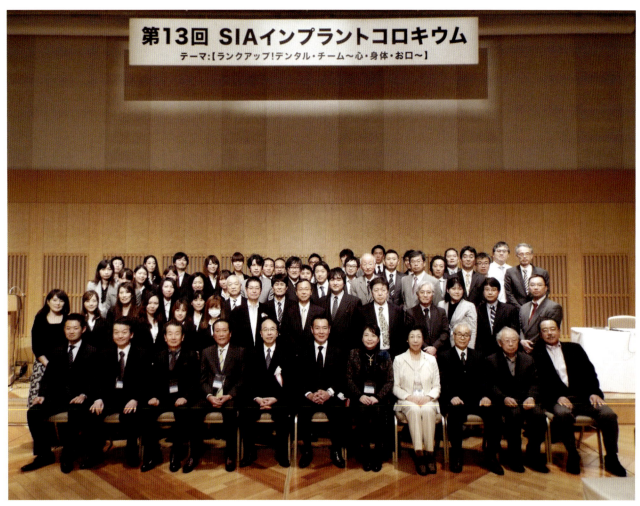

2013年第13回コロキウム

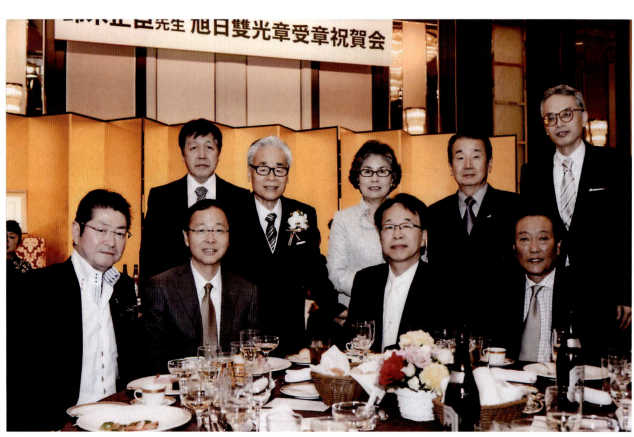

2014年鈴木正臣先生旭日雙光章受賞祝賀会

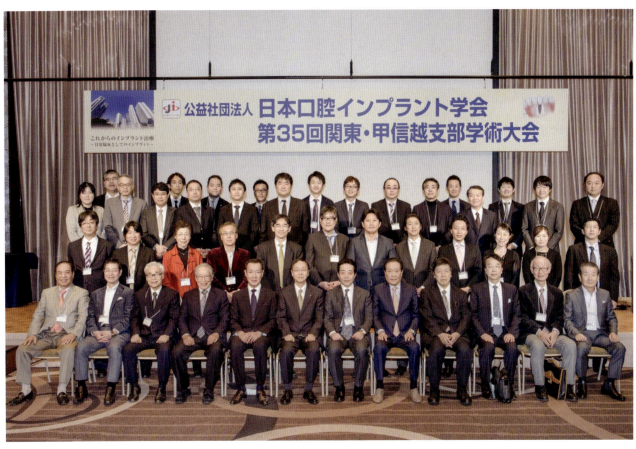
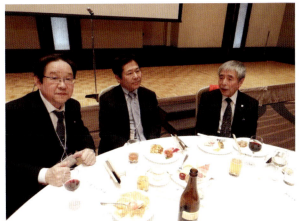
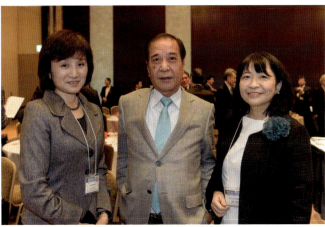
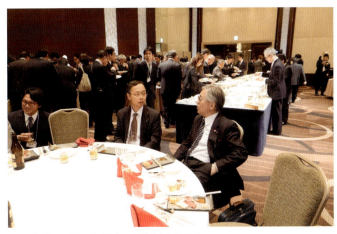
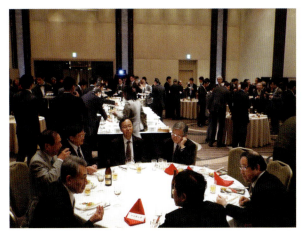

2016年第35回JSOI関東・甲信越支部総会

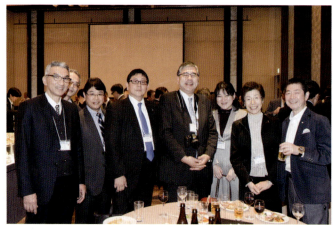
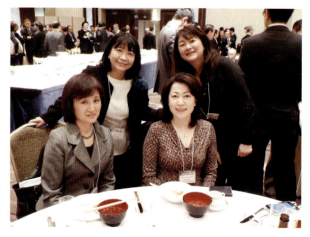
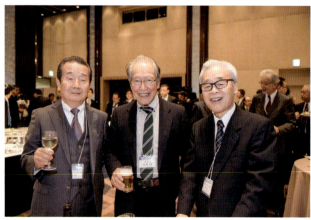
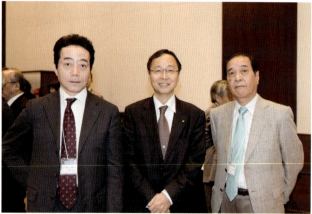
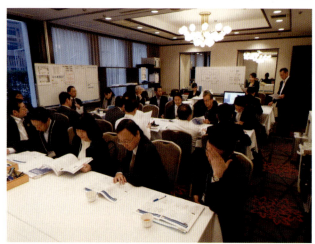
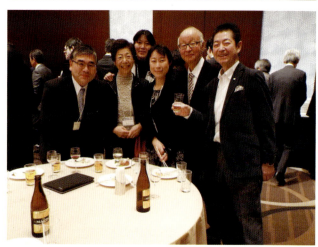
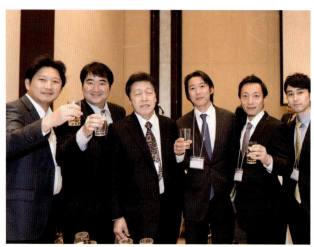
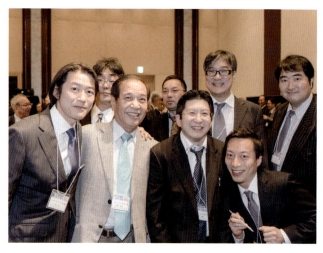

2016年第35回JSOI関東・甲信越支部総会

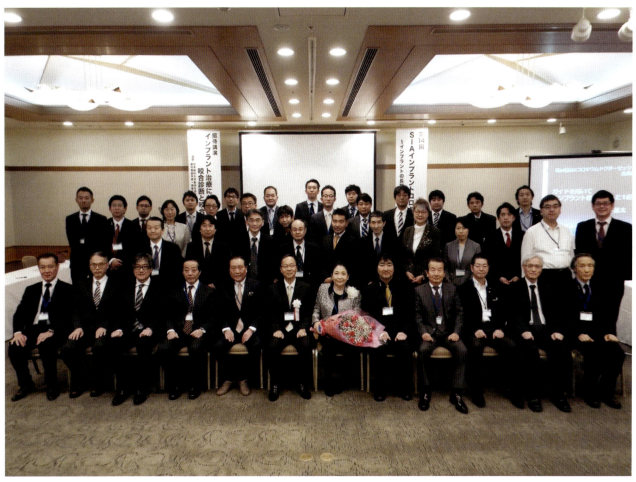
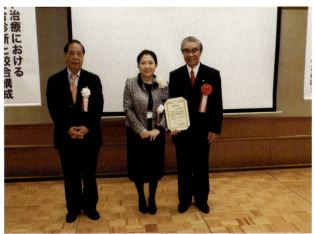
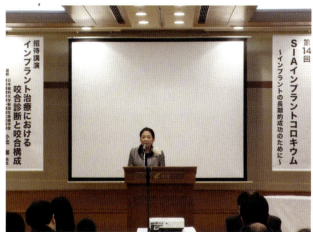
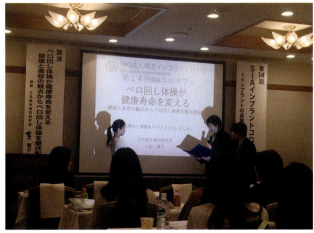
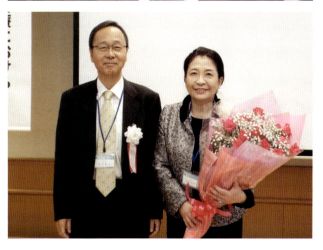

2018年第14回SIAインプラントコロキウム

編集委員会

【編集委員】

小澤重雄　　　小沢歯科クリニック（埼玉県朝霞市）

勝沼孝臣　　　勝沼歯科クリニック（埼玉県さいたま市）

加藤義浩　　　加藤歯科医院（埼玉県鴻巣市）

久野敏行　　　久野歯科医院（埼玉県草加市）

関根智之　　　関根歯科医院（埼玉県久喜市）

高田尚美　　　小金井歯科（東京都小金井市）

根岸邦雄　　　根岸歯科クリニック（埼玉県上尾市）

安田治男　　　安田歯科医院（埼玉県秩父市）

渡沼敏夫　　　渡沼歯科医院（埼玉県さいたま市）

【編集補佐】

青沼　直　　　青沼歯科（神奈川県横浜市）

入江修充　　　入江歯科医院（埼玉県さいたま市）

岡　延綱　　　浦和駅前トマト歯科医院（埼玉県さいたま市）

勝沼　稔　　　勝沼歯科医院（埼玉県蓮田市）

金子昌豊　　　金子歯科医院（埼玉県白岡市）

北爪昭彦　　　のざわ歯科医院（埼玉県深谷市）

木村憲一　　　木村歯科医院（埼玉県さいたま市）

栗原一雄　　　デンタルオフィス武蔵浦和（埼玉県さいたま市）

栗原和博　　　かずデンタルクリニック（埼玉県さいたま市）

須藤宗彦　　　須藤歯科医院（埼玉県戸田市）

中川哲夫　　　中川歯科医院（東京都新宿区）

東　高士　　　東歯科医院（埼玉県川口市）

盛島美智子　　盛島歯科医院（埼玉県東松山市）

森山和郎　　　森山歯科医院（埼玉県新座市）

（50音順）

編集後記

1979年, NPO法人 埼玉インプラント研究会の前身である埼玉セラミックインプラント研究会が設立されたころ, 私は大学院でインプラントの研究をしていました. 当時大学レベルではどこにも正式なインプラント科はなく, ほかの教室に籍を借りながらの研究生活でした. インプラント治療は臨床家の試行錯誤のもとに実施されており, 社会的に認知されたものではありませんでした. 前年の1978年に米国でNIH（アメリカ国立衛生研究所）とHarvard大学の共催によりNIH-Harvard conferenceが開催され, 会議の議事録である"Dental Implants: Benefit and Risk"が刊行され, ようやく歯科インプラントに関する学術的な検討がなされるようになってきた頃のことです.

現在インプラントは5年生存率が95%を超え, 多くの歯科大学にインプラント科が設置され, 大学レベルでインプラントの講義や実習が行われるようになりました. 正に隔世の感があります.

一方, インプラント周囲炎や, 不適切な手術により不幸な転帰を招いた症例など, インプラントの負の側面も見受けられるようになりました. 消費者センターへのインプラントトラブルの相談も増加しています. 天然歯を喪失せざるを得なかった, いわば条件の悪い口腔内に人工物であるインプラントを植立することに対し, 私たち歯科医療従事者は一層真摯で謙虚な姿勢をもつべきであると考えます.

そのようななかで当研究会の40周年記念誌がさまざまな紆余曲折を経て, ようやく刊行される運びとなりました. 長期症例から最新のトレンドを含む貴重な臨床例を数多くご寄稿いただいた会員の皆様, またインプラントのみならず顎口腔系の機能維持に欠かすことのできない「咬合」についてご寄稿いただきました日本歯科大学新潟生命歯学部の小出馨教授, すべての編集に関わられた先生方に深く御礼申し上げます. また, 長年にわたる記念誌の困難な編集作業に根気よくお付き合いいただいた永末書店の歴代担当者様にも厚くお礼を申し上げます.

当会の40年にわたる活動を通じてインプラントの歴史を振り返り, これから超高齢社会のなかでインプラントが国民の健康寿命の維持増進に果たしていく役割について想いを馳せる, 本誌が皆様にとってその手助けになれば, これほど嬉しいことはありません.

『インプラントの長期的な成功を求めて　NPO法人 埼玉インプラント研究会（SIA）40周年記念誌』編集委員長

高田尚美

この度は弊社の書籍をご購入いただき、誠にありがとうございました。
本書籍に掲載内容の更新や訂正があった際は、弊社ホームページ「追加情報」
にてお知らせいたします。下記のURLまたはQRコードをご利用ください。

http://www.nagasueshoten.co.jp/extra.html

インプラントの長期的な成功を求めて
NPO法人 埼玉インプラント研究会（SIA）40周年記念誌

ISBN 978-4-8160-1370-6

Ⓒ 2019.11.1　第1版　第1刷

編　集	NPO法人 埼玉インプラント研究会
発行者	永末英樹
印　刷	株式会社 サンエムカラー
製　本	新生製本 株式会社

発行所　株式会社　永末書店

〒602-8446　京都市上京区五辻通大宮西入五辻町69-2
（本社）電話 075-415-7280　FAX 075-415-7290　（東京店）電話 03-3812-7180　FAX 03-3812-7181
永末書店 ホームページ　http://www.nagasueshoten.co.jp

＊内容の誤り、内容についての質問は、編集部までご連絡ください。
＊刊行後に本書に掲載している情報などの変更箇所および誤植が確認された場合、弊社ホームページにて訂正させていただきます。
＊乱丁・落丁の場合はお取り替えいたしますので、本社・商品センター(075-415-7280)までお申し出ください。

・本書の複製権・翻訳権・翻案権・あ上映権・譲渡権・貸与権・公衆送信権（送信可能化権を含む）は、株式会社永末書店が保有します。
・本書を代行業者等の第三者に依頼してスキャンやデジタル化することは、たとえ個人や家庭内の利用でも著作権法違反です。
　いかなる場合でも一切認められませんのでご注意ください。

JCOPY　＜(社)出版者著作権管理機構　委託出版物＞
本書の無断複写は著作権法上での例外を除き禁じられています。複写される場合は、そのつど事前に、(社)出版者著作権管理
機構（電話 03-3513-6969、FAX 03-3513-6979、e-mail: info@jcopy.or.jp）の許諾を得てください。